ANE MULLIGAN

Zart wie Blüten, STARK WIE STAHL

Die Frauen von Rivers End

BRUNNEN
Verlag GmbH · Giessen

Aus dem Amerikanischen übersetzt
von Tabitha Krägeloh

MIX
Papier aus verantwortungsvollen Quellen
FSC® C014138
FSC
www.fsc.org

Lektorat: Carolin Kotthaus
Umschlagfoto: © Elisabeth Ansley / Trevillion Images, Adobe Stock
Umschlaggestaltung: Daniela Sprenger
Druck: Finidr, Tschechien
ISBN Buch 978-3-7655-2146-1
ISBN E-Book 978-3-7655-7675-1
www.brunnen-verlag.de

Widmung

Für Ginger Aster und Nora St. Laurent
Eure Unterstützung und Freundschaft bedeuten mir sehr viel,
ebenso wie eure Liebe zu Büchern.
Möge Gott euch reich segnen.

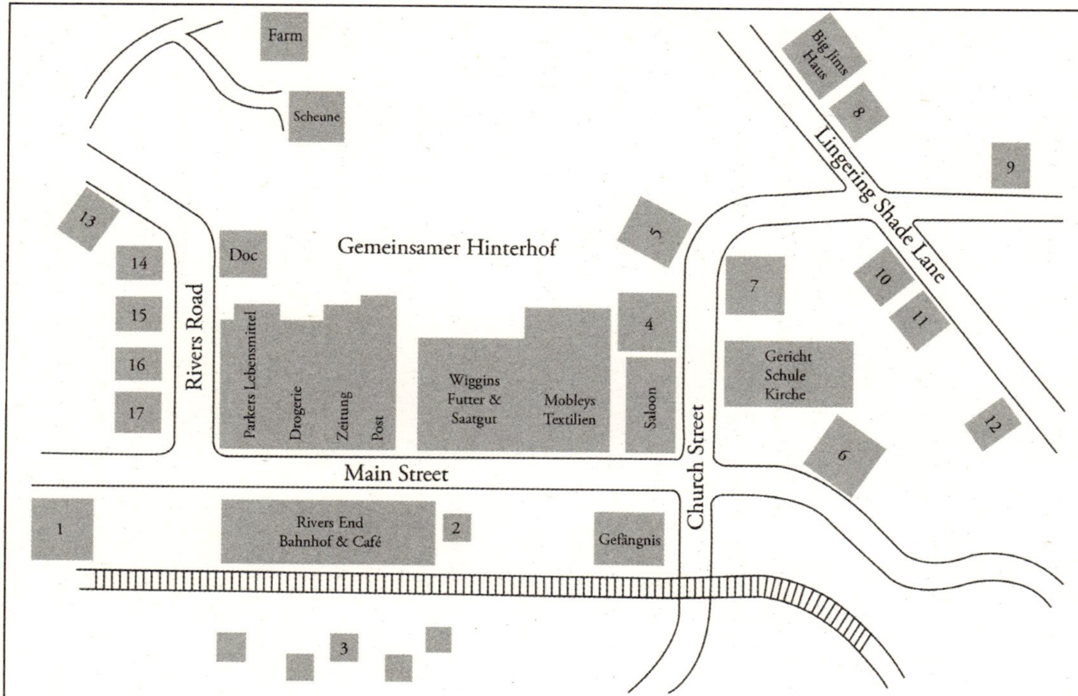

1. Tankstelle
2. Telegrafenamt
3. Barackensiedlung
4. Kino
5. Fannies Pension
6. Nellies Pension
7. Haus des Bürgermeisters
8. Haus des Sheriffs
9. Farm der Lengers
10. Gordons Haus
11. Asa Hoppers Haus
12. Farm der Iveys
13. Karl Fiedlers Haus
14. Haus der Simmons
15. Trey Queens Haus
16. Joe Bob Wiggins' Haus
17. Malcom Connors Haus

1

28. Oktober 1929

Sadie sagt immer: „Wir Frauen der Südstaaten mögen so zart aussehen wie rosa Blüten, aber in unseren Adern fließt Stahl." Ich wäre gern wie sie – eine Frau vom Stamm der Yamasee, alleinstehend, eine Rose, deren Dornen sie besser schützen, als jeder Mann es könnte. Aber das ist leichter gesagt als getan, wenn ich mich jeden Tag abmühe, mich und meinen Sohn über die Runden zu bringen.

„Mama?" Barry zupft an meinem Ärmel. „Können wir die nehmen?" Er wippt auf den Füßen auf und ab, während er mich mit seinen sandbraunen Augen anfleht, ihm die schwarzen knöchelhohen Leinen-Sportschuhe mit der aufwendigen Schnürung zu kaufen.

Ich wuschele ihm durch die goldbraunen Locken, die meinen so sehr ähneln, und betrachte nachdenklich das Preisschild. Die Schuhe sind bei *Mobleys Textilien* gerade auf 1,29 $ reduziert, aber die 10 Cent, die ich sparen würde, sind nicht genug. Dabei würde ich meinem Sohn diesen Wunsch liebend gern erfüllen. Zu meiner Verteidigung muss ich sagen, dass es mir bisher recht gut gelungen ist, Barry allein großzuziehen und gleichzeitig unser Geschäft, *Parkers Lebensmittelladen*, über Wasser zu halten. Aber unser monatlicher Saldo bewegt sich immer im unteren Bereich und kommt den roten Zahlen gefährlich nahe.

Schnell blinzele ich die drohenden Tränen weg und streiche ihm über die weiche Wange, während ich hoffe, dass sein gerade erst siebenjähriges Herz es verstehen wird. „Es tut mir leid, mein Schatz. Du wirst dich erst mal mit den einfachen Tennis-Sneakers begnügen müssen. Sieh mal." Ich halte ihm das Preisschild hin. „Die Sneakers kosten nur halb so viel und du wächst so schnell, dass wir uns momentan nur die leisten können."

Er nickt und strafft die schmalen Schultern. „In Ordnung, Mama. Die lassen sich sowieso schneller binden." Mein süßer Junge stellt die anderen Schuhe ins Regal zurück.

Ich wende mich um und suche nach der Frau des Ladenbesitzers. Ich erspähe ihren grau melierten Dutt, als sie sich gerade über die Verkaufstheke beugt, und bitte sie: „Ida Clare, könntest du bitte Barrys Füße für diese Schuhe messen?"

„Natürlich, Maggie. Er soll sie mir mal bringen."

Aufmunternd stupse ich meinen Jungen an und er geht mit den Tennis-Sneakers im Arm zu Ida Clare hinüber. Während sie seine Füße misst, schlendere ich in den vorderen Teil des Ladens zu einem Regal mit Schürzen. Eine von ihnen hat Charakter! Sie ist in einem fröhlichen Gelb und königlichen Blau gemustert – Farben, die gut zu meinem hellbraunen Haar passen würden. In diesen dunklen Krisenzeiten bewirkt ein bisschen Farbe Wunder und versüßt einer Frau den Tag – genauso wie ein neuer Lippenstift.

Ein Zug pfeift plötzlich in der Ferne und seine Räder rattern über die nahen Gleise, sodass der Holzboden wackelt. Mein Herz gerät bei dem Geräusch ins Stolpern – eines Tages werde ich in einem dieser Züge sitzen und irgendwo hinfahren!

Jetzt aber wende ich mich erst mal zu Barry um. Hat er ihn auch gehört? Aber natürlich! Er kommt sofort ans Fenster gerannt. Alles, was mit Zügen oder Flugzeugen zu tun hat, zieht ihn an wie das Licht die Motten.

„Das ist der 10-Uhr-Zug, Mama. Pünktlich auf die Minute." Er späht an ein paar Handabdrücken vorbei, die sich auf Höhe der Puppen an der Scheibe befinden. Ich frage mich unweigerlich, ob die Mutter eines kleinen Mädchens die Puppen angestarrt und dabei den gleichen Schmerz wie ich empfunden hat, weil sie es sich nicht leisten konnte, ihrer Kleinen eine davon zum Geburtstag zu schenken.

„Ist Miss Ida Clare fertig, Barry?"

„Jawohl, Mama. Sie hat die Schuhe an der Kasse."

Ich bleibe eine Weile an seiner Seite stehen. Am Ende des Zugs, unmittelbar vor dem Begleitwagen, ist einer jener privaten Passagierwaggons angehängt, von denen man hier nicht viele sieht. Meistens rattern nur mit Getreide oder Holz beladene Güterwagen durch Rivers End. Ich frage mich, wo dieser Zug hinfährt und wer darinsitzt. Manchmal wünsche ich mir, ich könnte einfach in einen Zug steigen und aus der Stadt hinausfahren, alle meine Sorgen hinter mir lassen. Aber dann würde ich natürlich auch Barry, meine Freunde und meine geliebte Stadt verlassen. Also bleibe ich und kämpfe.

Wie wir alle.

Wir leben nicht in einer Zeit, in der Träume wahr werden, und fürs Erste muss ich nun Barrys Schuhe bezahlen. Die Schürze ist zwar ein Schnäppchen für 25 Cent, aber ich muss jeden Cent für die Steuer zurücklegen, die demnächst fällig ist. Das Parlament von Georgia hat ein neues Steuergesetz erlassen, laut dem ich dem Staat 273,42 $ für meinen Lebensmittelladen schulde. Wie ist das nur möglich? Es könnte genauso gut eine Million sein! Wo soll ich eine solche Summe herbekommen? Wenn man die vielen Ausgaben des Ladens abzieht, verdiene ich im Jahr kaum mehr als 700 $.

Die Schürze in meiner Hand wird warten müssen. Seufzend lege ich sie zurück.

„Hier, mein Schatz." Ich ziehe einen zerknitterten Dollar aus meinem abgenutzten Geldbeutel, den ich schon vor einem Jahr hätte ersetzen müssen, und gebe ihn Barry. „Bring mir das Wechselgeld."

Nachdem er bezahlt hat, verlassen wir *Mobleys Textilien*. Die Blätter werden allmählich bunt und es liegt ein frischer Hauch in der Luft, als wir entlang der Main Street zu unserem Lebensmittelladen laufen, der nur fünf Häuser entfernt ist. Rivers End als Kleinstadt zu bezeichnen wäre übertrieben. Der Ort wurde für die Versorgung der umliegenden Farmen errichtet und besteht aus anderthalb Blocks mit Geschäften, einem Kino, einer Bibliothek, einer Tankstelle mit Bar sowie zwei Kirchen – der methodistischen und der katholischen. Es gibt auch Baptisten im Ort, aber die haben nur einen Reiseprediger, deshalb feiern die meisten von ihnen mit den Methodisten Gottesdienst – eine seltsame Kombination, aber in Rivers End funktioniert es.

Trotzdem sind wir eine eng verbundene Gemeinschaft, vor allem die Händler, die in der Stadt leben und arbeiten. Zwischen *Mobleys Textilien* und meinem Lädchen befinden sich die Zeitung – der *Farm Whistler* –, der meine Kolumnen druckt, *Wiggins Futter & Saatgut*, dessen schief hängende Markise bei einem Sturm vor zwei Jahren beschädigt wurde, und *Hamptons Drogerie*, in der auch unsere winzige Poststelle untergebracht ist. Der Drogist, Beau Hampton, ist gleichzeitig auch unser Bürgermeister und der Leiter des Postamts. Ihm haben wir es zu verdanken, dass die Stadt vor drei Jahren ans Stromnetz angeschlossen wurde. Jetzt hat *Parkers Lebensmittelladen* ein elektrisch betriebenes Kühlhaus, in dem das Fleisch und die Milchprodukte gelagert werden können. Dadurch müssen wir unsere Lebensmittel nicht mehr mühevoll mit Eis kühlen.

Auf der anderen Seite der Straße, hinter dem Bahnhof und der Reihe von Baracken, die wie alte Männer aussehen, die sich über ein Schachbrett beugen, fließen der Oconee und der Ocmulgee zusammen und werden zum Altamaha. Die Yamacraw-Indianer haben den Ort „Wo Flüsse enden“ genannt, daher hat unsere Stadt ihren Namen. Wenn Sadie recht hat und in meinen Adern Stahl fließt, dann muss irgendwo in den Tiefen dieser Flüsse ein riesiger Magnet liegen. Und der zieht mich hinunter.

„Mama, darf ich zum Bahnhof gehen und Ozzie meine neuen Schuhe zeigen?“

„Natürlich, aber gib nicht damit an.“

Bei dem Gedanken daran, dass er seinen besten Freund kränken könnte, werden seine Augen weit. „Natürlich nicht, Mama. Aber er hat gestern genau die gleichen bekommen.“

Ozzies Vater, Wade, arbeitet am Bahnhof und betreibt eins der beiden privaten Telefone der Stadt sowie das einzige Münztelefon. Sobald ich sehe, dass Barry sicher die Straße überquert hat, trete ich in unseren Lebensmittelladen. Sofort strömt mir der Geruch von altem Holz und Erde entgegen, die an den Kartoffeln klebt, und verbindet sich mit der frischen Note der Orangen, die ich gestern Abend in die Auslage gelegt habe.

Der Lebensmittelladen, der den Namen meines verstorbenen Ehemanns trägt, floriert immer noch unter meiner Leitung. Na ja, *florieren* ist etwas dick aufgetragen, da die 1920er-Jahre hier in Georgia allgemein nicht sehr gewinnbringend gewesen sind. Im restlichen Land mögen die Zwanziger goldene Zeiten sein, aber hier in Rivers End – in ganz Georgia, um genauer zu sein – kommen wir nur gerade so über die Runden. Wir haben uns immer noch nicht ganz vom Bürgerkrieg erholt, der das Land völlig verwüstet hat. Dann kam der Baumwoll-Kapselkäfer, ein Schädling, der viele Bauern in den Ruin getrieben hat. Und wenn die Bauern arm sind, leiden wir alle.

Trotzdem bringe ich weiterhin Essen auf den Tisch und sorge dafür, dass mein Sohn ein Paar vernünftige Schuhe besitzt. Das ist doch schon etwas, oder? Man darf nur nicht Big Jim nach seiner Meinung fragen. Der Vater meines verstorbenen Ehemanns drängt mich, wieder zu heiraten. Aber mir gefällt es so, wie es ist. Ich mag es, Regie über mein eigenes Leben zu führen.

Entschlossen recke ich das Kinn und nicke einer Bäuerin, an deren Namen ich mich nicht erinnern kann, zur Begrüßung zu. Sie begutachtet gerade den Fisch, der auf dem Eis ausliegt. Ich kreuze die Finger hinterm Rücken und hoffe, dass sie welchen kauft.

Dann betritt Sadie den Laden. Ein paar Strähnen ihres ergrauenden Haars haben sich aus dem Knoten in ihrem Nacken gelöst. Obwohl sie älter als meine Mutter ist, hat sie sich an dem Tag, als ich als junge Braut nach Rivers End gekommen bin, mit mir angefreundet.

Und an dem Tag, als mein Mann starb, ist sie mir zur Stütze und Ratgeberin geworden.

Sie steht an der Fleischtheke mit Cal, meinem Marktleiter, und beobachtet, wie er ein paar Würstchen abzählt. Ihr Blick wird immer finsterer und die feine Linie zwischen ihren Augenbrauen verwandelt sich in eine tiefe Furche. „Finger runter von der Waage, Cal Llewellyn."

Ich verberge ein Grinsen. Sadie vertraut nur wenigen Männern und Cal gehört nicht dazu. Er legt das letzte Würstchen auf die Waage und hebt die Hände, als würde er gleich verhaftet werden.

Nachdem ich meine Brieftasche unter der Kasse verstaut habe, schlendere ich hinüber, um sie zu begrüßen. „Morgen, Sadie."

Ihre finstere Miene verwandelt sich in ein Lächeln. „Morgen. Wo bist du gewesen?"

Am Untergehen. Ich schiebe eine Schachtel *Quaker*-Haferflocken nach hinten, die jemand zu nah an den Rand des Regals gestellt hat. „Drüben bei *Mobleys*, um Schuhe für Barry zu kaufen. Der Junge wächst schneller als Unkraut."

Cal reicht ihr die in Metzgerpapier gewickelten Würstchen und Sadie nickt dankend. Sie zählt das Wechselgeld nach, steckt es in einen kleinen roten Geldbeutel und schiebt ihn dann in ihre Hosentasche. Sadie hat für so einiges Stirnrunzeln gesorgt, als sie angefangen hat, Hosen zu tragen.

Nun hakt sie sich bei mir ein und führt mich in Richtung Ladentür. „Weißt du jetzt, was du wegen des Steuerbescheids machen wirst?"

Ich blicke über die Schulter zu Cal, doch der wiegt gerade den Fisch für die Bauersfrau ab. *Gott sei Dank ist nicht jeder so ein guter Angler wie mein Barry.* „Was bleibt mir anderes übrig als zu zahlen? Ich muss mir nur was einfallen lassen, um das Geld aufzutreiben. Ich hoffe, dass der *News Standard* oben in Lawrenceville ein paar von meinen Kurzgeschichten drucken wird. Sie bezahlen mehr als der *Farm Whistler.*"

Sadie beugt sich so nah heran, dass ich die Gewürznelken riechen kann, die sie gekaut hat. „Weißt du, wenn du noch was brauchst, ich habe ein bisschen was gespart und würde es dir liebend gern leihen –"

„Nein." Meine Güte, sie kann nicht viel auf der hohen Kante haben. Ich tätschele ihr die Hand, um meine Antwort etwas zu entschärfen. „Vielen Dank, Sadie, aber nein. Ich muss das allein schaffen. Außerdem habe ich vier von diesen kleinen Gutenachtgeschichten geschrieben, die jetzt endlich in der Zeitung rausgebracht werden." Ich hatte ganze drei Jahre lang versucht, meinen Redakteur zu überzeugen, die Geschichten zu veröffentlichen. Ohne Erfolg. Was nun seine Meinung geändert hat, weiß ich nicht genau, aber ich werde mein Glück bestimmt nicht hinterfragen.

„Du bist eine echte Südstaatlerin, Maggie Parker. Aber denk daran, es ist keine Sünde, sich helfen zu lassen."

Für mich schon – zumindest fühlt es sich so an. Es bedeutet, meine Eigenständigkeit, meine Unabhängigkeit aufzugeben. Ich gehe mit Sadie zur Tür hinaus und blinzle, als mir die Sonne ins Gesicht scheint. Dicke Wolken ziehen über den Himmel und spielen Verstecken mit der Sonne. „Ich weiß, dass es keine Sünde ist, aber … es ist schwer zu erklären, ohne einen Schatten auf Jimmys Andenken zu werfen."

Sadie mustert mich von oben bis unten mit ihren durchdringenden hellbraunen Augen, die so gar nicht denen ihres Vaters ähneln, der ein Yamasee war. Dafür hat sie seine dunkle Haut und seine hohen Wangenknochen geerbt. Ein leichtes Lächeln umspielt ihre Lippen. „Ich verstehe das besser, als du denkst. Ich kannte deinen Jimmy von klein auf. Er war genauso von sich überzeugt wie sein Vater."

Ein Teil von mir möchte herausplatzen, wie dankbar ich bin, dass mich jemand versteht. Aber ein anderer Teil von mir will die vergangenen Enttäuschungen vergessen und nur die guten Erinnerungen bewahren. Barry sieht seinem Vater, den er nie kennengelernt hat, sehr ähnlich. Es stimmt mich traurig, dass Jimmy gestorben ist, bevor er erfahren hat, dass ich schwanger war. Obwohl seine Ansichten über Frauen seit einem Jahrhundert überholt gewesen waren, habe ich ihn geliebt. Aber manchmal hat er mich auch fast zur Weißglut gebracht. Manche seiner Entscheidungen haben jeglicher Logik entbehrt.

Ein verbeulter, rostiger Pick-up, dessen Ladefläche mit Holz verkleidet und mit Äpfeln und Zwiebeln beladen ist, hat eine Fehlzündung, als er schräg gegenüber zur Tankstelle abbiegt. Die Hälfte seiner hinteren Stoßstange fehlt und das Fahrerhaus rammt fast das durchhängende Dach der Tankstelle.

Ich wende meinen Blick wieder Sadie zu. „Es war so frustrierend." Die Worte sprudeln aus mir heraus. „Er hat mich keine einzige Entscheidung treffen lassen, wenn es nicht gerade darum ging, was es zum Abendessen geben oder welches seiner Hemden ich zuerst bügeln sollte. Und er hat niemals geschäftliche Dinge mit mir besprochen."

Wir gehen ein Stück zur Seite, als Cora Cook mit ihren hasenzähnigen Töchtern auf den Laden zukommt. Für sie bin ich immer noch die Außenseiterin und Sadie das Halbblut. Sadies Aussehen lässt zwar erkennen, dass sie von den Yamasee abstammt, aber in meinen Augen ist sie durch und durch Südstaatlerin. Arrogante Leute wie Cora bringen mich auf die Palme.

Trotzdem werfe ich ihr und ihren Töchtern mein schönstes Lächeln zu. An ihnen lässt sich meistens 50 Cent verdienen. Ich hoffe, dass es heute auch so ist.

„Morgen, Cora. Hallo, Mädchen."

Die Mädchen kichern, aber Cora nickt nur.

Sadies Blick folgt ihnen, bis sie hineingegangen sind. Erst jetzt spricht sie weiter: „Wie sein Vater hat auch Jimmy nicht geglaubt, dass Frauen intelligent genug fürs Geschäft sind." Sie lacht auf und ihre tiefe Stimme ist kratzig. „Du hättest Big Jim sehen sollen, als er erfahren hat, dass ich nun bei der Bank arbeite. Er hat sich so aufgeregt, dass er fast sein ganzes Geld abgehoben hat. Big Jim hat zum alten Mr Hardee gesagt, dass er den Verstand verloren hätte, mich einzustellen."

Ich beuge mich hinab, um ein Kaugummipapier aufzuheben, das

jemand auf den Boden geworfen hat. Ja, ich kann mir gut vorstellen, dass Big Jim so etwas gesagt hat. Mein Schwiegervater hat nicht nur Vorurteile gegen jeden, der nicht so wie er ist, er kann auch sehr wütend werden, wenn jemand eine andere Meinung vertritt. „Als Jimmy um mich geworben hat, hatte ich keine Ahnung –"

Sadie hebt das Kinn, späht über meine Schulter und drückt warnend meinen Arm. „Pscht. Barry und Ozzie kommen. Wir reden später weiter." Sie lächelt und winkt fröhlich, als die Jungs über den Bordstein auf den Gehweg hüpfen. „Morgen, Jungs. Kommt her, gebt eurer alten Miss Sadie mal 'nen Kuss." Ihr Tonfall kann schneller umschlagen als das Wetter.

„Morgen, Miss Sadie", zirpen ihre jungen Stimmen wie aus einem Mund. Barry, der Sadie anhimmelt, drückt ihr einen Kuss auf die Wange. Ozzies Ohren werden scharlachrot. Er ist schon immer zutiefst beeindruckt gewesen von den Legenden, die sich um Sadie ranken, aber er gibt ihr auch einen Kuss. Dann rennen die Jungen nach oben in unsere Wohnung, um dort zu spielen.

An der Eingangstür zur Treppe, die hoch in den Wohnbereich führt, verabschiede ich mich von Sadie. Als ich die Tür öffne, flattert mir ein Zettel entgegen, der auf wundersame Weise im Briefschlitz stecken geblieben ist, als die Jungen in die Wohnung gestürmt sind. Als ich mich bücke, um ihn aufzuheben, stockt mir der Atem. Mein Herz pocht und Furcht dreht mir den Magen um. Die krakelige Schrift, in der mein Name geschrieben ist, verrät mir den Absender – Big Jim. Mein Schwiegervater. Ich straffe die Schultern und hole tief Luft.

Er versucht nur, mich auf die Probe zu stellen. Er kann den Laden nicht verkaufen, weil Jimmy ihn mir vermacht hat. Aber während seine Drohungen immer schlimmer werden, wächst auch meine Angst.

Mit zitternden Händen falte ich die Nachricht auf. Während ich den Inhalt überfliege, verwandelt sich meine Furcht in Besorgnis. Big Jim hat getan, was er schon so oft angedroht hat: Er hat einen Anwalt eingeschaltet!

2

Mit rumorendem Magen lese ich noch einmal Big Jims Forderungen durch. Sein drohender Ton und seine Anschuldigungen zeigen eine Seite von ihm, die Barry nicht sehen soll. Ich knülle die Nachricht zusammen und verstaue sie in meiner Tasche, während ich mir vornehme, sie später im Hinterhof zu verbrennen. Dann atme ich ein paarmal tief durch, um meinen Puls zu verlangsamen und mich zu beruhigen, bevor mein Sohn mich so sieht.

Lieber Gott, hilf mir.

Ich habe kein Geld, um mir einen Anwalt zu nehmen und mich gegen Big Jim zu wehren. Ich habe nicht einmal das Geld, um meine Steuern zu zahlen. Das Wohnzimmer verschwimmt, als mir Tränen in die Augen steigen. Aber dann höre ich die Jungen in Barrys Zimmer lachen und reiße mich zusammen. Ich zehre von dem Stahl, der durch meine Adern fließt, wie Sadie immer sagt. Vielleicht hat sie eine Idee, wie ich mich gegen Big Jims Drohungen wehren kann.

Aber im Moment kann ich nichts tun. Außerdem habe ich einen Sohn zu versorgen. Und vielleicht noch einen zweiten Jungen. Nach einem weiteren Stoßgebet und einem beruhigenden Atemzug klopfe ich an Barrys Tür und öffne sie. Die Jungen sitzen am Boden und sind so sehr in eine Werbeanzeige für ein Modellflugzeug vertieft, dass sie nicht einmal aufblicken.

„Ozzie, arbeitet dein Vater heute lang? Möchtest du gern mitessen?“

Die Jungs johlen wie die Indianer, dann erwidert Ozzie mit einem breiten Grinsen: „Ja, Ma'am. Sehr gern.“

„Was haltet ihr von Tomatensuppe und Käsetoast?“

„Yippie!“, rufen sie beide.

„Dachte ich mir.“ Es ist ihr Lieblingsessen. „Lauft schnell rüber und gebt Mr Wade Bescheid, dann kommt ihr zurück und wascht euch die Hände. Ach ja, vergesst nicht, Louella zu sagen, dass sie nach Hause gehen kann. Ozzie, du kannst hierbleiben, bis dein Daddy von der Arbeit kommt.“ Es ist schön, dass Wade und Ozzie direkt neben uns in der Wohnung über der Drogerie leben. Seit Jimmy tot ist, helfen Wade und ich einander mit den Kindern aus, vor allem, wenn seine Haushälterin nicht da ist. Ich bin froh über seinen Einfluss in Barrys Leben. Er ist ein guter Freund.

„Jawohl, Ma'am.“ Die zwei Paar schnell wachsender Füße poltern so laut die Treppe hinunter, dass die Wandleuchter zu wackeln beginnen. Die Tür zur Straße schlägt zu. Irgendwann wird die Glasscheibe in dieser Tür noch zerspringen ...

Unten in der Küche schneide ich einige dicke Scheiben *Velveeta*-Käse ab, um das Toastbrot damit zu belegen. Jimmy hat diesen Raum hinterm Haus angebaut, nachdem er mich gebeten hatte, ihn zu heiraten. Es wäre praktischer, die Küche auf der gleichen Ebene wie die restliche Wohnung zu haben, aber ich kann mich nicht beklagen. Wenigstens habe ich keine Hypothek abzubezahlen, was der Fall wäre, wenn wir ein Haus gekauft hätten. Außerdem bleibe ich so in Bewegung. Und wenn ich schreibe, esse ich nichts zwischendurch, selbst wenn ich Hunger bekomme. Es ist mir einfach zu umständlich, nach unten zu gehen.

Während ich eine Dose *Campbell*-Tomatensuppe öffne, danke ich innerlich dem Hersteller dafür, dass er sich ganze einundzwanzig Sorten ausgedacht hat. Da mein Junge die meisten davon mag – außer die Suppe mit Spargel –, erleichtern sie mir das Leben. Der Duft des Brots, das mit Butter angebraten in der Pfanne brutzelt, lässt mir das Wasser im Mund zusammenlaufen.

Auf dem Küchentisch liegt der Steuerbescheid und starrt mich an. Darin steht die enorme Summe, die ich nicht bezahlen kann. Ich wäge das bürokratische Ungetüm gegen den Inhalt der Keksdose ab, die ich im Küchenschrank versteckt habe. Sie enthält mehr Krümel als Geldscheine. Dank Big Jim und dem Steuerbescheid werde ich vielleicht nicht mehr lange in der Lage sein, meinen Sohn zu ernähren.

Da ich mich weigere, Geld von Sadie zu leihen, bleiben mir leider nur wenige Möglichkeiten. Meine Schriftstellerei ist eine Hilfe, aber sie bringt mir nur etwa drei Dollar die Woche ein – ganz annehmbar, aber leben kann man davon nicht. Wenn der *News Standard* mir alle vier Geschichten abkauft, bekomme ich dafür auch nur zwei Dollar.

Das ist nicht einmal annähernd genug. Ich muss wohl bald etwas verkaufen. Meinen Ehering habe ich noch … meine letzte Verbindung zu Jimmy. Aber ich bringe es nicht übers Herz, mich davon zu trennen. Alles, was ich sonst noch an wertvollem Schmuck besitze, habe ich von meiner Großmutter geerbt. Und es ist ein Wunder, dass sie die Stücke nie verkauft hat. Mit geschlossenen Augen male ich mir aus, welche Opfer sie wohl bringen musste, um den Schmuck nach dem Bürgerkrieg zu behalten.

Ich würde Großmamas Schmuck lieber als Erbe für Barry aufbewahren, aber es ist besser, den Lebensmittelladen der Familie zu retten, als meinem Sohn irgendwann eine Brosche zu vermachen. Außerdem gehört zu besagtem Laden auch das sprichwörtliche „Dach über dem Kopf“ und ich bin fest entschlossen, beides zu behalten! Am besten schicke ich den Schmuck meiner Schwester, Duchess, damit sie ihn für mich verkaufen kann.

Die Jungen kommen zurück, als ich gerade die Suppe auf den Tisch stelle. Nach dem Essen gehen wir rüber ins Wohnzimmer. Jetzt steht eine Runde Quartett an! Auch wenn das Zimmer nicht teuer eingerichtet ist, ist es einladend und gemütlich mit dem weinroten, dick gepolsterten Sessel und alten grünen Sofa. Jimmy wollte ein graues, aber ich habe auf das farbige bestanden – obwohl es ein ausrangiertes Möbelstück von Big Jim war. Dann habe ich in einer Laune Vorhänge aus einem Stoff mit tropischem Muster genäht, auf dem leuchtend grüne Farne und rot-blau-gelbe Papageien abgebildet sind. Sadie meint, dass die Vorhänge zu mir passen. Ich weiß nicht, ob das stimmt, aber sie bringen mich auf jeden Fall zum Lächeln und kurbeln meine Kreativität an. Mein Schreibtisch steht in der Nähe, sodass ich die Vorhänge und die Welt draußen vor dem Fenster von dort aus sehen kann.

Wir lassen uns auf dem Boden rund um den Couchtisch nieder und Barry teilt freudig die Karten für die erste Runde aus. Allzu bald erklingt jedoch schon das geheime Klopfzeichen an der Tür, das die Jungen Wade beigebracht haben. Ganz der kleine Mann, der er ist, öffnet ihm Barry höflich die Tür. Dann gewinnt jedoch sein kindlicher Enthusiasmus die Überhand und er zerrt Wade aufgeregt ins Wohnzimmer.

„Spielen Sie eine Runde Quartett mit uns, Mr Wade? Bitte!"

Wades dichtes, lockiges Haar lässt den über 1,80 Meter großen Mann noch ein paar Zentimeter größer wirken. Es ist so rot wie Ozzies Haar und als Wade seine Bahnhofsvorstehermütze abnimmt, hinterlässt sie einen Abdruck darin. Er hängt die Mütze an einen Haken an der Garderobe im Flur und fährt sich dann mit den Fingern durch die Haare. „Wie könnte ich da Nein sagen?" Als Wade den Kindern zulächelt, bilden sich Lachfältchen um seine fröhlichen braunen Augen.

„Aber nur eine Runde, Jungs", sage ich mit erhobenem Zeigefinger, während ich versuche, ernst zu bleiben. „Es ist bald Schlafenszeit und Barry braucht vorher dringend noch ein Bad."

Wade setzt sich zwischen die Jungen auf den Boden.

„Möchtest du Suppe?", frage ich, als ich die Karten einsammele und sie an Ozzie weitergebe.

Er schüttelt den Kopf. „Nein, danke. Louella hat mir auf ihrem Heimweg mein Abendessen am Bahnhof vorbeigebracht."

Ozzie mischt die Karten und gibt aus.

„Wem gehörte eigentlich der Privatwaggon am 10-Uhr-Zug, Mr

Wade?", erkundigt sich Barry, während wir unsere Karten sortieren. Ich schiebe den Herzbuben neben den Karobuben.

„Dem Gouverneur von New York. Er war auf der Heimreise von Warm Springs."

„Ich fasse es nicht. *Franklin Roosevelt*?", frage ich, während ich mich auf die Knie setze. „Hast du ihn getroffen?"

„Keine Chance. Er ist für sich geblieben."

Ich schaue in meine Karten. „Hast du Buben?"

Wade wirft mir den Pikbuben zu und grinst Barry an. „Hast du Dreien?"

„Nein – ätsch!", brüllt Barry. Er liebt Wade und ich lasse ihm den lauten Ausruf durchgehen, weil ich mir vorstelle, dass er genauso mit seinem Vater gespielt hätte. Dieser Gedanke bringt mich zum Lächeln. Jimmy wäre bestimmt stolz auf unseren Jungen.

Als Barry die Runde gewonnen hat, verabschieden sich Wade und Ozzy und wir gehen in die Küche hinunter. Barry holt die Badewanne aus dem Wandschrank. Nachdem ich sie mit vorgeheiztem Wasser aus dem Wassertank gefüllt habe, hüpft er hinein und spritzt dabei den Holzboden nass. Er grinst mich an und beginnt dann, *Singing in the Bathtub* zu trällern. Ach, wie schön wäre es, noch mal Kind zu sein – so hoffnungsvoll und sorgenlos. Während Barry sich wäscht und ein bisschen im Wasser planscht, nehme ich den Steuerbescheid vom Tisch und schiebe ihn in die Tasche, wo Big Jims Brief schon auf ihn wartet.

Ich kann es plötzlich kaum erwarten, den Schmuck zu verpacken und meiner Schwester zu schicken, die in Atlanta lebt. Ihr Mann, Mr Alden, ist ein reicher Nordstaatler. Die beiden verkehren mit Leuten, die sich Schmuck leisten können. Als Duchess Mr Alden – einen der uns sonst so unliebsamen „Yankees" – geheiratet hat, hat unsere Mutter ihm nur wegen seines finanziellen Rückhalts verzeihen können. Sie hat gesagt, das sei die einzige Sünde, die Geld wiedergutmachen könne.

Nach einer Weile hole ich Barrys Handtuch und halte es ihm hin. Sein schiefer, schmachtender Gesang von *In the Jailhouse Now* lässt mich schmunzeln. „Komm, mein Schatz. Es ist fast Schlafenszeit und wenn du noch ein bisschen lesen willst, sollten wir jetzt einen Zahn zulegen."

„Denkst du, ich könnte ein Sänger wie Jimmie Rodgers werden?"

Ich helfe ihm, sich ins Handtuch zu wickeln. Wie üblich hat er seinen Schlafanzug oben in seinem Zimmer vergessen. „Ich dachte, du willst Pilot werden."

„Ich könnte ein singender Pilot werden." Barry grinst verschmitzt. Ich lege die Arme um ihn und kitzele ihn durch, während ich ihn abtrockne.

Dann gehen wir zurück nach oben. Es wäre schön, wenn ich mir irgendwann ein echtes Badezimmer leisten könnte. Mein Jimmy wollte mir eins mit Waschbecken und Badewanne bauen, aber er ist gestorben, bevor er seine Pläne in die Tat umsetzen konnte. Momentan kann ich es mir natürlich nicht leisten, ein Badezimmer anzubauen. Aber es wäre schon ein Luxus, wenn wir nicht mehr in der Küche baden müssten.

Während Barry in seinem Zimmer seinen Schlafanzug anzieht, räume ich schnell die Spielkarten weg. Dann schleiche ich auf Zehenspitzen an seiner Tür vorbei, um ihn nicht auf mein Vorhaben aufmerksam zu machen. Für einen Sechs-, nein, Siebenjährigen ist er sehr feinfühlig und wittert Probleme wie ein Spürhund.

Ich krame die Brosche, einen ansehnlichen Amethyst-Ring und eine diamantene Anstecknadel hervor, die ganz unten in der Schublade mit meiner Unterwäsche liegen – der Schublade, die klemmt und sich nur mit einem Ruck öffnen lässt. Meinen schmalen goldenen Ehering bewahre ich im Schmuckkästchen auf. Ich hole ihn heraus und starre ihn an, während ich mit dem Finger über seine schmale glatte Kante streiche. Er ist ziemlich schlicht und würde wohl sowieso nicht viel Geld einbringen. Während ich Gott bitte, einen großzügigen Käufer für Großmamas Sachen zu finden, lege ich den Ring zurück an seinen Platz im Schmuckkästchen.

Vorsichtig wickele ich die anderen Schmuckstücke in ein Taschentuch und dann in Seidenpapier. Zusammen mit einem Brief, in dem ich mein Anliegen erkläre, lege ich das Ganze in eine Schachtel. Dann hole ich ein Stück Metzgerpapier, packe die Schachtel ein und adressiere das Paket an meine Schwester. Vor dem Wort *Atlanta* halte ich inne.

Was, wenn das Päckchen in der Post verloren geht? Oder schlimmer noch, wenn niemand den Schmuck kaufen will oder er nicht genug einbringt? Mein armer Barry hat keinen Vater. Werde ich ihm sagen müssen, dass er bald vielleicht auch kein Zuhause mehr haben wird? Wenn das hier nicht funktioniert, werden wir womöglich von Big Jims Almosen leben müssen. Dieser Gedanke lässt mir einen Schauer über den Rücken laufen. Es *muss* funktionieren. Ich schreibe schwungvoll *Atlanta* unter die Adresse und schnüre das Paket fest mit Bindfaden zu. Dann schneide ich den restlichen Faden ab.

„Mama?" Barry steht im Flur, das Handtuch locker um die Hüfte gewickelt.

„Ja, Schatz? Warum hast du deinen Schlafanzug noch nicht angezogen?"

„Hab ich vergessen, weil ich eine Geschichte aussuchen wollte. Kommst du, um mir vorzulesen?"

Ich lege das Paket auf den Couchtisch, damit ich es morgen früh sehe und daran denke, es zu Beau Hampton zu bringen, damit er es für mich aufgeben kann.

„Natürlich", erwidere ich und hole meine Bibel, während Barry davonhuscht, um sich anzuziehen.

Sein Zimmer ist blau gestrichen und mit Flugzeugen geschmückt – seine große Leidenschaft. Barry mag auch Züge, aber seit er Jimmys Zeitungen vom Großen Krieg gefunden hat, steht die Luftfahrt bei ihm noch höher im Kurs. Die Tageszeitung von heute ist auf Barrys

Bett verteilt und sein feuchtes Handtuch liegt neben seinem Baseballhandschuh auf dem Boden. Er trägt nur die Schlafanzughose.

„Was liest du da?", frage ich, während ich das Handtuch aufhebe und ihm damit durchs feuchte Haar rubbele.

Barrys Augen funkeln. Er entzieht sich meinen Bemühungen und zeigt auf eine Werbeanzeige für ein großes Spielzeugflugzeug. „Es ist ein dreimotoriges, Mama. Ich spare, um es zu kaufen." Er greift nach seinem Sparschwein. „Was meinst du, wann werde ich das Geld zusammenhaben?"

In der Anzeige steht, dass das Spielzeug 3,48 $ kostet. Es zerreißt mir fast das Herz. Ich setze ein Lächeln auf, das er mir hoffentlich abkauft. Dann nehme ich das Sparschwein und wiege es in der Hand. Es ist schrecklich leicht. Ich will ihn nicht entmutigen, aber ich dachte, er hätte mehr angespart.

„Es wird wohl noch eine Weil dauern, aber wenn du weiterhin so fleißig Arbeiten für den Doc und Mr Wade übernimmst, wirst du es ganz bestimmt schaffen." Ich wuschele ein letztes Mal mit dem Handtuch durch seine Haare. „Ich glaube an dich." Nachdem ich ihn gekämmt habe, helfe ich ihm, das Oberteil seines Schlafanzugs anzuziehen. „So, und jetzt gib mir die Zeitung und such dir eine Geschichte aus."

Ich lasse das Handtuch und die dünne Zeitung auf den Boden fallen. Mein Vater hat immer gesagt, dass sich die aktuelle wirtschaftliche Lage anhand der Anzahl von Stellenanzeigen beurteilen lässt. Es ist besorgniserregend, wie wenige es sind. Weniger als eine halbe Seite mit nur zwei Spalten. Vor vier Jahren waren es noch ganze drei Seiten. 1929 werden mehr Leute entlassen als eingestellt. Ich hoffe, dass es nächstes Jahr besser wird.

„Was hat Granddaddy in seiner Nachricht geschrieben, Mama?"

Während ich die Finger unter der Bibel kreuze und hoffe, dass Gott mir vergeben wird, antworte ich: „Nicht viel, zumindest nichts Nennenswertes." Ich möchte nicht, dass mein Sohn verletzt wird. Und

Big Jims Nachricht würde ihn definitiv empören! Mein Barry ist ein kleiner Beschützer. „Na komm, lass uns ‚David und Goliath' lesen."

Barry schlägt die Bibel auf und sucht die viel geliebte Geschichte heraus. Ich bin froh, dass ich sie vorgeschlagen habe. Im Moment kann ich eine ordentliche Portion von Davids Mut gebrauchen!

Haushaltstipp

Polsterreiniger

Ein besonders nützliches Hausmittel für alle, die Kinder oder Haustiere haben. 6 EL reine Seifenflocken mit 2 EL Borax mischen. Langsam 2 ¼ Tassen kochendes Wasser hinzugeben und gut verrühren, bis sich alles aufgelöst hat. Abkühlen lassen, dann mit einem Schneebesen schaumig rühren. Den Schaum mit einer Bürste in die Polster einarbeiten, vor allem an den schmutzigen Stellen. Anschließend sofort mit einem feuchten Schwamm abreiben. Und schon sind alle Spuren von klebrigen Fingerchen oder schmutzigen Pfoten verschwunden!

3

Der köstliche Duft von Speck, der in der Pfanne brutzelt, lässt mir das Wasser im Mund zusammenlaufen und vertreibt die morgendliche Kälte aus der Küche. Letzte Nacht habe ich schlecht geschlafen, weil ich die ganze Zeit über Big Jims Brief nachgegrübelt habe. Er hat angedeutet, dass sein Anwalt ein Schlupfloch gefunden hat, das ihm die Kontrolle über den Lebensmittelladen geben könnte. Wie ist das möglich? Er blufft bestimmt nur.

Ich stehe am Herd und wende die Pancakes, als sich zwei kleine Arme von hinten um meine Hüfte legen. Barrys engelhaftes Gesicht blickt zu mir hoch. Die Freude in seinen verschlafenen Augen gibt mir Kraft – in meiner kleinen Welt ist alles in Ordnung, ich werde es mit Big Jim aufnehmen können!

„Alles Gute zum Geburtstag, Mama."

Heute ist also schon der 29. Oktober – das hatte ich ganz vergessen. In einer fließenden Bewegung stelle ich die Pfanne aufs Warmhaltebrett über dem Herd und drehe mich, um Barry zu umarmen. Während er mich fest drückt, zappelt und kichert er.

„Warum bist du denn so aufgeregt?"

„Wegen deinem Geschenk. Es ist oben." Er windet sich aus meiner Umarmung und zieht an meinem Arm. „Komm mit."

Neugierig folge ich Barry in die Wohnung hinauf. Durch die drei hohen Fenster, die auf die Main Street hinausblicken, scheint die Morgensonne ins Wohnzimmer. Als der Lebensmittelladen ans Stromnetz angeschlossen wurde, haben wir auch die Wohnung anschließen lassen. Die freiliegenden Kabel, die an der Wand verlaufen, sehen zwar nicht besonders schön aus, aber das ist es mir wert. Barry liegt gern vor dem Radio auf dem Boden und hört sich Sendungen wie *Amos 'n' Andy* oder *Die Abenteuer von Helen und Mary* an. Und wenn meine Schwester zu Besuch kommt, rollen wir den Teppich zusammen, damit sie mir die neusten Tanzschritte beibringen kann. Rivers End hinkt Atlanta in solchen Dingen nämlich weit hinterher.

Heute liegt ein zerknittertes, aber liebevoll verpacktes Geschenk, das verdächtig nach einem Buch aussieht, neben meinem Päckchen für Duchess auf dem Couchtisch. Barry ist so aufgeregt, dass er fast zu tanzen beginnt. Dabei scheint er das Paket für meine Schwester gar nicht zu bemerken. *Gott sei Dank.*

„Mach es auf, Mama. Schnell! Miss Sadie hat mir geholfen, es auszusuchen, und Ozzie hat mir beim Einpacken geholfen."

Wir setzen uns auf das alte grüne Sofa, wobei wir die Stelle meiden, an der eine kaputte Feder sich durch den Stoff gebohrt hat. Barry hüpft auf dem Polster neben mir auf und ab, während ich ganz langsam sein Geschenk auspacke, um jeden Moment zu genießen. Ich stelle mir vor, wie die beiden Jungen es eingepackt und sich dabei auf die Überraschung gefreut haben. Es ist tatsächlich ein Buch – eines, das ich schon seit einiger Zeit unbedingt lesen will: eine ledergebundene Sammlung von H. G. Wells' Kurzgeschichten. Aber der Preis … Mein Herz zieht sich zusammen. Es kostet 2,35 $! Als mir das beinahe leere Sparschwein meines Sohnes in den Sinn kommt, rauben mir die Schuldgefühle fast die Freude.

Ich drehe mich um und sehe meinen lieben Jungen an. Sein süßes Gesicht verschwimmt vor meinen Augen, als sie sich mit Tränen füllen. „Ach, Barry. Du hast das Geld genommen, das du fürs Flugzeug gespart hattest, stimmt's?"

Barry rutscht auf dem Sofa hin und her, während er auf seine Zehen starrt. „Miss Sadie und ich haben zusammengelegt, Mama." Er runzelt seine kleine Stirn. „Es gefällt dir doch, oder?"

Als ich meinen Sohn umarme, wird das Buch zwischen uns eingeklemmt. Irgendwie werde ich eine Möglichkeit finden, ihm das Flugzeug zu Weihnachten zu schenken. „Und wie! Ich wünsche es mir schon so lange. Wir können es zusammen lesen." Ich gebe ihm einen Kuss auf die Wange. „Vielen Dank. Ich werde mich auch noch bei Miss Sadie bedanken. Jetzt müssen wir aber schnell unsere Pancakes essen. Du musst bald zur Schule und ich in den Laden."

Bevor wir nach unten gehen, um zu frühstücken, nehme ich das Päckchen für meine Schwester vom Couchtisch. Ich brauche das Geld jetzt mehr denn je!

***

Händeringend schaut Helen Ivey zu, wie Cal die Preise für ihre Lebensmittel in die Kasse tippt. Sie ist arm wie eine Kirchenmaus. Außerdem haben die Jahre harter Arbeit an der Seite ihres Mannes auf der ertragsarmen Farm ihre Spuren an Helen hinterlassen. Ihr fadenscheiniges Kleid, das aus einem Mehlsack genäht wurde, schlackert um ihren dürren Körper und ihr Gesicht ist von Sorgenfalten durchzogen. Ihr strähniges aschblondes Haar, das sie in der Mitte gescheitelt und im Nacken zu einem Knoten zusammengebunden hat, tut sein Übriges. Sie war in der Schule nur eine Klasse über mir, aber jetzt sieht sie zwanzig Jahre älter aus.

Cal nickt mir kurz zu, als ich den Laden betrete, und tippt dann die Preise für das Weizen- und Maismehl sowie den Zucker ein. Zum Schluss leckt er die Spitze des kurzen Kopierstifts an, den er immer hinterm Ohr stecken hat, und trägt die Summe ins Kassenbuch ein. Als das Buch mit einem dumpfen Geräusch zuklappt, sehe ich die Geldscheine förmlich zur Tür hinausflattern. Grunzend geht Cal in die Hocke und hebt Helens Fünfzig-Pfund-Mehlsack hoch, um ihn zu ihrem alten verrosteten Chevrolet zu bringen, der vor der Tür steht. Ich weiß nicht, wie er ein solches Gewicht tragen kann. Er ist so dünn, dass er, wenn er sich zur Seite drehen und die Zunge herausstrecken würde, wie einer dieser neumodischen Reißverschlüsse aussehen würde.

Während Cal dreimal zum Wagen und wieder zurück läuft, um Helen zu helfen, zerkleinere ich Rindfleisch für Hamburger und denke über unsere Lieferantenkredite nach. Bei *Parkers* konnten die Kunden immer schon anschreiben lassen. Die meisten von ihnen zahlen ihre Rechnungen einmal im Monat, aber die Iveys hinken hinterher. Wie viel sie uns schulden, weiß ich nicht genau, aber ich habe vor, es herauszufinden, sobald Cal wieder im Laden ist. Während ich mich frage, wie viele andere Kunden mit ihren Rechnungen im Rückstand sind, werfe ich noch ein paar Fleischstücke in den Wolf und drehe die Kurbel. Das gehackte Fleisch lasse ich auf ein Stück Metzgerpapier fallen.

Als Barry geboren wurde, habe ich Cal einen Großteil der Ladengeschäfte übertragen. Dazu gehörte auch die Führung des Kassenbuchs. Da Cal seit Jahren zuverlässig im Laden gearbeitet hatte – erst für Big Jim und dann für Jimmy –, war ich erleichtert, ihm die Finanzen überlassen zu können. Zahlen ersticken meine Kreativität.

Nachdenklich lege ich das Fleisch in ein Pfund schweren Portionen in die Auslage. Es sieht wie eine Bergkette aus. Die Abgrenzungen zwischen den Fleischhügeln markiere ich mit Petersilienstängeln. Danach wasche ich mir die Hände, um das Fett und den Geruch von rohem Fleisch loszuwerden, und kritzele schnell eine Nachricht für Cal an die Tafel. Er soll ein halbes Dutzend Steaks für die Haushälterin des Bankdirektors schneiden. Die Familie gibt wohl eine Abendgesellschaft. Der Bankdirektor ist der Einzige in Rivers End, der je Steaks bestellt.

Nach einem kurzen Blick ins Kühlhaus schreibe ich außerdem an die Tafel, dass wir bald wieder ein paar Schweine schlachten müssen. An unseren Deckenhaken hängt nur noch ein einziger Räucherschinken. Später werde ich zum Bahnhof gehen und Wades Telefon benutzen, um meinen Lieferanten anzurufen und die restlichen Waren zu bestellen.

Als die Ladentür wieder geöffnet wird, eilt Cal hinüber, um sie theatralisch für Myrtle Davis aufzuhalten. Sie ist die Bibliothekarin der Stadt. Dicht hinter ihr folgt Ida Clare Mobley. Beide Damen nicken Cal zu und begeben sich dann in unterschiedliche Gänge, um einzukaufen. Myrtle sieht heute Morgen sehr adrett aus. Unter einem dunklen Blazer trägt sie eine leuchtend rote Bluse. Sie schafft es immer, etwas Schwung und Glanz in die Bibliothek zu bringen. Außerdem lenkt die Farbe ihrer Bluse geschickt von den abgetragenen Stellen an den Ellenbogen ihres Blazers ab. Wenn ein Fremder die beiden Frauen sähe, würde er Ida Clare für die Bibliothekarin halten.

Bei diesem Gedanken muss ich grinsen, weil Ida Clare gar nicht gern liest. Während Cal damit beschäftigt ist, Lebensmittel nach draußen zu schleppen und zu verladen, stelle ich mich hinter die Ladentheke. Die Frauen der umliegenden Farmer lieben Cals Service. Obwohl viele von ihnen stärker sind als er, lächeln ihn manche nur affektiert an, während sie ihm hinterherdackeln. So albern! Ich werde nie verstehen, warum sie verbergen, wie stark sie sind.

Eine von dieser Sorte ist Nellie Taggart, die gerade mit dem kleinen roten Bollerwagen ihres Sohns in den Laden kommt. Dank der hohen Holzwände des Wagens kann sie ihre Einkaufstüten darin bequem nach Hause transportieren. Sie wohnt nur zwei Blocks entfernt. Nellie gehört die Pension, in der Sadie wohnt.

Während Nellie an der Tür stehen bleibt, um mit Cal zu plaudern, fange ich an, eine Pyramide aus Suppendosen in der Nähe des Schaufensters zu errichten. Bei *Parkers* ist es immer schon Tradition gewesen, dass es am Geburtstag des Eigentümers ein Sonderangebot gibt. Und meins sind *Campbell's Suppen* – drei Dosen für dreißig Cent. Ich habe gerade die unterste Lage fertig – einen Kreis mit etwa einem halben Meter Durchmesser –, als ein Schatten über meine Schulter fällt.

„Überlassen Sie mir das, Missy“, sagt Cal herablassend. „Ich hab schon ein Sonderangebot für Zucker geplant. Warum gehen Sie nicht und schreiben an Ihrer kleinen Haushaltskolumne weiter, während ich mich um den Laden kümmere? Ich weiß, dass die Damen sich immer drauf freuen, Ihre Tipps zu lesen."

Die Wahrheit war, dass sie bloß sehen wollten, ob ich ihren Tipp in die Kolumne aufgenommen hatte und somit ihr Name abgedruckt worden war. Cals Verhalten geht mir gehörig gegen den Strich! Zweifelsohne ist in den Augen dieses sturen Bocks immer noch Jimmy der Chef des Lebensmittelladens. Dabei ist mein Mann schon seit acht Jahren tot. Warum beharren manche Männer so darauf, in der Vergangenheit zu leben? Möglicherweise hält Cal sogar Big Jim für den Chef.

Das wird sich ab sofort ändern.

Ich bleibe auf den Knien sitzen und starre zu ihm hoch. „Cal, es geht um das Geburtstagsangebot des *Eigentümers*. Das bin ich. Es ist mein Geburtstag. *Ich* entscheide über die Sonderaktion."

Er streckt abwehrend die Hände in die Luft. „Na, Missy, nun regen Sie sich mal nicht so auf. War ja nicht böse gemeint."

O doch. Bevor ich antworte, atme ich tief durch. „Ich habe mich für *Campbell's Suppen* entschieden, weil es eine günstige Mahlzeit ist, schnell und einfach. Und nahrhafter als Zucker." Warum versuche ich überhaupt, diesem Mann etwas zu erklären?

Cal verschränkt die Arme. „Mag sein, aber Zucker braucht man zum Einmachen."

Für wie blöd hält er mich? „Die Einmachzeit ist für dieses Jahr vorbei, Cal."

Darüber muss er erst mal nachdenken. Ich kenne ihn. Er sucht jetzt in seinem hohlen Kopf fieberhaft nach einem weiteren Argument. Da er keins findet, schnaubt er verächtlich und sagt: „Ich gehe jetzt die Steaks schneiden. Offensichtlich brauchen Sie keine Hilfe mit den Dosen."

„Sie haben es erfasst, Cal." Ich brauche seine Hilfe wirklich nicht, obwohl ich die Gelegenheit nutzen könnte, um ihn zu fragen … Ich richte mich auf. „Cal, wie viel schuldet uns Helen Ivey?"

Der Lärm der elektrischen Metzgersäge, mit der Cal gerade die Steaks schneidet, übertönt seine Antwort.

Na gut, ich kann warten, Cal Llewellyn. Ich setze mich auf den Boden, um mich wieder meinem Geburtstagsangebot zu widmen. Als ich gerade nach der nächsten Kiste mit Suppendosen greifen will, pflanzt jemand seinen Fuß direkt neben mich. Erschrocken zucke ich zurück und schmeiße dabei fast meinen Dosenturm um.

„Maggie Parker, was hockst du hier am Boden rum wie ein Skla–"

„Lass es, Big Jim. Ich will es nicht hören."

In der grauen Stoffhose und der Tweedjacke versucht mein Schwiegervater offenbar, vornehm zu wirken. Ob er damit diesen Anwalt beeindrucken möchte? Mein Magen verkrampft sich.

„Na, irgendjemand muss es dir ja sagen. Wenn du schon auf den Knien rumkriechst, sollte es in deiner eigenen Küche sein, wenn du den Boden schrubbst, und nicht in der Öffentlichkeit. Das ist unschicklich." Er wedelt mit einer gefalteten Zeitung vor meinem Gesicht herum. Meine Kolumne im *Farm Whistler*. „Genauso wie dieses Gewäsch. Wie lange wirst du die Frauen noch damit aufstacheln? Du hast doch nichts als Stroh im Kopf!"

Bevor ich den Mund aufmache, zähle ich innerlich bis zehn, wie mein Vater es mir beigebracht hat. „Ich finde, dass eine Frau besser arbeiten gehen sollte, als ihre Kinder hungern zu lassen. Was würde Barry essen, wenn ich keine Arbeit hätte?"

„Das glaubst du ja wohl selbst nicht! Du weißt genau, dass wir für euch sorgen würden." Big Jim schaut sich im Laden um, bevor er nahe an mich herantritt. „Ich warne dich, Maggie! Hör auf mit dieser bolschewistischen Schreiberei. Sonst kannst du den Laden räumen und nach Kalifornien ziehen, wo sie Anarchie dulden. So ... wo ist Cal und warum hängen keine Angebotsplakate im Schaufenster?"

Big Jim wechselt das Thema ziemlich abrupt. Ich beiße mir auf die Zunge und zähle wieder bis zehn. „Ich habe Cal aufgetragen, die Steaks für Malcom Connor zu schneiden."

„Du solltest die Hilfskraft nicht verhätscheln, Maggie. Er kann seine Arbeit machen *und* das Fleisch schneiden. Um Himmels willen, du bist völlig ungeeignet, jemanden zu beschäftigen – außer vielleicht eine Haushälterin oder Köchin."

Ich habe keine Ahnung, warum Cal meinem Schwiegervater loyal bleibt. Oder warum ich Big Jim überhaupt noch hier dulde. Wenn Barry und Faylene, meine liebe Schwiegermutter, nicht wären, hätte ich ihn schon längst aus dem Laden verbannt. „Bist du aus einem bestimmten Grund hergekommen, außer um deine Meinung über meine Schriftstellerei zu äußern und darüber, wie ich *meinen* Laden führe?"

„Deinen Laden?" Plötzlich zittert er, als hätte er den Teufel auf den Fersen. „*Deinen* Laden?" Sein Gesicht läuft mit jeder Silbe röter an. „*Parkers* gehört schon seit drei Generationen meiner Familie, Mädchen."

„Sprich bitte leiser."

Als Myrtle um die Ecke biegt und Big Jim einen wütenden Blick zuwirft, beginnen auch meine Wangen zu glühen. Myrtle sieht aus, als wolle sie mir jeden Moment zu Hilfe eilen. Doch dann geht die Tür auf und Docs Frau, Clara, tritt winkend ein. „Herzlichen Glückwunsch, Maggie!"

„Danke." Während Clara sich zu Myrtle gesellt, wende ich mich wieder Big Jim zu. Ich richte mich auf, um so nah an die Augenhöhe meines Schwiegervaters heranzukommen, wie es bei dem Größenunterschied von 15 cm möglich ist. Leider rede ich diesmal los, ohne vorher nachzudenken. „Mir ist die Geschichte dieses Ladens durchaus bewusst. Aber ich weiß auch, dass *du* im Ruhestand bist und mein verstorbener Ehemann das Geschäft *mir* hinterlassen hat."

Plötzlich kommt mir das Wort „Schlupfloch" aus seinem gestrigen Brief in den Sinn und bereitet mir Magenschmerzen.

Big Jim öffnet den Mund und presst ihn wieder zu. Dann zieht er die Augenbrauen bis an die Nasenwurzel hinunter. Es fehlt nicht viel und seine Brauen würden seine Nasenhaare berühren. Big Jim sollte unbedingt mal wieder Asa Hopper, den Barbier der Stadt, aufsuchen.

Nun kneift Big Jim die Augen zusammen. „Maggie, ich warne dich. Du solltest mit diesem Blödsinn aufhören“ – er wirft mir die Zeitung vor die Füße – „und darüber nachdenken, endlich deine Pflicht gegenüber deiner Familie zu tun.“ Mit diesen Worten stolziert Big Jim zur Tür hinaus.

Meine Pflicht? Fassungslos stehe ich da und schaue ihm nach. Ganz ehrlich, wenn es nicht früh am Morgen wäre, würde ich Big Jim für betrunken halten. Aber er trinkt nie vor 17 Uhr. Der hat Nerven! Mein Sohn ist gesund, gut gekleidet und wohlgenährt. Ich versorge sogar Big Jim und Faylene mit Lebensmitteln, ohne sie ihnen in Rechnung zu stellen.

Myrtle und Clara kommen herbeigeeilt. „Vergiss den alten Bock, Maggie“, sagt Clara, während sie mir auf die Schulter klopft. „Wir Frauen finden, dass du ein tolles Vorbild bist.“

Von der Kasse starrt Nellie Taggart zu uns herüber und kräuselt so sehr die Lippen, dass diese mit ihrer Dauerwelle konkurrieren könnten. Dann nimmt sie ihre vier Einkaufstaschen und stellt sie in ihren kleinen roten Wagen.

Ich reibe mir die Nase, um mein Grinsen zu verbergen. „Ich glaube nicht, dass Nellie deine gute Meinung über mich teilt, Clara.“

„Ach, sie ist eine alte Biederfrau, die im letzten Jahrhundert hängen geblieben ist. Hast du gewusst, dass sie Sadie mit Tomaten beworfen hat, als Sadie bei einem Protest für das Frauenwahlrecht mitmarschiert ist?“

„Wirklich?“ Ich kann mir gar nicht vorstellen, wie die hochnäsige Nellie Tomaten wirft. Dass Sadie Teil der Frauenbewegung war, wusste ich, aber dass sie deshalb von Nellie angegriffen worden war? Das hatte mir Sadie nie erzählt. Ich frage mich, ob Nellies Mann von den Tomaten wusste. Er war früher einmal in Sadie verknallt.

„Hat Sadie sich gerächt?“

Clara lacht. „O Maggie, du hättest sie sehen müssen. Sadie hat mit keiner Wimper gezuckt. Obwohl ihr der Tomatensaft übers Gesicht lief, ist sie einfach erhobenen Hauptes weitermarschiert." Mit einem Blick über die Schulter fährt Clara fort: „Oh, aber dann sind die Demonstrantinnen umgekehrt, um noch eine Runde zu drehen. Als Sadie an Nellie vorbeikam, hat sie ihr Protestschild auf die andere Schulter geschwungen und es der alten Ziege dabei an den Kopf geknallt. Nellie ist umgekippt wie ein gefällter Baum." Clara klopft sich auf die Schenkel und krümmt sich vor Lachen.

Als ich wieder zu Atem gekommen bin, frage ich: „Warum vermietet Nellie dann an Sadie?"

„Ihr Mann hat sie gezwungen. Nellie ist immer schon ein Lästermaul gewesen. Meiner Meinung nach blickt ihr Mann zu Sadie auf, weil sie Nellie einen Dämpfer verpasst hat." Clara tupft sich die Augenwinkel mit einem Taschentuch ab. „Kannst du dir die Stimmung in der Pension vorstellen? Ich bin mir sicher, sie ist so geladen, dass sie fast keinen Strom bräuchten."

Es ist gut zu wissen, dass wenigstens ein paar der Frauen mich unterstützen. Big Jim bereitet mir schon genug Kummer. Nachdem ich Clara einen guten Morgen gewünscht habe, kehre ich zu meinem Projekt zurück. Als ich fertig bin und der Dosenturm etwa Augenhöhe erreicht hat, kommt Cals Frau, Anna, zur Arbeit. Sie ist seit rund einem Jahr als Teilzeitkraft bei uns eingestellt, damit ich etwas mehr Zeit zum Schreiben habe. Obwohl sie groß und hager wie ihr Mann ist, erinnert Anna mich an eine Maus. Wenn sie nachdenkt, zuckt ihre Nase. Ich übertrage Anna die Aufgabe, ein Angebotsplakat fürs Schaufenster zu erstellen. Sie ist gut in solchen Dingen.

Dann winke ich zum Abschied und mache mich auf den Weg, um meine Schwiegermutter zu besuchen. Ich bin etwas besorgt um Faylene, weil sie eine Erkältung hatte. Als ich sie kennengelernt habe, war sie eine sehr lebhafte Frau. Aber kurz nach unserer Hochzeit ist sie nach New York City gereist, um ihre Schwester zu besuchen, ohne zu wissen, dass dort eine Polio-Epidemie ausgebrochen war. Hier im ländlichen Georgia kommen die nationalen Nachrichten immer etwas verspätet an. Wenn es hingegen eine Heuschreckenplage gibt, wissen wir schon beim ersten Zirpen davon. Jedenfalls ist Faylene damals an Polio erkrankt und jetzt ist die Arme an einen Rollstuhl gefesselt.

Ihr Haus in der Lingering Shade Lane, fünfzehn Minuten Fußweg von der Main Street entfernt, ist mein Lieblingsgebäude in ganz Rivers End. Es hat eine breite Veranda, die drei Seiten des Hauses umgibt. Die Überdachung schützt das Haus vor der heißen Sonne. Big Jim müsste die weiße Farbe an den Wänden mal wieder auffrischen, aber die dunkelgrünen Fensterläden sehen immer noch sehr schön aus.

Während ich die Chrysanthemen und Weidenröschen, die ich mit Ida Clares Erlaubnis auf dem Weg geschnitten habe, fest umklammere, klopfe ich an die Haustür. Vielleicht kann Faylene mir sagen, was Big Jim im Schilde führt. Gefahr erkannt, Gefahr gebannt, wie es so schön heißt. Und ich wäre froh, wenigstens eine Gefahr bannen zu können.

4

Als niemand an die Tür kommt, öffne ich sie einen Spalt weit und strecke den Kopf hinein. Dem köstlichen Duft nach zu urteilen, der in die Eingangshalle strömt, ist Faylenes Hausmädchen, Bessie Mae, in der Küche beschäftigt. Als mein Magen knurrt und mir das Wasser im Mund zusammenläuft, fällt mir auf, dass es bereits Mittag ist.

„Huhu, Mama Faylene? Bessie Mae? Ich bin's, Maggie."

„Hier draußen, meine Liebe", erklingt Faylenes sanfte und gefühlvolle Stimme von der Rückseite des Hauses. Ich gehe durch die Eingangshalle hinaus in den Wintergarten, wo sie die meiste Zeit verbringt. Ein Großteil des Hauses ist für meine Schwiegermutter nicht mehr zugänglich, seit sie an den Rollstuhl gefesselt ist. Als sie aus New York nach Hause gekommen ist, hat Big Jim den vorderen Salon in ein Schlafzimmer für sie umbauen lassen. Er selbst nutzt weiterhin das große Schlafzimmer im ersten Stock.

„Ich habe dir ein paar Blumen mitgebracht, um dir den Tag zu versüßen." Während ich ihr den Strauß reiche, bücke ich mich und küsse sie auf die Wange.

„Danke, Liebes. Bessie Mae? Würdest du die bitte ins Wasser stellen?"

Die fröhliche schwarze Frau kommt aus der Küche, begrüßt mich und nimmt die Blumen entgegen. Ihr grünes geblümtes Kleid, das früher Mama Faylene gehört hat, sitzt straff um ihren ausladenden Busen unter der weißen Schürze. „Ach, was für schöne Blumen, Miss Magnolia." Bessie Mae verwendet nie Spitznamen. „Ich stell sie ins Wasser."

Während ich mir einen Stuhl hole, fällt mir auf, wie blass meine

Schwiegermutter ist. „Was macht deine Erkältung, Mama Faylene?“

Mit ihren zweiundfünfzig Jahren ist sie noch stets eine sehr schöne Frau. Ihre Beine sind verkümmert, aber ihre Arme sind kräftig und ihr Gesicht ist faltenlos. Bessie Mae macht Faylene immer noch die Haare im Gibson-Girl-Stil. Der ist zwar aus der Mode, steht Faylene aber sehr gut. Heute trägt sie ein gelbes Kleid mit tiefer Taille und einem V-Ausschnitt, der unten leicht abgerundet ist. Die Farbe betont Faylenes Blässe. Für einige Frauen in den Südstaaten ist schneeweiße Haut noch immer ein Schönheitsideal, aber ich gehöre nicht dazu. Ich finde, dass ein bisschen Sonne der Haut ein gesundes Strahlen verleiht.

„Sie ist schon viel besser. Fast weg, meine Liebe.“

„Trotzdem könntest du etwas Sonnenschein vertragen.“ Ich stehe auf und gehe zur Hintertür. Nachdenklich wippe ich mit dem Fuß, während ich die drei Stufen hinunter in den Garten betrachte. Dann kommt mir die Laderampe in den Sinn, die mein Lieferant für seinen Lastwagen nutzt.

„Ich weiß, was wir machen“, verkünde ich, als ich mich wieder gesetzt habe. „Ich werde dir eine Rampe besorgen, über die Bessie Mae und ich dich in den Garten und wieder zurück ins Haus schieben können, wenn du genug frische Luft hattest.“

Ihre Augen leuchten auf. „Maggie, Liebes, das wäre großartig! Ich habe meine Blumen seit Ewigkeiten nicht gesehen. Bessie Mae wird“ – sie dämpft ihre Stimme – „langsam zu alt, um sich um den Garten zu kümmern. Und du weißt, dass Big Jim dort keinen Finger rührt. Ich bin mir sicher, dass der Garten schon ganz verwahrlost ist.“

Ich frage mich, wie Faylene von ihrem Rollstuhl aus Gartenarbeit machen will. Es bricht mir fast das Herz. „Dann werden Barry und ich das übernehmen. Wir werden den Garten für dich in ein schönes Fleckchen verwandeln.“

„Ich wäre dir sehr dankbar, Liebes.“

Gut, dann wäre das geklärt. Aber wie soll ich jetzt das Thema anschneiden, das ich eigentlich besprechen wollte? Am besten nicht lange um den heißen Brei herumreden. „Mama Faylene, Big Jim drängt mich, den Laden zu verkaufen. Hast du eine Ahnung, warum?"

Sie blinzelt und neigt nachdenklich den Kopf. Schließlich zuckt sie die Schultern. „Ich kann es mir nicht erklären. *Parkers* ist immer sein ganzer Stolz gewesen." Mit einem Räuspern fügt sie hinzu: „Ich weiß, was er davon hält, dass du den Laden führst, Maggie. Es ist nichts Persönliches, weißt du, es ist nur, weil du eine Frau bist."

Nichts Persönliches? Es könnte fast nicht persönlicher sein. Na ja, Faylene versteht das eben nicht. Als ich ihr einen Blick zuwerfe, sehe ich ein sarkastisches Grinsen auf ihren Lippen. Vielleicht versteht sie es doch.

„Du bist doch so viel klüger als er, Liebes. Ich glaube an dich."

Schön, dass wenigstens eine Person an mich glaubt. Nun kehrt Bessie Mae mit den Blumen und Faylenes Mittagessen zurück. Ich lasse sie in Ruhe essen und folge Bessie Mae in die Küche.

„Wie geht es Mama Faylene gesundheitlich? Es macht mir Sorgen, dass sie keine Bewegung hat."

Bessie Mae stellt den Wasserhahn an und befeuchtet einen Spüllappen. „Ihr Doktor hat mir gezeigt, wie ich ihre Beine bewegen soll, damit sie keine Blutklümpchen bekommt. Und ich mach das jeden Tag. Zweimal, morgens und abends, Miss Magnolia. Ich lass nicht zu, dass meine Miss Faylene irgendwelche Klümpchen bekommt."

Bessie Mae war früher Faylenes Kindermädchen und seit Faylene erwachsen ist, arbeitet Bessie Mae als ihre Hausangestellte. Sie liebt meine Schwiegermutter wie ihr eigenes Kind.

„Sie wissen ja, dass Sie nach mir schicken können, wenn es ein Problem gibt. Ich bin nicht sicher, ob …"

Bessie Mae nickt und sagt mit gesenkter Stimme: „Ich weiß, was Sie meinen, Miss Magnolia. Ich traue Mr Parker kein Stück über den Weg."

Ich drücke ihr die Hand. „Sie würden Miss Faylene mit Ihrem

Leben verteidigen, das weiß ich. Und wir beide lieben Sie dafür. Aber bitte sagen Sie mir, wenn ich aus irgendeinem Grund kommen soll. Auch, wenn Big Jim Probleme macht."

„Ja, Ma'am, das mach ich."

***

„Du musst ein Gebot abgeben, Maggie. Wo bist du nur mit deinen Gedanken?" Die sonst so langmütige Sadie trommelt ungeduldig mit den Fingern auf ihrer Teetasse herum. Wir haben vor Kurzem beschlossen, Bridge zu lernen – das neue Kartenspiel, das hierzulande gerade so beliebt ist. Und Sadie ist so richtig auf den Geschmack gekommen, wie ein Schwein, das sich im Schlamm suhlt. Kein sehr schmeichelhafter Vergleich, aber passend. Leider habe ich selbst unter gewöhnlichen Umständen Mühe, das richtige Gebot abzugeben. Heute bin ich die Gastgeberin und Sadie ist meine Partnerin. Und ich bin in Gedanken mit meinen Problemen beschäftigt.

Innerhalb von einer Woche hat Big Jim mir noch einen zweiten Brief geschickt. Manchmal wünsche ich mir, er würde von Angesicht zu Angesicht mit mir reden. Aber dafür müsste er hier sein. Stattdessen treibt er sich ständig drüben in Jesup oder sonst wo herum. Big Jim hat mir schon alle möglichen Sünden vorgeworfen, seit mein Mann gestorben ist. Und an Jimmys Tod gibt er mir auch die Schuld. Er meint, dass Jimmy geschwächt wurde, als ich Sadie bei uns zu Hause von der Spanischen Grippe gesund gepflegt habe. Der Mann ist verrückt! Mein Jimmy ist während einer anderen Grippewelle gestorben, zwei Jahre später. In seiner zweiten Nachricht hat Big Jim jetzt auch noch damit gedroht, mir Barry wegzunehmen. Ich bin mir nicht sicher, ob er das wirklich kann, aber allein schon der Gedanke lähmt mich.

„Tut mir leid. Ein Karo."

„Maggie!" Ida Clare gibt einen Zuckerwürfel in ihren Tee und rührt um. „Du müsstest zwei Karos bieten. Ich habe ein Pik geboten."

Das Spiel an sich kann ich, aber diesen Teil finde ich verwirrend. „Gute Güte, ich frage mich, ob ich es je kapieren werde, wie man das richtige Gebot abgibt. Dann eben zwei Karos."

Bobby Mobley, Ida Clares reizbarer Ehemann, brummt missbilligend. „Kannst du wirklich zwei Stiche machen oder hast du einfach nur zwei Karos auf der Hand, Maggie?"

Es ist Bobbys Idee gewesen, Bridge zu lernen. Der arme Kerl konnte noch keinen anderen Mann dafür begeistern, also muss er mit uns vorliebnehmen. Zumindest bis er Beau Hampton, unseren Apotheker, überredet hat.

Ida Clare klopft ihm auf die Hand. „An deiner Stelle wäre ich vorsichtig, Bobby. Du bist vom gleichen Geschlecht wie Big Jim und momentan ist Maggie nicht so gut auf ihn zu sprechen."

Nachdem Sadie die Gebotsphase gewonnen hat, spielen wir unsere Karten aus. Ida Clare und Bobby gewinnen die Runde, wahrscheinlich weil ich falsch geboten habe. Als sie gehen, verspricht Ida Clare, dass wir beim nächsten Mal die Partner tauschen.

Sadie bleibt noch, um mir beim Abwasch zu helfen. „Was ist los, Herzchen? Was belastet dich?"

Ich tauche eine Teetasse ins Seifenwasser. Dankbar, die Sorgenlast mit jemandem teilen zu können, platze ich heraus: „Big Jim droht mir Barry wegzunehmen. Er behauptet, ich würde ihm kein gutes Zuhause bieten." Während ich Sadie die Tasse zum Abtrocknen reiche, füge ich hinzu: „Ich schlage mich doch eigentlich ganz gut, oder, Sadie?"

Sie schnaubt. „Ja, natürlich. Big Jim ist ein aufgeblasener Wichtigtuer. Er will nur, dass du den Laden aufgibst und seine Verantwortung für Faylene übernimmst. Hast du eigentlich herausgefunden, was er immer in Jesup treibt?" Sie nimmt den letzten Teller und trocknet ihn ab, während ich die Spülschüssel ausleere.

„Nein, ich hab mir noch nicht die Mühe gemacht, ihn zu fragen. Eigentlich ist es mir auch egal. Es ist angenehmer, wenn er weg ist."

Big Jim ist immer schon viel gereist. Nachdem Jimmy den Laden übernommen hatte, fuhr sein Vater immer zu den Farmen hinaus, um Waren zu kaufen und Ähnliches. Obwohl Big Jim jetzt komplett im Ruhestand ist, reist er immer noch herum. Aber solang er sich aus meinen Angelegenheiten heraushält, habe ich bestimmt nicht vor, ihn nach dem Grund zu fragen.

Sadie faltet das Geschirrtuch und legt es auf die Arbeitsplatte. „Es ist ein Jammer, dass Faylene durch ihre Krankheit von einem Mann abhängig ist, der kein bisschen Mitgefühl hat. Hab ich dir je erzählt, dass ich mal auf ihn stand?"

Vor Überraschung bleibt mir der Mund offen stehen. „Nein, hast du nicht."

„Er war ein attraktiver Mann, bevor seine engstirnigen, verbohrten Ansichten sein gutes Aussehen überschattet haben." Sadie neigt den Kopf und sieht mich an. „Sicher, dass du diese alte Geschichte hören willst?"

„Ich bin offen für alles, was mir helfen könnte, ihn besser zu verstehen." Und mich gegen ihn zu verteidigen. Wir setzen uns an den Küchentisch.

„Kennst du die Geschichte, wie Mr Sam – damals wusste ich noch nicht, dass er der Bankdirektor war – mich gefunden und aufgenommen hat?" Sadie hebt einen Mundwinkel zu einem schiefen kleinen Grinsen. „Seine Frau hielt es für ihre christliche Pflicht, für meine Bildung zu sorgen. Hätte sie Mr Sam gesagt, dass ich zum Mond fliegen sollte, wäre er auch damit einverstanden gewesen. Er hat sie so sehr geliebt, dass er ihr nichts ausschlagen konnte. Und wie gesagt, Big Jim war damals ein echter Hingucker. In der Schule bin ich ihm eines Tages aufgefallen, aber als er dann den Mund aufmachte, wusste ich, woran ich war, und habe die Flucht ergriffen."

„Was hat er denn gesagt?"

Ich liebe Sadies entrüstetes Schnauben. „Er hat mich gefragt, was ich dort zu suchen hätte. Und er hat gesagt, dass Mädchen, vor allem Wilde, viel zu dumm für die Schule seien."

Schnell schlage ich die Hand vor den Mund, um einen entsetzten Ausruf zu unterdrücken.

„Viele Männer sind heute noch dieser Ansicht, Maggie. Vor allem in schweren Zeiten wie diesen."

Als es an der Haustür klingelt, schrecken wir beide auf. Sadie sieht mich mit großen Augen an. „Erwartest du jemanden?"

Ich schüttele den Kopf. „Es ist fast 9 Uhr. Komm mit."

Gemeinsam gehen wir zur Tür und öffnen sie. Vor uns auf dem Gehweg steht meine Schwester. Meine hochgewachsene, gertenschlanke, blonde, wunderschöne Schwester.

„Duchess?" Sie ist die Tochter, auf die unsere Mutter all ihre Hoffnungen gesetzt hat. Die Schwester, die einen reichen Mann geheiratet hat. Diejenige, der es gelungen ist, unsere Mutter zurück in die Welt der Plantagenbesitzer zu bringen. Diejenige, die keine Enttäuschung war.

„Nun hör schön auf, herumzustehen und mich anzustarren. Lass mich rein, Magnolia. Hallo, Sadie."

Und sie ist die Schwester, die ich liebe. Duchess sieht wundervoll aus, wenn auch ein bisschen blass. Ihr marineblaues Kostüm hat schicke Schößchen und sie trägt einen passenden Hut dazu, der schräg auf ihrem Kopf sitzt und sich tief über ihre rechte Augenbraue neigt. Schnell trete ich vor, um meine Schwester in den Arm zu nehmen. „Wo ist Mr Alden?" Ich blicke ihr über die Schulter, um nach ihrem Mann Ausschau zu halten.

„Er ist … er ist…" Duchess bricht in Tränen aus. „E-er …" Nun verzieht sie das Gesicht und beginnt laut zu schluchzen, während die Tränen wie Sturzbäche über ihre Wangen laufen.

Ich weiß nicht, was passiert ist, aber es muss etwas Schlimmes sein. Duchess verliert sonst nie die Fassung. „Sadie, hilf mir bitte, sie reinzubringen. Ich nehme den Koffer."

Duchess macht eine Handbewegung über die Schulter. „Da … da ist", schluchzt sie, „n-noch m-mehr."

An der Straßenecke steht ein alter, verbeulter Dodge, der mit vier Reisetruhen beladen ist. Wie lange hat Duchess vor zu bleiben? Ein ungutes Gefühl keimt in mir auf. Ich folge ihr und Sadie die Treppe hinauf. Um die Truhen werde ich mich später kümmern. Zuerst habe ich ein paar Fragen an Duchess. Wo ist zum Beispiel ihr neuer Cadillac, ganz zu schweigen von ihrem Chauffeur? Und wem gehört die alte Kiste, mit der sie hergefahren ist?

Ich lasse den Koffer im Flur stehen. Dann schnappe ich mir eine Schachtel dieser neumodischen Papiertaschentücher von Kleenex. Es hört sich so an, als ob Duchess sie jetzt gut gebrauchen könnte. Sadie geht Tee kochen, während ich mich zu meiner Schwester setze.

„Duchess, was ist los? Warum bist du allein hier?"

Pausenlos schluchzend greift Duchess nach ihrer Handtasche, holt einen Umschlag hervor und reicht ihn mir. Ich öffne ihn mit gerunzelter Stirn. Er ist mit Geld gefüllt. Da geht mir ein Licht auf. „Für meinen Schmuck?"

Meine Schwester nickt und hickst. Natürlich will ich jetzt sofort wissen, wie viel es ist. *Herr, vergib mir*. Ich nehme das Geld heraus und zähle es. Es ist genug. Erleichtert atme ich auf. Nun kann ich meine Steuern zahlen und Barry das Flugzeug kaufen. Schnell schiebe ich das Geld in den Umschlag zurück und lege ihn auf den Couchtisch. Ich muss mich jetzt um Duchess kümmern. Warum weint sie, wenn sie mir das Geld für den Schmuck bringt?

Sadie kommt mit dem Tee herein. Meine liebe Freundin weiß, wie man jemanden tröstet. Sie stellt das Tablett auf den Beistelltisch und verlässt uns dann ohne ein weiteres Wort. Ich werde ihr morgen früh alles erzählen. Jetzt muss ich erst einmal herausfinden, was der Grund für den Heulkrampf meiner Schwester ist.

„Duchess, kannst du bitte versuchen, dich zu beruhigen, und mir erzählen, was los ist?"

„Ach Maggie, es ist furchtbar und es tut mir so leid, dass es … es … an deinem Geburtstag passiert ist." Sie wimmert. „Mein l-llieber Mann ist f-fort", stottert sie. Dann lehnt sie schluchzend den Kopf an meine Schulter.

„Fort? Süße, was meinst du mit *fort*?" Mr Alden liebt, nein, vergöttert meine Schwester. „Duchess, er würde dich nie verlassen." Ich halte sie lange im Arm und streichele ihr den Rücken, während sich meine Gedanken überschlagen. Wo könnte Mr Alden hingegangen sein?

Plötzlich tappt Barry schlaftrunken ins Wohnzimmer. „Mama? Ist das meine Tante Duchess?"

„Ja, Schätzchen, aber sie ist nicht –"

Duchess setzt sich auf und beugt sich vor. „Ist das mein süßer Barry-Bär?" Sie zieht ein Kleenex aus der Schachtel und tupft sich die Augen ab. Dann nimmt sie einen tiefen, zittrigen Atemzug. Barry rennt auf seine Tante zu und springt auf ihren Schoß. Stürmisch wirft er seine kleinen Arme um ihren Hals und drückt sie. Auch wenn meine Schwester noch so kultiviert ist, liebt sie ihren kleinen Neffen über alles und es ist ihr völlig egal, wenn er ihre Kleidung oder ihre Frisur durcheinanderbringt.

„Sei nicht traurig, Tante Duchess. Mama wird alles in Ordnung bringen."

„Das weiß ich, Schätzchen. Deshalb bin ich hergekommen, sobald ich konnte."

Barry schaut sich suchend um. „Wo ist mein Onkel Will?"

Wieder steigen meiner Schwester die Tränen in die Augen, aber Barry zuliebe reißt sie sich zusammen. „Er … er ist bei Jesus, mein Schatz."

Barry richtet sich auf und legt seine Hände an ihre Wangen. „Wie mein Daddy?"

Ich schlage die Hand vor den Mund, um einen Schrei zu ersticken. *Nein!* Aber Duchess nickt.

„Was ist passiert?", flüstere ich. Jetzt brennen auch mir Tränen in den Augen.

Duchess schüttelt kaum merklich den Kopf und küsst Barry auf die Nase. „Ich bin mir sicher, dass er deinem Daddy da oben das Golfspielen beibringt, meinst du nicht? Reich mir bitte meine Tasse, Barry. Meine Kehle ist staubtrocken. Hast du gewusst, dass ich den ganzen Weg von Atlanta hierher gefahren bin? Ganz allein?"

Mit weit aufgerissenen Augen reicht ihr Barry vorsichtig die Tasse und Untertasse. „Du bist selbst gefahren? Ich wusste gar nicht, dass du das kannst."

„Ich mache es nicht gern, aber ich kann es."

Barry rennt zum Fenster, schiebt den Vorhang zur Seite und schaut nach draußen. Im nächsten Moment dreht er sich wieder um. „Ich sehe nur einen Dodge. Wo ist dein großer Cadillac?"

„Ich bin mit dem Dodge gekommen. Er ... er ist geliehen", erklärt Duchess schniefend.

Zeit, einzugreifen. „Barry, mein Schatz, du hast morgen Schule. Tante Duchess wird sicher eine Weile bei uns bleiben. Du kannst dich morgen Nachmittag mit ihr unterhalten. Ab ins Bett mit dir."

Barry gibt uns beiden einen Kuss und kehrt dann in sein Zimmer zurück. Er kann wirklich so verständnisvoll wie ein Erwachsener sein. Kein Wort der Widerrede kommt aus seinem Mund. Das heißt nicht, dass er nicht auch ein richtiger kleiner Junge ist und hin und wieder auf dumme Gedanken kommt. Aber er ist sehr feinfühlig.

Eine Weile trinken wir schweigend unseren Tee. Wenn ihr Mann wirklich tot ist, warum ist sie dann hier? Sie hätte mir das Geld auch schicken können. Ich meine, ich freue mich natürlich, Duchess zu sehen, aber ... Nachdenklich betrachte ich meine Schwester. Sie kann eigentlich nichts, außer Teepartys zu organisieren. Was soll ich nur mit ihr machen?

Schlussendlich stelle ich meine Tasse ab und nehme Duchess' Hände in meine. „Jetzt erzähl mir mal, was passiert ist. Ist es wahr? Er ... er ist wirklich ... tot?"

Duchess nickt und tupft sich die Augen ab. „Er hat sich das Leben genommen, Maggie."

Ich kann nicht begreifen, was sie gerade gesagt hat. Es ist unvorstellbar. „Wie bitte?"

„Er hat sich umgebracht."

„Wie? Ich meine … warum?"

Sie ringt verzweifelt die Hände. „Er hat unser ganzes Geld verloren. Es ist alles weg. Aber ich hätte ihn doch trotzdem geliebt, Maggie." Die Tränen beginnen wieder zu fließen. „Er hätte nicht … so etwas tun müssen." Duchess drückt das zerknüllte Taschentuch an ihre Nase. Dann beißt sie die Zähne aufeinander und kneift die Augen zusammen. „Ich kann nicht glauben, dass er die Dreistigkeit besessen hat, sich umzubringen. Es ist so demütigend. Aber … aber … Ach, Maggie. Ich vermisse ihn."

„Natürlich tust du das. Aber wie konnte er euer ganzes Geld verlieren? Ich verstehe das nicht."

„Die Börse ist zusammengebrochen. Hast du das etwa nicht mitbekommen?"

Ich schüttele den Kopf. Ich weiß allgemein nicht viel über die Börse. „Die Uhren ticken hier langsamer, Schwesterchen, das weißt du doch."

„Stimmt." Sie seufzt tief – so tief, dass ich mit ihr weinen möchte. „Der Aktienmarkt ist vor zwei Wochen abgestürzt, genau an deinem Geburtstag. Gott sei Dank habe ich es trotzdem noch geschafft, deinen Schmuck zu verkaufen."

„Dadurch hast du meinen Laden gerettet, Duchess. Ich kann dir gar nicht genug danken." Jetzt fühle ich mich schuldig, weil ich vorhin so schlecht von ihr gedacht habe. „Wann …" Nervös fahre ich mit der Zunge über die Lippen. Es fällt mir schwer, die Worte herauszubringen. „Wann hat Will …"

„Am nächsten Morgen. Er muss die ganze Nacht hindurch gegrübelt haben. Sein Assistent hat ihn in seinem Büro gefunden. Er …"

Sie erschaudert. „Er hat sich erschossen.“ Duchess presst die Lippen zu einer schmalen Linie zusammen, wodurch ihr schönes Gesicht verzerrt wird. „Er konnte mir nicht ins Gesicht schauen, der Feigling.“

„Ach Duchess, das meinst du nicht so.“

„Doch.“ Sie runzelt die Stirn und zieht die Mundwinkel nach unten. Einen Augenblick später verzieht sie das Gesicht. „Nein, tue ich nicht.“ Ihre Augen werden wieder feucht und ihre Nase läuft. Ich reiche ihr die Taschentücher. Duchess zieht eins nach dem anderen heraus, um sich die nicht enden wollenden Tränen abzuwischen. Die Arme.

Eine Stunde lang weint und weint sie, während sie zwischendurch an ihrem Tee nippt.

Unterdessen denke ich darüber nach, was dieser Börsenkrach für Rivers End bedeuten könnte. In den Südstaaten herrscht schon seit dem Bürgerkrieg Armut. Die einzigen Märkte, in die man hier investiert, sind Bauernmärkte. Aber ich erinnere mich noch daran, dass mein Vater mir mal von einem sogenannten Welleneffekt erzählt hat, der auch uns treffen könnte. Ich nehme an, wir werden es bald erfahren.

Endlich lassen Duchess' Tränen nach. Da ich fürchte, dass sie jeden Augenblick zusammenbrechen könnte, führe ich sie in mein Schlafzimmer. Barry hat ihren Koffer bereits in mein Zimmer gebracht und ihn auf das andere Einzelbett gelegt.

„Du solltest jetzt schlafen gehen, Duchess.“

„Kann ich vielleicht noch ein Bad nehmen?“

„Sicher, dass du dazu in der Lage bist? Denk daran, dass mein Bad nicht wie deins in Atlanta ist.“ Duchess hat ein richtiges Badezimmer – oder hatte. Ich habe nur die Blechwanne, die wir in der Küche befüllen.

Sie nickt mit einem traurigen kleinen Lächeln. „Das hab ich ganz vergessen.“

Ich helfe ihr, sich auszuziehen. Als sie sich in eins unserer zwei schmalen Betten gelegt hat, das jetzt ihres ist, decke ich sie zu.

„Danke, Maggie. Ich wusste nicht, was ich tun sollte, außer zu dir zu kommen. Ich habe alles verloren bis auf meine Kleider. Ich musste mir sogar ein Auto leihen, um herzukommen. Darf ich hierbleiben?" Ohne Mr Alden wirkt die Arme wie ein verlorenes Lämmchen.

„Aber natürlich, Süße." Ich sehe mein knappes Budget schwinden. Aber Duchess ist meine Schwester, also zum Henker mit dem Geld. „Das ist doch gar keine Frage."

Wir werden schon klarkommen … irgendwie.

Haushaltstipp

Schimmelentferner

Hier in Georgia ist die Luftfeuchtigkeit sehr hoch, deshalb haben wir oft Probleme mit Schimmel. Lösen Sie eine Tasse Borax, einen natürlichen Schimmelhemmer, in Seifenwasser auf und reiben Sie damit die betroffene Wand ab. Alternativ können Sie auch ½ Tasse Borax mit ½ Tasse Essig und 1 Tasse Wasser in einer Sprühflasche mischen und die schimmlige Oberfläche großzügig damit einsprühen. Anschließend mit einem feuchten Schwamm abwischen.

5

„Magnolia? Bist du noch wach?“

Das Flüstern meiner Schwester, das aus dem anderen Bett zu mir herüberdringt, ruft Erinnerungen an unsere Kindheit wach. Ich lächele, auch wenn sie mich in der Dunkelheit nicht sehen kann. „Jetzt schon.“

„Weißt du noch, wie wir, als wir klein waren, nachts aus dem Fenster geklettert sind, um uns aufs Dach zu setzen und zu träumen?“

„Hm-hm.“ Ich bin schläfrig und es fällt mir schwer, ihr zuzuhören.

„Du hast immer davon geträumt, Schriftstellerin zu werden, und jetzt bist du's.“

„Eine Kolumne mit Haushaltstipps und ein paar Kurzgeschichten ... nichts Nennenswertes.“

„Aber du bist Schriftstellerin und arbeitest an einem Roman. Du hast mir sogar schon ein paar Seiten zu lesen gegeben. Er mag zwar ziemlich kontrovers sein, aber er ist gut. Du lebst deinen Traum.“

Jetzt bin ich hellwach. Ich habe mir immer gewünscht, dass meine große Schwester stolz auf mich ist. Es freut mich, sie das sagen zu hören. Ich drücke mein Kopfkissen zusammen. „In jeder Stadt in Amerika gibt es Frauen, die arbeiten, und sie wollen über andere arbeitstätige Frauen lesen. Ich versuche nur, sie zu ermutigen.“

Duchess seufzt. „Ich weiß, aber ... Sei einfach vorsichtig.“

Der Mond scheint hell durchs Fenster herein und wirft die tanzenden Schatten der Bäume über meiner Schwester an die Wand. „Ich bin es gewohnt, für Stirnrunzeln zu sorgen. Das mache ich schon, seit ich geboren wurde. Oder fast zumindest.“

Meine Schwester kichert. „Da hast du recht. Ich weiß noch, wie

Mama dich einmal besonders herausgeputzt hat – mit einem Rüschenkleid und einer pinken Schleife im Haar. Dann hat sie dir kurz den Rücken zugewandt, um ihren Hut und ihre Brieftasche zu holen, und du hast dir die Schleife aus dem Haar gerissen, das Kleid aus- und eine Latzhose angezogen, bevor sie dich aufhalten konnte."

Ich mag es nicht, andere zu enttäuschen, aber ich bin nicht aus demselben Holz geschnitzt wie meine Schwester. In Rüschen fühle ich mich unwohl. „Arme Mama. Ich war so eine Enttäuschung für sie. Zum Glück hat sie dich zuerst bekommen, sonst gäbe es dich vielleicht nicht."

„Sie war trotzdem stolz auf dich. Und Daddy? Er hat dich vergöttert."

Ich rolle mich auf die Seite und stütze den Kopf in die Hand. „O nein, meine Liebe, *du* warst seine große Freude. Weißt du noch, wie du angefangen hast, in der Kirche Klavier zu spielen? Daddys Brust war vor Stolz so geschwellt, dass seine Hosenträger fast geplatzt wären. Er hat jedem erzählt, dass du seine Tochter bist. Als hätten sie das nicht gewusst ..." Ich weiß auch noch, dass ich eifersüchtig auf Duchess war und ihr die Schleife aus dem Haar gerissen habe.

Der Mond verschwindet hinter einer Wolke und ich muss mich anstrengen, um meine Schwester ausmachen zu können. Sie liegt auf der Seite mit dem Gesicht zur Wand. Ist sie etwa eingeschlafen? Ich lege den Kopf aufs Kissen, rolle mich auf den Rücken und schließe die Augen.

„Ich habe Angst, Maggie."

Duchess? Angst? Ich kann es kaum glauben. Was würde ich in ihrem Gesicht sehen, wenn ich jetzt das Licht einschalten würde? „Wovor?"

„Ich habe nie einen Traum gehabt wie du. Außer Klavier spielen und Tee servieren kann ich nicht viel. Wie soll ich da meinen Lebensunterhalt verdienen, um dir nicht zur Last zu fallen?"

Meine fast zwei Jahre ältere Schwester ist nun auf mich angewiesen. Wenn unsere Mutter noch am Leben wäre, würde ich ihr jetzt Vorwürfe machen, weil sie Duchess nichts außer gute Manieren beigebracht hat. Aber es ist nie zu spät zu lernen. Ich werfe die Decke zurück, klettere aus dem Bett und setze mich zu Duchess.

„Leg dich auf den Bauch. Ich streichele dir den Rücken. Das hast du früher immer gemacht, wenn ich nicht schlafen konnte, weißt du noch?"

Sie rollt sich auf den Bauch und legt den Kopf auf die Arme. „Ja. Du warst manchmal so aufgeregt, dass du nicht einschlafen konntest, weil du Daddy geholfen hattest, ein Kalb zur Welt zu bringen oder Ähnliches."

„Jetzt musst *du* deine Sorgen vergessen und versuchen, zu schlafen. Ich werde etwas finden, das dir liegt, und dir den Rest beibringen. Du bist meine Schwester und ich liebe dich." *So sehr.*

Sie seufzt ein „Gute Nacht". Wenig später geht ihr Atem ruhig und gleichmäßig. Als ich gerade zurück in mein Bett schlüpfen will, fällt mir ein, dass ich vergessen habe, unsere Waschschüssel für morgen aufzufüllen. Ich werfe einen raschen Blick in Barrys Zimmer, um mich zu vergewissern, dass er Wasser hat. Da er versorgt ist, nehme ich nur unseren Krug mit in die Küche, stelle ihn ins Waschbecken und betätige die Pumpe. Dann bringe ich das Wasser hoch ins Schlafzimmer.

Als ich endlich in meinem Bett liege, bitte ich Gott, mir zu helfen. Ich kann mir Duchess beim besten Willen nicht bei einer Arbeit vorstellen. Aber sie ist eine intelligente Frau und lernt schnell. Das hoffe ich zumindest.

Während ich langsam in den Schlaf sinke, ist mein letzter Gedanke, dass ein zweites Paar Hände auch ein Segen sein könnte. Vielleicht werde ich bald mehr Zeit haben, um an meinem Roman zu schreiben.

***

Als ich am nächsten Morgen aufwache, ist Duchess bereits aufgestanden. Das überrascht mich. Während ich etwas Wasser in die Waschschüssel gebe und mein Gesicht wasche, höre ich ein gedämpftes Wimmern aus dem Wohnzimmer. Schnell trockne ich mich ab und gehe dann hinüber, um sie zu trösten. Duchess sitzt mit einer weiteren Schachtel Kleenex und einem Stapel benutzter Taschentücher auf dem Sofa. Habe ich ihr eigentlich gesagt, dass so eine Schachtel 65 Cent kostet? Für das Geld bekommt man zehn Pfund Zucker. Ich probiere die Kleenex zwar nur für den Laden aus, aber trotzdem ... Beschwichtigend lege ich den Arm um meine Schwester, ziehe sie an mich und warte, bis ihre Tränen endlich nachlassen.

„Duchess, es bricht mir das Herz, dich so zu sehen." Ich nehme die Kleenex an mich und reiche ihr stattdessen ein weiches Baumwolltaschentuch. „Warum kommst du nicht mit in die Küche und ich zeige dir, wie man Kaffee kocht?" Vielleicht lenkt sie das von Mr Alden ab.

Schluchzend erwidert sie: „In Ordnung. Ich habe noch nie Kaffee gemacht. Wir hatten immer ... immer ... " Sie heult laut auf, statt zu sagen, wen oder was sie immer hatten. Dann drückt sie das Taschentuch an ihre Nase und schnieft.

Barry kommt in die Küche getappt und reibt sich den Schlaf aus den Augen. „Morgen. Tante Duchess? Bist du immer noch traurig?" Mitfühlend versucht mein kleiner Mann, seine Tante zu umarmen und ihr den Rücken zu tätscheln. Duchess trocknet sich schnell die Augen und beugt sich hinunter, um ihn auf die Wange zu küssen. Barry tut ihr gut. Ich werde dafür sorgen, dass sie viel Zeit mit ihm verbringt.

Nachdem Barry mir meinen Guten-Morgen-Kuss gegeben hat, umarmt er mich ebenfalls. „Möchtest du heute Pancakes oder Haferbrei zum Frühstück?", frage ich ihn.

Er wirft meiner Schwester einen Blick zu. „Ich möchte das, was Tante Duchess isst."

„Du brauchst mehr als eine Scheibe Toast, Liebling, und Kaffee ist noch nichts für dich." Ich beuge mich vor, um ihm zuzuflüstern: „Außerdem isst deine Tante momentan nichts, weil sie so traurig ist." Duchess hat ganz schön abgenommen, mehr als ihr guttut. „Mal sehen, ob wir sie zu einer Schüssel Haferbrei verlocken können. Mit ein bisschen Ahornsirup schmeckt er ihr vielleicht", sage ich mit einem Augenzwinkern.

„Ganz bestimmt", erwidert Barry, während er sich im Kreis dreht.

Duchess rümpft skeptisch die Nase und zuckt dann mit den Schultern. „Für Barry werde ich von dem Haferbrei probieren."

„Gut, aber zuerst kochen wir Kaffee. Barry, wasch dir das Gesicht und zieh dich an. Duchess, füll die Kaffeekanne zu zwei Dritteln mit Wasser." Unterdessen lege ich Holz nach und schüre das Feuer. Ich wünsche mir schon lange einen Gasherd, kann mir aber keinen leisten. Na ja, ich wüsste sowieso nicht, wie man damit kocht. Nachdem ich die Luftzufuhr eingestellt habe, hole ich die Dose mit *Maxwell House* aus dem Schrank. „Stell die Kanne auf den Herd und gib drei Messlöffel Kaffeepulver hinein."

Duchess runzelt konzentriert die Stirn, während sie die Pumpe betätigt. In diesem Moment ruft Barry nach mir.

„Setz bitte den Kaffee auf. Bin gleich zurück."

Ich eile nach oben, um meinem Jungen zu helfen, der sich in seinem Shirt verheddert hat. Es fällt mir schwer, nicht zu lachen, während er sich windet und verzweifelt versucht, sich das Shirt über den Kopf zu streifen. Tränen der Wut laufen ihm über die Wangen.

„Warte, mein Schatz. Das Shirt ist dir zu klein geworden. Ich fürchte, es ist an der Zeit, es weiterzugeben. Du wächst so schnell, dass ich kaum hinterherkomme", sage ich und gebe ihm einen Kuss.

Plötzlich höre ich einen schrillen Schrei von Duchess. Eine Sekunde lang schauen Barry und ich uns nur an. Er reißt die Augen auf und verzieht den Mund. „Oh-oh."

Barry schnappt sich ein anderes Shirt und wir rennen in die Küche hinunter – Duchess steckt tatsächlich in Schwierigkeiten: Die

Kaffeekanne steht ohne Deckel auf dem Herd und speit Wasser und Kaffeepulver in alle Richtungen. Hoffentlich erlischt das Feuer nicht dadurch! Ich schnappe mir ein Geschirrtuch, ziehe die Kanne vom Herd und stelle sie auf den Tisch. „Wo ist der Deckel, Duchess? Warum hast du ihn nicht aufgesetzt?"

Sie starrt mich mit großen, abwesenden Augen an. „Muss man Kaffee nicht atmen lassen, so wie Wein?"

Ein ungläubiges Glucksen steigt in mir auf und schnell halte ich mir die Hand vor den Mund. Auf keinen Fall will ich ihre Gefühle verletzen, indem ich sie auslache. Ruhig sage ich: „Nein, muss man nicht. Lass uns hier aufräumen und von vorne anfangen. Es war meine Schuld, weil ich dich allein gelassen habe." Ich sehe zu Barry hinüber, der immer noch sein Shirt in der Hand hält. „Warum hilfst du nicht deinem Neffen, sich anzuziehen?", schlage ich Duchess vor.

Als Barry endlich sein Shirt anhat, umarmt er sie. „Mir tut es auch leid, Tante Duchess. Komm, Mama macht den Haferbrei und ich koche Kaffee." Er zeigt mit dem Daumen auf sich. „Ich weiß nämlich, wie das geht."

Ja, das tut er. Mein kleiner Sohn weiß sich ziemlich gut zu helfen. Nach dem Frühstück – das Duchess glücklicherweise isst – geht Barry zur Schule und ich beschließe, meiner Schwester die Grundlagen des Haushalts beizubringen. Ich reiche ihr einen Besen und eine Kehrschaufel, da einiges von dem Kaffeepulver auf dem Boden gelandet ist.

„Es war gar nicht so leicht, das Pulver in das kleine Loch zu bekommen, Maggie. Wie machst du das?"

„Wovon sprichst du?"

Sie holt die Kaffeekanne, um es mir zu zeigen. Statt das Pulver in den Filtereinsatz zu geben, hat sie es doch tatsächlich ins Steigrohr gestopft, sodass es ins Wasser gefallen ist. „Süße, du hast Cowboykaffee gekocht. Kehr den Boden, dann zeig ich dir, wie man es richtig macht."

Wenn ich sehe, wie Duchess fegt, würde ich ihr am liebsten den Besen wegnehmen und es selbst machen. Aber sie muss es lernen. Wir haben keine Bedienstete und werden in absehbarer Zukunft sehr wahrscheinlich auch keine bekommen.

„Duchess, heb den Besen nicht nach jedem Zug so weit an, sonst wirbelst du nur den Staub auf." Ich nehme den Besen und mache es vor. „So, siehst du?"

Als ich ihr den Besen zurückgebe, rümpft Duchess die Nase und fegt das Kaffeepulver mit einer schnellen Bewegung in meine Richtung. Die Krümel fliegen durch die Luft und prallen gegen meine Schürze. Fassungslos starre ich in das grinsende Gesicht meiner Schwester.

„Na warte ..." Ich entreiße ihr den Besen und schleudere das Pulver zurück.

Bald lachen und raufen wir miteinander, wie wir es als kleine Mädchen bei unseren Kissenschlachten getan haben. Unser früher Morgen endet damit, dass Duchess erfolgreich eine Kanne Kaffee kocht. Als wir ihn schlürfen, merke ich, dass sie stolz auf sich ist.

Nachdem wir uns angezogen haben, nehme ich sie mit in den Laden und zeige ihr alles. Während wir durch die Gänge laufen, runzelt Duchess die Stirn und nestelt an ihrem Taschentuch.

„Keine Sorge, Schwesterherz. Ich habe die perfekte Aufgabe für dich. Da du eine wundervolle, erfahrene Gastgeberin bist, möchte ich, dass du unsere Kunden begrüßt und ihnen hilfst, sich im Laden zurechtzufinden. So können wir mit den größeren Läden drüben in Hazlehurst und Jesup konkurrieren."

Für diese Arbeit ist meine Schwester wie geschaffen. Ich danke Gott für seine Entscheidung, sie zu mir zu schicken. Auch wenn der Grund dafür ein trauriger ist, bin ich wirklich froh, Duchess hier zu haben.

Ihr Gesicht hellt sich auf. „Das kriege ich hin."

Nun ist es Zeit, die Ladentür zu öffnen. Als erste Kundin tritt Nellie Taggart ein. Duchess legt mir die Hände auf die Schultern und dreht mich in Richtung Büro. „Kümmer du dich ruhig um deine Sachen.

Ich werde Nellie helfen und mir dann einprägen, wo was ist. Das ist so ähnlich, wie die Gästeliste einer Spendengala auswendig zu lernen. Es ist sogar einfacher. Denn dafür" – sie beugt sich verschwörerisch vor – „musste ich wissen, was unsere Gäste tun, wo sie wohnen und mit wem sie verwandt sind, damit ich nicht die falsche Person neben den Gouverneur setze oder so."

Da heute Mittwoch ist, muss ich meine Kolumne fertig schreiben und abgeben. Mein Büro befindet sich in der Nähe der Kasse und durch den Einwegspiegel, den ich vor vier Jahren habe einbauen lassen, kann ich Duchess und Cal weiterhin im Auge behalten.

An meinem Schreibtisch schiebe ich ein neues Blatt Papier in die Schreibmaschine und fange an, meine Notizen in eine publizierbare Kolumne zu verwandeln. Die Tasten klappern und meine Gedanken überschlagen sich. Doch dann fällt mein Blick durch den Spiegel auf meine Schwester. Sie eilt zur Ladentür. Will sie etwa gehen? Als ich gerade aufstehen will, sehe ich jedoch, wie Duchess die Tür für Bessie Mae und Louella aufhält. Vor Staunen bleibt mir der Mund offen stehen. Nellie Taggart, die an der Fleischtheke steht, reißt entsetzt die Augenbrauen in die Höhe. Dann kneift sie die Augen zusammen und schnaubt verärgert. Ihr Mund zuckt, was nichts Gutes verheißt. Nellie ist der Meinung, dass Bedienstete nicht einmal im selben Laden wie sie einkaufen sollten. Ich gehe besser hin. Als ich jedoch die Tür öffne, höre ich Duchess reden und bleibe stehen.

„Mrs Taggart." Duchess legt Nellie den Arm um die Schulter. „Kommen Sie und sehen Sie sich das Angebot an, das wir heute für ein paar wenige, *ganz besondere* Kunden haben."

Es erstaunt mich, dass meine Schwester sich an die Namen aller Leute in Rivers End erinnert, nachdem sie mich nur ein paarmal besucht hat. Jetzt führt sie Nellie zum Regal mit den Backzutaten und stellt sich dicht neben sie.

Unauffällig folge ich den beiden. Ich will unbedingt wissen, was Duchess jetzt tun wird. Und wie Nellie reagiert.

„Ich weiß, dass Sie viele Mieter zu versorgen haben und bestimmt viel backen müssen. Deshalb bekommen Sie heute zwei Cent Rabatt auf zwei Dinge Ihrer Wahl aus diesem Gang."

Dieser schlaue Fuchs! Duchess hat Nellie den Wind aus den Segeln genommen. Statt empört den Laden zu verlassen, überlegt sie jetzt, was sie kaufen soll, um ein paar Cent zu sparen. Und es lohnt sich, Nellie bei Laune zu halten.

Als ich wieder an meiner Schreibmaschine sitze, schüttele ich verwundert den Kopf. Duchess ist noch keine 24 Stunden hier und herrscht schon jetzt souverän über ihr neues Königreich, den Lebensmittelladen.

Rezept

Vegetarischer Erdnussbraten

500g Reis, bissfest gekocht
150g Erdnüsse, gehackt
250g Hüttenkäse
1 Ei
1 EL Öl
1 TL Salz

Alle Zutaten vermengen, in eine Kastenform geben und 20 Minuten bei 175 °C Ober-/Unterhitze backen, bis der Braten fest und ganz durch ist.

6

Heute nehme ich mir ausnahmsweise einen ganzen Vormittag Zeit, um an meiner Kolumne mit den Haushaltstipps zu schreiben. Ich muss mehrere Artikel parat haben. Wenn ich sie an die Zeitung von Lawrenceville verkaufen kann, kann ich unser monatliches Einkommen etwas aufstocken und die zusätzlichen Ausgaben decken, die wir durch meine Schwester haben – auch wenn ich ihr das nie sagen würde. Momentan liegt sie bäuchlings neben mir auf dem Boden und schreibt einen Brief. Das erinnert mich an unsere gemeinsame Schulzeit und ich lächle. Bevor Duchess hergekommen ist, habe ich gar nicht gemerkt, wie sehr sie mir gefehlt hat.

Inzwischen ist sie nicht mehr von hier wegzudenken. In den zwei Wochen seit ihrer Ankunft hat Duchess sich verändert und ist richtig aufgeblüht. Sie arbeitet inzwischen so gern im Laden, wie Barry angeln geht. Ihre Hilfe ist von unschätzbarem Wert, denn Duchess kann selbst die griesgrämigsten Kunden betören. Sogar Cal kann bei ihr nicht Nein sagen! Und an Thanksgiving hat meine Schwester die Wogen zwischen Big Jim und mir geglättet – er hat noch nicht herausgefunden, wie er gegen ihren Charme ankommen kann ... Außerdem habe ich jetzt mehr Zeit, um an meinem Roman zu schreiben. Als hätte sie meinen Blick gespürt, schaut Duchess plötzlich auf und lächelt mich an.

„Was ist? Habe ich Tinte an der Nase?“, fragt sie und sucht ihre Hände nach verräterischen Spuren ab.

„Nein.“ Ich ziehe meine fertige Kolumne aus der Schreibmaschine. „Erinnerst du dich an Karl, meinen Redakteur vom *Farm Whistler*? Er ist gestern vorbeigekommen, um mir zu sagen, dass Mr Evans vom

News Standard sich bei ihm gemeldet hat. Er hat mir einen Termin für morgen Nachmittag gegeben. Der *News Standard* ist eine größere Zeitung als der *Farm Whistler*, deshalb bezahlt er auch mehr. Ich hoffe, dass Mr Evans meine Kolumne und die Gutenachtgeschichten kaufen wird." Vorhin habe ich das Telefon am Bahnhof benutzt, um meine Cousine Gracie anzurufen, die in Lawrenceville lebt. Ich habe sie gefragt, ob ich morgen bei ihr und ihrem Mann übernachten könnte.

Meine Schwester faltet den Brief zusammen und setzt sich auf. „Das ist eine gute Idee. Ich bin schon seit Jahren nicht mehr in Lawrenceville gewesen. Wann brechen wir auf?"

Kopfschüttelnd erwidere ich: „*Wir* gar nicht. Könntest du hier bei Barry bleiben? Er muss in die Schule."

„Ach so, natürlich. Mache ich gern." Duchess legt ihren Stift auf den Couchtisch und mustert mich dann kritisch von oben bis unten. Schließlich sagt sie: „Denk nicht mal daran, eins von deinen Kleidern anzuziehen. Du kannst eins von meinen ausleihen. Du willst doch einen guten Eindruck machen, oder?"

Allerdings. Und ihre Garderobe ist wirklich wesentlich schöner als meine. „Natürlich. Danke, Duchess."

Freudig zerrt sie mich ins Schlafzimmer und beginnt, die Bügel in dem kleinen Kleiderschrank hin und her zu schieben. Ihre Kleider sind alle schick und teuer und ich kann es kaum erwarten, eins davon zu tragen.

„Voilà!" Sie zieht einen Bügel mit einem schönen langärmligen Kleid hervor. Es ist dunkelblau und hat einen beigen Kragen sowie ein weiches Halstuch mit Spitze, welches das Kleid weniger streng wirken lässt. Unter der tief geschnittenen Taille sitzt ein Rock mit kleinen Plisseefalten. Glücklicherweise hat das Kleid keine Rüschen!

Ich nehme es und halte es mir an. „Es ist perfekt." Meine Schwester, die mich gerade noch bewundernd angesehen hat, setzt plötzlich eine unheilvolle Miene auf. „Was ist los?", frage ich. „Ich muss dieses Kleid nicht anziehen."

„Oh, nein, nein, das ist es nicht. Ich habe nur gerade an etwas gedacht. Was werden Barry und ich essen, wenn du weg bist?“

Erleichtert, dass es nicht um das Kleid geht, hänge ich es an die Innenseite der Schranktür. „Du, meine liebe Schwester, wirst lernen, wie man ein paar einfache Mahlzeiten zubereitet. Wir fangen mit frittiertem Hühnchen an. Komm mit.“

„Kann ich nicht einfach die Reste von gestern aufwärmen?“

„Nein, kannst du nicht. Es ist nicht mehr genug da. Ich weiß nicht warum, aber an Thanksgiving essen wir immer zu viel.“

Wir gehen in die Küche hinunter. Ich habe Duchess bereits beigebracht, wie man das Brenn- und Anzündholz in den Herd legt, Feuer macht und die Hitze reguliert. Duchess hat es erstaunlich schnell gelernt. Aber sie ist ja auch sehr klug.

Ich zeige auf einen Behälter. „Hol bitte das Mehl und den Schmalz.“

Während Duchess die Sachen holt, nehme ich ein Hackbeil und zerlege damit das Huhn, das auf dem Tisch liegt. Mit ein paar kräftigen Schlägen trenne ich die Füße und Schenkel ab.

Duchess zuckt zusammen und quiekt, während sie sich die Augen zuhält. „Das ist ein bisschen brutal, findest du nicht?“

„Wie soll ich es bitte frittieren, wenn es nicht zerteilt ist?“

„Na ja … Ich dachte, man bekommt das Hühnchen schon so.“

„O Duchess. Früher auf dem Hof warst du doch mit mir Eier sammeln. Du hast die Hühner herumlaufen sehen. War dir nicht bewusst, dass das Huhn, das sonntags auf den Tisch kam, eins von unseren war?“

Sie reißt die Augen auf und ihre Lippen formen ein perfektes O. „Du meinst, das waren …“

Einen Moment lang presse ich die Lippen zusammen. Meine Schwester ist so herrlich naiv … Aber ich gebe unserer Mutter die Schuld daran. „Ja, natürlich. Daddy hat ihnen den Hals umgedreht und ich habe sie gerupft, damit Sally sie zerlegen und kochen konnte.“

Erstaunt legt Duchess eine Hand an ihre Wange. „Verrückt! Ich habe nie den Zusammenhang hergestellt." Sie lacht. „Ich muss den Kopf wie ein Strauß in den Sand gesteckt haben. Na ja, was kommt als Nächstes?"

Meine Schwester ist vieles, aber gewiss nicht von sich eingenommen. „Normalerweise lege ich das Hühnchen über Nacht in Buttermilch ein, aber dafür haben wir jetzt keine Zeit. Stattdessen verrühre ich die Buttermilch einfach mit dem Ei. Dann gebe ich etwas Salz, Pfeffer und Knoblauchpulver ins Mehl und vermische es."

Duchess notiert sich das Rezept auf einem Zettel. Ich bin froh, dass sie sich fürs Kochen interessiert. Es wäre mir eine Hilfe, wenn sie hin und wieder eine Mahlzeit zubereiten könnte.

Nachdem ich das Mehl gewürzt habe, nehme ich ein Hühnerbein in die Hand. „Nimm ein Bein, tauche es ins Ei und wälze es dann im Maismehl." Ich zeige ihr, wie es geht, dann deute ich ihr, es selbst auszuprobieren.

Während Duchess sich auf das Hühnchen konzentriert, rümpft sie die Nase. Sie packt das Bein mit zwei Fingern an der Spitze des Knochens an. Doch ihr Griff ist so locker, dass es ihr aus der Hand rutscht und in die Buttermilch platscht.

„Es ist ein bisschen glitschig, oder?", fragt sie, während sie so angewidert das Gesicht verzieht, dass ich mir wünsche, eine Kamera zu besitzen. Dann fischt Duchess das Bein aus der Eimischung und legt es in die Schüssel mit gewürztem Mehl.

„Jetzt musst du es panieren", erkläre ich. Während sie das Hähnchenbein vorsichtig mit Mehl bestreut, versuche ich, nicht die Augen zu verdrehen. Duchess hat sich noch nie gern die Finger schmutzig gemacht. Aber da sie es lernen muss, halte ich mich zurück. „Jetzt legst du es auf das Wachspapier. Wenn alle Teile paniert sind, geben wir sie in die Pfanne."

Normalerweise werfe ich die einzelnen Stücke sofort ins heiße Fett, sobald ich sie paniert habe. Aber bis Duchess das zweite Teil paniert hat, wäre das erste schon längst durch. Während sie das Hähnchen weiter vorbereitet, gebe ich Schmalz in meine gusseiserne Pfanne und lasse es schmelzen. Dann zeige ich ihr, wie man die Hähnchenteile ins heiße Fett legt, statt sie hineinzuwerfen. Bald brutzeln sie vor sich hin und erfüllen die Küche mit ihrem köstlichen Duft. Schade, dass sie nicht so gut aussehen, wie sie riechen, aber man wird sie essen können.

Nach einer Weile fragt Duchess: „Ist das Hühnchen jetzt fertig? Können wir vielleicht eine Teepause machen?“, während sie den Handrücken in einer dramatischen Geste an die Stirn hebt.

Ich zeige ihr, wie man überprüft, ob das Fleisch durch ist, indem man mit einer Gabel hineinsticht. Die Flüssigkeit, die herauskommt, ist durchsichtig. „Es ist fertig. Nimm die Zange und lege die Hühnerbeine aufs Abkühlgitter.“ Ein bisschen Panade löst sich und fällt hinunter, aber im Großen und Ganzen macht Duchess einen guten Job.

Sie steht da, starrt das Hühnchen an und seufzt. „Na ja, es sieht nicht so gut aus wie bei dir, aber ich habe es geschafft, stimmt's? Ich habe tatsächlich frittiertes Hühnchen zubereitet.“

Die Gute ist wirklich stolz auf sich. Und ich bin es auch. „Fürs erste Mal ist es ganz gut geworden. Ich weiß noch, wie Sally es mir beigebracht hat. Mein erstes frittiertes Hühnchen war auf einer Seite zu dunkel und auf der anderen noch fast roh. Sie musste es wegwerfen.“

„Und jetzt?“

„Wenn die Hühnerbeine abgekühlt sind, packen wir sie in den Kühlschrank. In der Zwischenzeit bereiten wir einen Hackbraten ohne Hack vor. Du kannst ihn morgen in den Ofen schieben. Ich komme am Samstag zurück. Barry und du könnt morgen Mittag das Hühnchen essen und abends Brote mit den Resten belegen. Ich werde etwas Pancaketeig anrühren und ihn für Freitagmorgen in den Kühlschrank stellen. Samstags frühstückt Barry gern Cornflakes. Wie man Käsetoast macht, weißt du ja schon, und Suppe haben wir immer da. Ihr werdet also nicht verhungern.“

„Du bleibst nur zwei Nächte weg?“

Lawrenceville ist etwas über zweihundert Meilen von Rivers End entfernt. „Ja.“ Allmählich mache ich mir Gedanken, ob Duchess wirklich zurechtkommen wird. Aber Sadie wird sicherlich nach ihr schauen und Barry weiß sich schon zu helfen. „Wenn du eine Frage hast, wende dich an Sadie.“

„Mein Neffe und ich werden das schon schaffen, Magnolia. Keine Sorge.“

Ich glaube ihr. Duchess entdeckt gerade, dass sie mehr kann, als nur eine Dame der Gesellschaft zu sein. Während sie aufrichtig um Mr Alden trauert, findet sie auch langsam Gefallen an ihrer Unabhängigkeit und der Arbeit im Laden. Hoffentlich ist es nicht bloß ein Spiel für sie, das sie irgendwann leid ist.

Zurück im Schlafzimmer probiere ich das Kleid an. Meine Schwester ist etwas größer als ich, aber da die modernen Kleider kürzer geschnitten sind, passen sie mir. Als ich das Kleid über den Kopf ziehe, stockt mir fast der Atem. Die kühle Seide schmiegt sich wie eine sanfte Sommerbrise an meinen Körper. Ich zwinkere mir im Spiegel zu. „So wirft man sich also in Schale.“

„Dreh dich mal.“

Erschrocken wirbele ich herum und sehe Duchess mit einem Beutel in der Hand im Türrahmen stehen. Sie betrachtet mich und lächelt. „Wunderschön. Da wird dieser Redakteur bestimmt nicht Nein sagen können.“

„Ich hoffe es, aber eigentlich vertraue ich da eher auf mein schriftstellerisches Talent und nicht auf mein Aussehen.“

„So habe ich es auch nicht gemeint. Aber diese Farbe bringt dich zum Strahlen. Ich bring schnell den Müll raus und gebe dir dann den passenden Hut dazu. Es ist ein süßer Glockenhut – damit wirst du todschick und sehr professionell aussehen.“

Während Duchess den Müllsack zur Feuertonne im Hinterhof bringt, ziehe ich das Kleid wieder aus und hänge es auf. Mein altes Baumwollkleid fühlt sich im Vergleich dazu ziemlich rau an. Dann hole ich meinen Koffer hervor und beginne zu packen.

„Hilfe! Hilfe! Feuer!“

Panisch stürme ich in Barrys Schlafzimmer, von dessen Fenster aus man den Hof überblicken kann. Rauch steigt von der Veranda auf. Mein Herz pocht laut in meinen Ohren. Ich renne die Treppe hinunter und zur Hintertür hinaus.

Ein paar Funken aus der Feuertonne haben einen kleinen Brand an einem Pfeiler der Veranda entfacht. Das ist schon öfter passiert, deswegen stellt der Doc immer einen vollen Wassereimer neben die Tonne. Aber statt den Eimer zu nehmen und den Brand zu löschen, hüpft Duchess nur kreischend herum, während sie wie wild mit den Armen fuchtelt.

Die Hintertür des Nachbarhauses wird schwungvoll geöffnet und der Doc kommt über den Hof gerannt. Wir erreichen gleichzeitig den Eimer. Der Doc nimmt ihn und schleudert den Inhalt auf das Feuer, das sofort erlischt. Dann füllt er den Eimer an der Pumpe im Hof wieder auf und kippt zur Sicherheit noch eine Ladung über den Pfeiler.

Leider hat Duchess' Geschrei auch die anderen Nachbarn angelockt.

„Es war nur ein kleines Feuer, völlig ungefährlich“, rufe ich ihnen zu. So wie sich Tratsch in diesem Ort verbreitet, muss ich die Gerüchte im Keim ersticken. Sonst heißt es morgen, es hätte einen Großbrand gegeben, bei dem die halbe Stadt in Rauch aufgegangen ist. „Seht ihr? Es ist bereits gelöscht.“

Meine Schwester hat aufgehört zu schreien, ist aber offensichtlich verstört. Ihr Haar, das normalerweise nach der neuesten Mode frisiert ist, hängt ihr in Strähnen ins Gesicht und in die Augen. In einem vergeblichen Versuch, ihre Würde zurückzugewinnen, streicht sie es zurück und tritt auf den Doc zu. „Vielen Dank, Doc, dass Sie unser Haus gerettet haben. Es tut mir so leid.“

Er tätschelt ihr die Hand, wie er es bei einem Patienten tun würde. „Alles gut, meine Liebe. Ich bin allzeit bereit. Immerhin passe ich schon seit Jahren auf Maggie auf. Ein zweites MacBride-Mädchen wird mich da schon nicht umhauen.“

Duchess neigt den Kopf zur Seite, während sie sich eine Haarsträhne hinters Ohr streicht. „Ich wusste nicht, dass Sie unseren Vater kannten."

„Aber ja. Als damals die Spanische Grippe in unserm Bezirk wütete, kam ich weit mehr herum als heute."

Nachdem ich den Pfeiler untersucht habe, um zu sehen, wie viel das Feuer zerstört hat, blicke ich auf. Ein paar Nachbarn beobachten die beiden noch immer. Ich räuspere mich. Der Doc blickt erst zu mir und dann zu unseren Zuschauern. Mit einer Handbewegung schickt er sie fort.

„Geht nach Hause, Leute. Die Show ist vorbei." Der Doc zwinkert Duchess zu, dann füllt er den Eimer wieder auf und stellt ihn neben die Feuertonne. „Denken Sie beim nächsten Mal daran, dass der Eimer gleich hier ist."

***

„Hör mir zu, Barry." Ich gehe vor ihm in die Hocke. Mein Koffer steht neben der Tür. Bis auf den schicken Hut, den Duchess mir leiht, bin ich fertig angekleidet. „Sei brav und hör auf deine Tante. Ich komme am Samstagnachmittag nach Hause."

Barry nickt mit feierlichem Gesicht. „Mach ich, Mama. Und ich werde auf sie aufpassen."

Ich umarme ihn. Seit mein geliebter Junge geboren wurde, habe ich noch nie eine Nacht ohne ihn verbracht. Aber ich muss diesen Termin wahrnehmen! Sanft gebe ich Barry einen Kuss auf die Wange und erhebe mich.

Meine Schwester reicht mir den Glockenhut. Er ist beige wie der Kragen und die Spitze am Kleid. Vorsichtig setze ich ihn auf und betrachte mich im Spiegel. Ich wirke wie die Frau eines reichen Mannes.

„Du siehst toll aus", sagt Duchess.

Barry nickt und grinst mich an. „Du bist sehr hübsch, Mama."

„Dann breche ich jetzt wohl besser auf, bevor jemand merkt, dass das nicht ich bin."

Er runzelt die Stirn. „Was meinst du damit, Mama?"

„Ich meine nur, dass das nicht mein wahres Ich ist."

Barry neigt den Kopf zur Seite. „Aber ich finde dich immer hübsch."

Ich lege eine Hand an seine Wange. „Danke, mein Schatz." Dann schaue ich Duchess an und hebe eine Schulter. „Wozu braucht eine Frau da noch einen anderen Mann in ihrem Leben?"

Als ich zur Wohnungstür hinausgehe, legt Duchess liebevoll den Arm um Barrys Schultern und er lehnt sich an sie. Wenn mir jemals etwas zustoßen sollte, wäre Barry in guten Händen – Duchess liebt ihn über alles! Ich steige die Treppe hinab und die beiden folgen mir nach unten.

Als ich an der Haustür stehe, tritt auf einmal jemand hinter mich und reißt mir meinen Koffer aus der Hand. „Wo willst du hin?"

Ich erkenne die barsche Stimme sofort und mein Gesicht versteinert sich. „Nicht, dass es dich etwas angehen würde, Big Jim, aber ich fahre nach Lawrenceville, um den Redakteur einer Zeitung zu treffen. Er hat Interesse an meiner Kolumne ‚Hilfreiche Tipps für dein *Zuhause*'." Ich betone das Wort *Zuhause*, damit Big Jim keine seiner Tiraden vor Barry loslässt.

Big Jim schaut zu Duchess hinüber und nickt ihr zu. Sie reckt nur das Kinn. Er tut mir fast schon leid – aber nur fast. Big Jim wird einfach nicht so richtig schlau aus meiner Schwester.

Nun wendet er sich wieder mir zu. „Du musst …"

In diesem Augenblick kommt Wade über die Straße gelaufen und Big Jim verstummt. Wade streckt die Hand aus. „Ich nehme das für Maggie. Danke, Big Jim."

Meinem Schwiegervater bleibt keine andere Wahl, als Wade meinen Koffer zu überlassen. Ich unterdrücke ein Grinsen und nicke den Männern zu. „Ich bin Samstagnachmittag zurück."

Big Jim schnaubt missbilligend. „Du jammerst immer rum, dass du so wenig Geld hast, und dann verschwendest du es für eine Fahrkarte?"

Der Punkt geht an mich. „Nein, tue ich nicht. Der *News Standard* kommt dafür auf. Richte Mama Faylene aus, dass ich sie besuchen komme, wenn ich zurück bin." Ich nehme Barry an der Hand und überquere mit ihm und Duchess die Straße zum Bahnhof. Etwas Mörtel hat sich aus den Fugen zwischen den Backsteinen gelöst, sodass das alte Gebäude ein wenig an einen Mund mit Zahnlücken erinnert.

Sobald wir drinnen sind, grinst Wade. „Manchmal könnte ich den Mann echt schütteln, aber um des lieben Friedens willen halte ich mich zurück."

Ich kann nicht anders, als zu lachen. Sogar Barry grinst, was wahrscheinlich auch Wades Absicht gewesen ist.

Außer uns ist am Bahnhof nur ein Pärchen, das ich nicht kenne. Es sitzt auf einer der drei Bänke. Da man hier nicht viele Fremde sieht, beginnt die Schriftstellerin in mir sogleich, sich eine Geschichte für sie auszudenken. Kurz darauf fährt der Zug ein und wir gehen auf den Bahnsteig hinaus, wo Wade meinen kleinen Koffer neben dem Zug abstellt.

„Danke, Wade." Ich küsse Barry und Duchess zum Abschied und steige dann ein.

Es ist schön, Rivers End mal hinter mir zu lassen. Ich kann mich nicht erinnern, wann ich das letzte Mal über den Teich der Grizzles hinausgekommen bin. Ich fühle mich wie eine richtige Abenteurerin! Es ist ein guter Tag, um so zu tun, als schwebten Big Jims Drohungen nicht wie ein Damoklesschwert über mir. Was für Schlupflöcher er gefunden haben will, weiß ich immer noch nicht. Und sein Anwalt hat sich auch noch nicht gemeldet. Kann es sein, dass Big Jim nur blufft? Es wäre ihm durchaus zuzutrauen ...

Nachdenklich beobachte ich die großen Wolken, die am Himmel Fangen zu spielen scheinen. *Herr, das wäre der ideale Zeitpunkt, mir etwas Hilfe zu schicken. Hörst du mich?*

Ich muss mich irgendwie gegen Big Jims Intrigen wappnen. Da wäre es sehr hilfreich, wenn der Redakteur des *News Standard* meine Kurzgeschichten und die Kolumne kaufen würde – so Gott will. Natürlich bin ich dankbar für alles, was mein Gott bereits für mich getan hat. Er hat Barry und mich am Leben erhalten und bewahrt. Mit diesem hoffnungsvollen Gedanken lege ich meine Last zu Jesu Füßen ab und beschließe, keinen Gedanken mehr an Big Jim zu verschwenden, bis ich wieder in Rivers End bin. Schließlich scheint draußen wunderbar die Sonne, die Luft ist angenehm kühl und ich sitze zum ersten Mal seit meinen Flitterwochen in Savannah wieder in einem Zug.

Laut Fahrplan werde ich um 13:58 Uhr in Lawrenceville ankommen. Vor meinem Termin mit dem Redakteur um 16 Uhr sollte ich also noch genügend Zeit haben, um mich bei meiner Cousine frisch zu machen. Ich lehne mich zurück und betrachte die vorbeiziehende Landschaft.

Je näher wir Lawrenceville kommen, desto aufgeregter bin ich. Anscheinend haben sich während der Fahrt ein paar Schmetterlinge in den Zug geschlichen und flattern jetzt in meinem Bauch herum.

Haushaltstipp

Hartnäckige Flecken entfernen

Bei hartnäckigen Flecken muss man etwas nachhelfen, aber es ist nicht nötig, gleich eine teure Chemiekeule zu kaufen – probieren Sie es mal mit folgenden natürlichen Mitteln.

Blut-, Schokoladen- oder Kaffeeflecken: Über Nacht in einer Mischung aus ¼ Tasse Borax und 2 Tassen kaltem Wasser aufweichen. Am nächsten Tag wie gewöhnlich waschen.

Fett: Eine Paste aus Speisestärke und Wasser auftragen und trocknen lassen. Anschließend das Pulver (und damit auch das Fett) abbürsten.

Rotwein: Flecken mit Salz bestreuen und mehrere Stunden einwirken lassen. Wenn der Fleck getrocknet ist, Salz abbürsten und Kleidungsstück waschen oder sofort mit Sodawasser reinigen.

Gras: Etwas dreiprozentige Wasserstoffperoxid-Lösung auf den Fleck geben und ein paar Minuten einwirken lassen. Dann waschen.

Tinte auf weißem Stoff: Kleidungsstück mit kaltem Wasser befeuchten, dann eine Paste aus Weinstein und Zitronensaft auftragen und vor dem Waschen eine Stunde lang einwirken lassen.

Brandflecken: Fleck mit einer geschnittenen rohen Zwiebel einreiben. Wenn der Zwiebelsaft eingezogen ist, das Kleidungsstück ein paar Stunden in Wasser einweichen.

7

Meine Cousine Gracie wohnt in der East Oak Street, einer ruhigen Straße, die nur zwei Blocks vom Zentrum und vom Bahnhof entfernt ist. Gracies gemütliches zweistöckiges Haus ist hellgrau gestrichen mit dunklen Holzbalken und grünen Fenster- und Türrahmen. Es ist die Art von Haus, in dem man alt werden kann, ohne zu merken, dass man älter geworden ist. Bevor ich anklopfen kann, reißt Gracie bereits die Tür auf und zieht mich in ihre Arme.

„Magnolia, ich bin so froh, dich zu sehen! Es ist ewig her." Sie löst sich aus der Umarmung, hält mich auf Armeslänge entfernt und mustert mich von oben bis unten. Anscheinend bestehe ich die Prüfung, denn sie zieht mich erneut an sich, drückt mich noch einmal und lässt mich dann los. „Wie geht es dem kleinen Barry?"

Ich nehme meinen Koffer und folge ihr ins Haus. „Er wächst wie Unkraut."

Gracie lacht, während sie mir die Tür aufhält. „Kann ich mir gut vorstellen. Er ist so ein süßer Junge. Na gut, ich weiß ja, dass du einen Termin hast, also bringe ich dich in dein Zimmer, damit du dich frisch machen kannst. Wir können später reden, wenn du zurück bist." Sie führt mich durch den Essbereich in ihr Gästezimmer im Erdgeschoss. „Das Bad ist gleich hier, neben deinem Zimmer."

Als Gracie die Tür zum Bad aufstößt, werfe ich einen Blick hinein. Ich verstehe, warum sie stolz darauf ist. Das Bad ist mit einer Innentoilette und einer Badewanne ausgestattet. Ich kann es kaum erwarten, Barry davon zu erzählen. Wir haben bloß ein Klohäuschen im Hinterhof, das wir uns mit Clara und dem Doc teilen.

Langsam klappt meine Kinnlade nach unten. „Ist das eine neue

Tapete?", frage ich, während ich auf ein deckenhohes Bild von ein paar Bäumen starre. Rings um den Spiegel über dem Waschbecken ist eine Pagode abgebildet und neben einem der Bäume steht ein Chinese. Ich weiß nicht, ob ich hier entspannt baden könnte.

„Ja. Gefällt sie dir? Britt hat das Bad vor Thanksgiving neu tapeziert." Gracie streicht mit den Fingerspitzen über den Chinesen. Sie hat schon immer gern mit ihrem Mann geprahlt. Britt arbeitet in der Werbebranche für die *Bona Allen Company*. Allem Anschein nach hat der Börsenkrach das Unternehmen nicht allzu schwer getroffen. Ich habe jedoch keine Zeit, darüber nachzudenken, darum suche ich nach einer diplomatischen Antwort.

„Ich habe so etwas noch nie gesehen."

„Hast du Zeit für eine Tasse Kaffee, bevor du losmusst? Die Redaktion ist gleich um die Ecke von der nächsten Parallelstraße aus. Du bist in fünf Minuten da."

Vielleicht hilft der Kaffee, meine Nerven zu beruhigen. „Danke, sehr gerne."

Während Gracie Kaffee kocht, wasche ich mir das Gesicht. Dann geselle ich mich zu ihr in die Küche. Eine französische Sprossentür führt von hier nach draußen in den Garten, wo Hartriegel, Eichen und Myrte sich ums Sonnenlicht streiten. Die ersten Blätter werden allmählich bunt, jetzt, wo die Nächte kühler werden. Der Garten gibt eine schöne Kulisse für unser Gespräch ab, in dem wir das Leben in Lawrenceville mit dem in Rivers End vergleichen.

Gracie ist ziemlich schockiert, als sie von Mr Aldens Tod erfährt. „Ich kann mir einfach nicht vorstellen, wie Duchess in deinem Laden arbeitet."

Ich versichere Gracie, dass meine Schwester jetzt schon eine große Bereicherung für mich ist. Dann muss ich aufbrechen.

Ich folge Gracies Wegbeschreibung zur Redaktion und komme genau rechtzeitig an. Das Büro besteht aus einem einzigen großen Raum, der ziemlich schlicht aussieht. Aber ich höre von allen Seiten

Schreibmaschinen klicken und Telefone klingeln – Geräusche, die mich in Schwung bringen. Manchmal wünschte ich, Jimmy hätte mir statt eines Lebensmittelladens eine Zeitung vermacht.

An der Telefonzentrale sitzt eine junge Frau. Als ich eintrete, blickt sie auf, zieht ihren Kopfhörer ab und lächelt mich herzlich an. „Sind Sie Magnolia Parker? Mr Evans erwartet Sie schon." Die Frau weist auf einen abgegrenzten Bereich in einer Ecke des großen Raums. Auf dem Türschild steht *Redakteur*.

Als ich gerade die Hand hebe, um anzuklopfen, wird die Tür aufgerissen. Weiß eigentlich jeder in Lawrenceville schon im Voraus, wann man kommt?

Ein großer mittelalter Mann mit dünnem hellbraunem Haar und einem Zigarrenstummel zwischen den Zähnen stürmt heraus und rennt mich dabei fast um. „Oh, 'tschuldigung", murmelt er. Dann schwenkt er ein Blatt Papier durch die Luft und sieht über meine Schulter. „Harris, das ist für Sie. Ein Feuer drüben in der Bona-Allen-Gerberei. Fahren Sie hin." Nachdem Harris den Auftrag entgegengenommen hat, dreht Mr Evans sich um und kehrt in sein Büro zurück. „Gut, kommen Sie rein. Wir legen hier keinen Wert auf Förmlichkeiten. Lassen Sie mal sehen, was Sie da haben."

Sind etwa alle Zeitungsleute so schroff? Vermutlich liegt es am stressigen Charakter ihres Berufs. Bisher habe ich jedenfalls noch keinen getroffen, der es nicht ist. Ich reiche Mr Evans eine Ausgabe des *Farm Whistler* mit meiner Kolumne darin sowie drei meiner Gutenachtgeschichten. Nervös bringe ich hervor: „Meine Haushaltskolumne erscheint zweimal wöchentlich im *Farm Whistler* und den *Savannah Morning News*."

Mr Evans schiebt die Brille von der Stirn auf die Nase, nimmt die Zeitung entgegen und liest. Als er fertig ist, legt er sie beiseite. „Hattie Wakefield geht nächsten Monat in den Ruhestand. Wir brauchen bald einen Ersatz. Diese Haushaltskolumne würde gehen. Ich gebe Ihnen Bescheid." Er stößt die Zeitung über den Rand des Schreibtischs, sodass sie auf den Boden fällt, wo bereits vier weitere Zeitungen liegen. Dann nimmt er meine Geschichten in die Hand. „Und was ist das?“

„Das sind Kurzgeschichten für Kinder. Ich glaube, dass der *News Standard* sich damit besser verkaufen ließe. In schweren Zeiten wie diesen können Mütter nicht mal eben 25 Cent entbehren, um ihren Kindern ein Buch zu schenken. Aber eine Zeitung für drei Cent, die Geschichten enthält, würden sie sofort kaufen.“

Mr Evans blickt mich über den Rand seiner Lesebrille an. „Das ist ein ziemlich gutes Argument, junge Dame. Aber bevor ich Ja sage, möchte ich Ihre Theorie überprüfen. Ich werde *eine* Geschichte kaufen. Ich bringe sie raus und warte dann ab, was passiert.“ Er blättert die drei Geschichten durch, die ich mitgebracht habe, und wählt eine aus. Dann faltet er die Hände auf dem Tisch und schaut mir in die Augen. „Ich habe gehört, dass Sie auch sozialkritische Beiträge schreiben. Ich habe noch keinen davon gelesen, aber sie würden mich interessieren.“ Mr Evans nimmt den Zigarrenstummel aus dem Mund und fügt hinzu: „Ich sage nicht, dass ich Ihrer Meinung bin, aber kontroverse Artikel verkaufen sich gut.“

„Sobald ich wieder zu Hause bin, werde ich Ihnen einen Artikel schicken. Darf ich Ihnen eine Frage stellen?“ Ich halte inne und warte auf seine Antwort. Als er nickt, frage ich: „Wie stehen Sie zu arbeitstätigen Frauen?“

Sein Stuhl quietscht, als er sich zurücklehnt. „Ich habe eine Tochter, die dreiundzwanzig ist. Wenn sie studiert hätte, wie ich es mir gewünscht habe, wäre sie jetzt Lehrerin. Stattdessen hat sie drei Kinder unter vier Jahren und ist völlig ausgebrannt, weil sie sich um die Kleinen und um ihren Mann kümmern muss, der vor Kurzem seine Arbeit verloren hat.“ Mr Evans steht auf. „Ich habe zugestimmt, mich mit Ihnen zu treffen, weil mir gefallen hat, was der Redakteur des *Farm Whistler* über Sie erzählt hat. Ich mag fortschrittliche Denker.“

Das hat Zeke also von mir gesagt? Als Mr Evans schweigt, stehe ich auf und strecke die Hand aus. „Danke für Ihre Zeit, Mr Evans. Ich freue mich darauf, von Ihnen zu hören."

„Ach ja, hinterlassen Sie Ihre Adresse und Telefonnummer bei Phoebe, unserer Empfangsdame, bevor Sie gehen."

Auf dem Rückweg zu Gracies Haus bin ich mir ziemlich sicher, dass Mr Evans meine Artikel kaufen wird. Aber ich rechne noch nicht damit. Daddy hat für solche Fälle immer sein ganz eigenes Sprichwort: „Zähle die Eier nicht, bevor du sie eingesammelt hast."

Als ich beim Haus meiner Cousine ankomme, sitzt ihr Mann, Britt, im Wohnzimmer und liest seine Zeitung. Er faltet eine Ecke nach unten und blickt zu mir, als ich eintrete. Dann verzieht er das Gesicht, als hätte er in eine Zitrone gebissen. Britt hat mich noch nie besonders gemocht. Das Grummeln, mit dem er mich jetzt begrüßt, zeigt, dass er seine Meinung über mich nicht geändert hat. Aber ich habe es seiner widerwilligen Freundlichkeit zu verdanken, dass ich hier wohnen darf, also werde ich mein Bestes geben, ihn nicht zu verärgern.

„Maggie", sagt Britt, während er mir kaum merklich zunickt. „Der Laden muss gut laufen, wenn du dir ein Zugticket leisten kannst."

Warum glauben alle Männer, das Recht zu haben, eine Frau so auszuhorchen? Ich weiß, dass er eigentlich sagen will: *Warum wohnst du nicht in einem Hotel, statt bei uns zu schmarotzen?*

„Die Fahrkarte wurde vom *News Standard* bezahlt."

„Muss schön sein."

„Ja, das ist es. Der Redakteur denkt darüber nach, meine Kolumne herauszubringen, was mir helfen würde, meine Rechnungen zu bezahlen."

„Hm. Ihm gefallen also deine bolschewistischen Ideen?"

Ich reiße mir den Hut vom Kopf und setzte mich aufs Sofa. „Britt, es ist keine bolschewistische Idee, zu glauben, dass Frauen ihren Familien durch diese schwere Zeit helfen können. Es ist einfach nur pragmatisch."

Er schnaubt verächtlich.

„Wenn du deine Stelle verlieren würdest und Grace arbeiten könnte, würdest du es ihr dann verbieten? Aus Stolz riskieren, euer Haus zu verlieren?“ In dem Moment, als die Worte meinen Mund verlassen, weiß ich, dass ich sie nicht hätte sagen sollen.

Britt schmeißt die Zeitung auf den Boden. „Der Mann ist das Oberhaupt und der Versorger der Familie. Stolz hat damit nichts zu tun. Frauen zu ermutigen, außerhalb ihrer eigenen Küche zu arbeiten, ist unamerikanisch und unchristlich. Die Aufgabe der Frau ist es, sich um ihre Kinder zu kümmern.“

„Ganz genau! Und wenn ihr Mann arbeitslos ist, kann sie etwas Geld verdienen und davon Lebensmittel kaufen, damit ihre Kinder etwas zu essen haben.“

Sein Gesicht hat die Farbe von Roter Bete, als er sich vorbeugt und mit erhobenem Zeigefinger donnert: „Ich würde meine Ehefrau niemals arbeiten lassen, komme, was da wolle. Für die Kinder ist es das Beste, wenn ihre Mutter zu Hause ist.“

Beschwichtigend hebe ich die Hände. „Hör mal, Britt, ich will mich nicht mit dir streiten. Wir sind offensichtlich unterschiedlicher Meinung. Aber ich bin neugierig. Was würdest du diesen Familien raten? Wenn der Mann keine Arbeit findet und die Frau bereit ist, putzen zu gehen oder für eine Schule zu kochen, warum nicht?“

„Eine Frau sollte für ihre eigene Familie putzen und kochen.“

Dieses Gespräch führt zu nichts. Britt ist zu stur, um mich zu verstehen. Außerdem steht die arme Gracie händeringend in der Tür.

Ich nehme meinen Hut und stehe auf. „Wir werden die Probleme der Welt heute Abend nicht lösen können. Ich denke, ich gehe mich jetzt mal umziehen.“ Britt verschwindet brummend wieder hinter seiner Zeitung. Ich werfe Gracie einen entschuldigenden Blick zu.

Als ich an ihr vorübergehe, flüstert sie mir zu: „Er wird sich nie ändern, Maggie. Gib dir keine Mühe. Er würde uns eher verhungern lassen, als mir zu erlauben, arbeiten zu gehen.“ Dann fügt Gracie mit lauter Stimme hinzu: „In zehn Minuten gibt es Essen.“

Britt ist ein Stadtmensch. Er hat nicht die geringste Ahnung, wie mühselig das Leben in Rivers End und anderen ländlichen Gemeinden im Süden ist. Die Farmen sind nur gepachtet – sogar Daddy war nur ein Pächter. Die Bauern müssen all ihr Geld ausgeben, um ihre Familien zu ernähren. Und selbst dafür reicht es kaum. Nun, da die Banken in der Krise stecken, können sich die Bauern nicht einmal mehr Geld leihen, um Saatgut zu kaufen. Der Baumwollpreis fällt schneller als die Blätter von den Bäumen.

Ich weiß nicht, ob wir je wieder aus diesem Loch herauskommen werden.

Im Gästezimmer ziehe ich Duchess' Kleid aus und hänge es auf. Männer wie Britt regen mich so sehr auf, dass ich vor Wut platzen könnte. Warum fühlen sie sich so bedroht von einer arbeitstätigen Frau? Ich trete ja nicht dafür ein, dass alle Frauen arbeiten gehen sollen. Aber um Himmels willen, was wäre aus Barry und mir geworden, wenn ich es nicht getan hätte? Ich weiß es – wir würden bei Big Jim leben. Allein schon der Gedanke lässt mich erschaudern!

Gracie zuliebe werde ich das Thema aber gleich beim Abendessen nicht weiterverfolgen, sondern mich auf Geschichten aus unserer Kindheit beschränken.

***

Als ich wieder in Rivers End ankomme, stehen Barry und Ozzie mit Angeln in der Hand auf dem Bahnsteig. Sind sie gerade vom Fluss zurück oder auf dem Weg dorthin?

Nachdem ich Barry feste umarmt habe, neigt er fragend den Kopf. „Hat der Mann deine Geschichten gekauft, Mama?“

„Er hat eine genommen und gesagt, dass er mehr kauft, wenn die Leser sie mögen."

„Dann wird er noch mehr kaufen, weil die Leser sie auf jeden Fall mögen werden, Mama!" Barry drückt seine Angel Ozzie in die Hand und nimmt dann meinen Koffer. In dem Moment sehe ich die zwei Fische in seinem Korb.

„Danke, mein Schatz. Und was für großartige Angler ihr beide doch seid! Bekomme ich einen Kuss?", frage ich, während ich mich bücke und ihm das Gesicht hinstrecke. Als er mir auf die Wange prustet, muss ich lachen.

Anscheinend hat Duchess an einem der Fenster nach mir Ausschau gehalten, jedenfalls eilt sie jetzt zur Tür hinaus und über die Straße, um mich zu begrüßen.

„Na? Wie ist es gelaufen, Schwesterherz? Wird er deine Artikel drucken?", fragt sie.

„Ich denke schon. Lass uns reingehen, dann erzähle ich dir alles."

Duchess hakt sich bei mir ein und wir folgen Barry ins Haus, der darauf besteht, meinen Koffer nach oben zu tragen. Das Gepäck stößt gegen jede Stufe, während Barry sich damit abmüht. Ich blicke Duchess fragend an: „Wie ist es hier gelaufen?"

„Wie am Schnürchen", erwidert sie lächelnd. „Und dieser vegetarische Braten mit den Erdnüssen? Köstlich! Es ist noch was fürs Abendessen übrig."

„Sehr gut. Ich habe Hunger. Wir können Barrys Fisch dazu anbraten."

Als wir auf halbem Weg nach oben sind, geht die Haustür unten auf und Ozzie platzt herein.

„Miss Maggie, da ist ein Anruf für Sie in Daddys Büro."

Wer ruft mich denn wohl an einem Samstagnachmittag an? Mein Herz beginnt, schneller zu schlagen. Vielleicht ist es schon Mr Evans, um mir seine Entscheidung mitzuteilen. „Duchess, geh du mit Barry nach oben. Ich werde mal sehen, wer das ist."

„Hast du heute auch was gefangen, Ozzie?", frage ich, während wir zum Bahnhof zurücklaufen. Ozzie erzählt, dass er leider seinen einzigen Fang wieder verloren hat. Dann bleibt er stehen und hält die Tür für mich auf.

„Danke, Ozzie." Ich nicke Wade zu, der gerade Mrs Grizzle mit ihrem Koffer hilft. Ich habe gehört, dass ihre Schwester in Chicago vor Kurzem ein Baby bekommen hat. Vermutlich fährt Mrs Grizzle sie besuchen. Im Büro liegt der Hörer auf Wades Schreibtisch. Ich gehe ran.

„Hallo?"

„Magnolia Parker, was in aller Welt ist in dich gefahren? Du kannst es dir nicht leisten, noch jemanden durchzufüttern, vor allem keinen Taugenichts wie deine Schwester. Ich habe gehört, dass sie den Laden in Brand gesteckt hat. Was für eine Umgebung ist das für meinen Enkelsohn? Du bringst ihn in Lebensgefahr. Ich sollte meinen Anwalt anrufen –"

„Mach mal halblang, Big Jim." Ehrlich, der Mann ist durch und durch böse. „Das Feuer war winzig klein und ging von der Feuertonne aus. Du weißt, dass das ständig passiert. Außerdem hat der Doc es sofort gelöscht. Es hat nicht mal einen Brandfleck an den Balken hinterlassen. Und wo wir schon dabei sind: Ich muss mir weder von dir noch von sonst wem sagen lassen, wen ich ‚durchfüttern' kann und wen nicht. Halt dich bitte zurück, meine Schwester zu beleidigen."

„Jetzt hör mir mal zu, Maggie. Du hast keinen Funken Verstand in deinem Kopf. Den Jungen mit deiner Schwester allein zu lassen, grenzt an Vernachlässigung. Ich dachte, dass Duchess ihn zu Faylene bringt, damit sie auf ihn aufpasst. Das war genauso gedankenlos von dir wie deine Schreiberei, mit der du Frauen zur Anarchie ermutigst."

„Was? Erstens hab ich nie gesagt, dass Barry zu Faylene geht. Zweitens – Anarchie? Wann habe ich das je getan? Du redest Unsinn." Meine Hand wird feucht und ich schließe die Finger fester um den Hörer.

„Du musst endlich wieder heiraten und dich richtig um den Jungen kümmern."

„Der Junge hat einen Namen. Er heißt Barry."

Big Jim schnaubt so laut, dass ich den Hörer ein Stück von meinem Ohr weghalte. „Ich weiß genau, wie er heißt. Vergiss nicht, dass sein Nachname Parker ist. Du musst einen Vater für ihn finden."

„Er hatte einen. Und ich komme gut alleine klar. Sieh dir doch mal Sadie an. Sie hat nie geheiratet und ist immer gut zurechtgekommen."

„Vergleich dich bloß nicht mit diesem abtrünnigen Halbblut. Sie ist kein Vorbild für dich. Du bist total verwirrt und bringst meinen Enkel in Gefahr. Wenn du nicht bald zur Vernunft kommst, werde ich dafür sorgen, dass mein Anwalt etwas dagegen unternimmt."

„Was schlägst du vor? Soll ich meine *Schwester* etwa vor die Tür setzen? Das wäre unchristlich und es ist schlichtweg inhuman von dir, so etwas auch nur vorzuschlagen."

„In–was?"

Ich kann ihm immer den Wind aus den Segeln nehmen, indem ich Worte gebrauche, die er nicht kennt.

„Du solltest besser einen Mann für deine Schwester suchen. Und für dich. Ich warne dich, Maggie. Ich werde dich bei der Kinderschutzbehörde anzeigen."

„Was für eine Kin–"

Die Verbindung wurde unterbrochen. Ich lasse den Hörer fallen, als wäre er eine giftige Schlange. Die Kinderschutzbehörde?

Was auch immer das ist, es kann nichts Gutes sein.

8

„Mama, warum ist Granddaddy immer so wütend?“

Ich zucke vor Schreck zusammen und wirbele herum. „Barry, du hast mich fast zu Tode erschreckt“, sage ich, während ich den Hörer auflege. „Schleich dich nicht so an, Liebling.“

Mein Sohn starrt mich zitternd und mit weit aufgerissenen Augen an. Schnell nehme ich ihn in den Arm. Draußen vor dem Bahnhofsbüro schaut Wade gerade auf den silbernen Gepäckanhänger an einem Koffer und weist dann auf die Tafel mit dem Fahrplan. Für eine so kleine Stadt wie Rivers End ist heute Nachmittag viel los am Bahnhof. Ein halbes Dutzend Passagiere wartet auf den Zug.

„Ach, du kennst doch deinen Großvater, mein Schatz. Er tobt wie ein Stier, aber es geht immer irgendwann vorüber. Wird es diesmal auch.“ Hoffe ich. „Weißt du was?“ Ich lege die Hände auf seine kleinen Schultern, drehe ihn um und schiebe ihn in Richtung Tür. „Wir gehen jetzt zu Tante Duchess und lesen eine Geschichte zusammen. Das haben wir nicht mehr gemacht, seit sie hier ist. Es wird Zeit, dass wir wieder damit anfangen.“ Ein bisschen Normalität wird uns allen guttun. „So, und jetzt erzähl mir mal von dem neuen Angelplatz, den Ozzie und du gefunden habt.“

Sofort hellt sich Barrys Gesicht auf und seine Augen beginnen wieder zu leuchten. Als wir den Bahnhof verlassen, winkt uns Wade zu. Während wir die Straße überqueren, erzählt Barry vom Angeln und vergisst seinen Großvater dabei für eine Weile. Ich wünschte, das könnte ich auch. Aber das Wort *Anwalt* versetzt mein Inneres in Aufruhr. Was mag Big Jim bloß vorhaben? Bisher hatte ich noch nie mit Anwälten zu tun. Außer nach Jimmys Tod. Aber der Anwalt hat nur das Testament verlesen. Nachdenklich folge ich Barry die Treppe hinauf.

Im Wohnzimmer sitzt meine Schwester auf dem Sofa und bestickt ein Mustertuch. Sicherlich hat Mr Alden – möge er in Frieden ruhen – oft mit Anwälten zu tun gehabt. Vielleicht hat Duchess einen Rat für mich. Ich werde sie fragen, wenn Barry im Bett ist. Jetzt hole ich erst einmal meine Bibel, lasse mich auf den Sessel fallen und blättere sie durch. Aus eigennützigen Gründen entscheide ich mich für eine Geschichte aus dem Buch Daniel: Schadrach, Meschach und Abed-Nego im Feuerofen. Big Jims Drohungen fühlen sich für mich auch wie Flammen an.

Duchess lässt die Stickerei auf ihren Schoß sinken, während Barry neben ihr aufs Sofa hüpft und sich an sie kuschelt. Dann gibt sie ihm einen Kuss auf den Kopf und fragt: „Was machen wir jetzt?"

„Es ist Geschichtenzeit, Tante."

Ich ziehe die Füße hoch und setze mich drauf, während ich die dünnen Seiten meiner Bibel glatt streiche. Duchess runzelt ein wenig die Stirn, sagt aber nichts zu meiner Sitzhaltung. Sie hat die Beine an den Knöcheln überkreuzt, wie es sich für eine Dame gehört. Als ich zu lesen beginne, lehnt sie sich zurück. Unsere Mutter hat früher nie mit uns in der Bibel gelesen. Sie hat uns zwar Geschichten erzählt, aber das Lesen hat sie unseren Lehrern von der Sonntagsschule überlassen. Insgeheim hatte ich den Verdacht, dass Mutter vielleicht gar nicht lesen konnte. Zumindest habe ich sie nie in ein Buch oder Magazin vertieft gesehen, nicht einmal in einen Brief.

Für Barry schmücke ich die Geschichten immer etwas aus und erwecke sie zum Leben, um seine Aufmerksamkeit zu fesseln. Hoffentlich hat meine Schwester nichts dagegen.

„In der heutigen Geschichte geht es um drei Männer: Schadrach, Meschach und Abed-Nego." Ich beginne, die Geschichte zu lesen und mit eigenen Worten zu erzählen. „Es war einmal ein König, König Nebukadnezar, der sich selbst für einen Gott hielt. Er ließ eine goldene Statue von sich anfertigen und befahl, dass alle Menschen sich verbeugen und seine Statue anbeten, wenn sie den Klang der Trompeten hören."

Meine Schwester blickt verwirrt drein. Ich nehme an, dass sie diese Geschichte noch nicht kennt. Barry hingegen hockt auf den Knien und hört gespannt zu.

„Aber der König fand heraus, dass drei Männer – Schadrach, Meschach und Abed-Nego, die der König als Fürsten über die Provinz Babylon eingesetzt hatte – sich weigerten, die Statue anzubeten. König Nebukadnezar wurde sehr zornig und befahl, dass die Männer zu ihm gebracht werden sollten." Ich mache eine Pause, um das Erzählte auf sie wirken zu lassen.

Barry verzieht sein kleines Gesicht zu einer wütenden Grimasse und knurrt Duchess an. Ihm zuliebe kreischt sie in gespieltem Entsetzen. Er kichert und ich fahre fort, wo ich aufgehört habe. Ich möchte das Ende hören, um mir selbst in Erinnerung zu rufen, dass Gott auf uns aufpasst.

Während ich weiterlese, nimmt Duchess ihre Handarbeit wieder auf und stickt mit schnellen Stichen. Vermutlich wird sie nachher einen Großteil wieder auftrennen müssen, da ihre Augen mehr auf mich gerichtet sind als auf ihre Arbeit. Ich freue mich. Nicht über ihre Stickerei, sondern über ihre Reaktion auf die Geschichte.

„Die Männer werden vor den König gebracht, aber sie weigern sich immer noch, sich vor irgendwem zu verneigen als vor dem einzig wahren Gott, dem sie dienen. Sie glauben, dass Gott sie retten wird. Aber selbst wenn er das nicht tut, weigern sie sich, den falschen Gott – die goldene Statue – anzubeten."

Als der König befiehlt, unsere Helden in den Feuerofen zu werfen, hört meine Schwester auf zu sticken und legt die Arbeit neben sich. Sie hat die Füße jetzt auch aufs Sofa hochgezogen. Vielleicht, um sie vor den Flammen zu retten?

„‚Seht!', schreit Nebukadnezar. ‚Ich sehe vier Männer frei und unversehrt im Feuer umhergehen. Und der vierte sieht aus wie ein Gott!'"

Gespannt beugt sich Duchess vor. Ihre Stickerei ist jetzt nur noch ein verknotetes, in Vergessenheit geratenes Knäuel in ihrem Schoß. „Steht das wirklich in der Bibel? Oder denkst du dir das aus?"

Barry schüttelt den Kopf. „Sie denkt sich das nie aus, Tante Duchess. Es steht wirklich drin."

Meine Schwester blinzelt kaum, während sie wie gebannt an meinen Lippen hängt. Wir kommen jetzt zu meinem Lieblingsteil: Die drei Männer verlassen den Feuerofen und riechen nicht einmal nach Rauch. Barry jubelt, als er das hört, und reckt die Faust in die Luft. Ich bitte Gott, uns ebenso vor Big Jims Drohungen zu beschützen.

Als ich fertig bin, stelle ich Barry ein paar Fragen, um sicherzugehen, dass er die Geschichte verstanden hat. Wie so oft überrascht er mich mit seinem Verständnis.

„Ich denke, das war Jesus, der im Feuerofen bei ihnen war."

Duchess lächelt ihm zu, drückt ihn und gibt ihm noch einen Kuss auf die Stirn. „Ich bin mir sicher, dass du recht hast."

Nachdem ich Barry ins Bett gebracht habe, kehre ich ins Wohnzimmer zurück. Meine Schwester hat die Bibel auf dem Schoß liegen und blättert sie durch. Als ich hereinkomme, hebt sie den Kopf.

„Maggie, ich habe festgestellt, dass ich die Bibel kaum kenne. Ich dachte, es geht darin nur um Königinnen und Prinzessinnen. Davon hat Mama mir jedenfalls immer erzählt."

Ich lehne mich auf dem Sofa zurück. „Das wundert mich nicht. Mama konnte an nichts anderes denken als an ihren Wunsch, ins ‚adlige' Leben zurückzukehren. Großmutter Cora hat ihr das in den Kopf gesetzt, indem sie ihr immerzu Geschichten vom Leben auf der Plantage erzählt hat."

Duchess legt die Bibel auf den Couchtisch. „Und mir auch. Während ich das Sticken gelernt habe, hat Großmutter mir immer von den Bällen und den schicken Roben erzählt." Nachdenklich lässt sie den Stoff ihres Rocks durch die Finger gleiten. „Ich habe mir immer vorgestellt, wie ich in einem dieser großen alten Reifröcke aussehen würde.“ Kichernd fährt sie fort: „Ehrlich gesagt bevorzuge ich die Mode von heute, so prachtvoll diese Kleider auch gewesen sein mögen. Ich stelle es mir schrecklich vor, ein Korsett zu tragen, das so eng geschnürt ist, dass man kaum atmen kann.“

„Korsett hin oder her, ich kann mir dich gut in einem prunkvollen Ballkleid vorstellen, wie du den Männern hinter deinem Fächer kokette Blicke zuwirfst.“

Ihre Augen füllen sich mit Tränen. „Ich war erst sechzehn, als ich Mr Alden geheiratet habe. Es war Liebe auf den ersten Blick.“ Duchess drückt ein Taschentuch an ihre Nase. „Ich kann nicht glauben, dass er nicht mehr da ist.“

Bevor ich ihr mein Bedauern ausdrücken kann, verändert sich ihre Miene und ihre Tränen versiegen. „Und ich kann nicht glauben, dass Mama mir nichts beigebracht hat, außer zu sticken und Klavier zu spielen. Wie soll ich denn jetzt meinen Lebensunterhalt verdienen, Maggie?“ Sie sieht sich in der Wohnung um. „Ich könnte ja für dich Staub wischen.“

Das überrascht mich. Weiß sie überhaupt, wie das geht? „Ich dachte, die Dienstmädchen hätten bei euch Staub gewischt und geputzt.“

Sie nickt halbherzig. „Das stimmt. Aber wie schwer kann das schon sein?“

Ich muss daran zurückdenken, wie Duchess die Küche gefegt hat, und verkneife mir ein Lächeln. Ja, wie schwer? „Keine Sorge, ich werde dir alles beibringen, was du wissen musst. Du kannst viel mehr, als du denkst, Schwesterherz.“ Ich stelle die Füße nebeneinander und stehe auf. „Außerdem zahlt es sich jetzt schon aus, dich im Laden zu haben. Ich habe gehört, wie Nellie über dich geredet hat. Sie hat dich als eine gute Ergänzung bezeichnet.“

Seufzend nimmt Duchess ihre Stickarbeit wieder auf. „Ich hoffe es.“

„Ich denke, dass du mehr weißt, als du glaubst. Du hast nur nie eine Möglichkeit gehabt, dein Wissen anzuwenden, außer beim Delegieren eines großen Haushalts."

„Ich kann auch ganz gut Bridge spielen", erwidert sie trocken.

„Dein Sarkasmus tut deiner Klugheit keinen Abbruch, Duchess." Wir müssen irgendwie auf andere Gedanken kommen. „Wie wäre es, wenn wir uns die Krimisendung anhören?" Ich gehe zum Radio hinüber und schalte es ein. „Danach können wir etwas Musik anmachen, den Teppich zusammenrollen und tanzen."

Ihr Gesicht hellt sich auf. „Hervorragende Idee!"

Das Einzige, was Duchess fehlt, ist Selbstvertrauen. Erstaunlich.

Nachdenklich beobachte ich, wie sie die andere Seite des Teppichs zusammenrollt, um alles für unsere Tanzstunde vorzubereiten. Organisiert ist Duchess auch. Sie verschwendet keine Zeit. Meine Gedanken beginnen darum zu kreisen, was meine liebe Schwester tun könnte, um ihren Lebensunterhalt zu verdienen. Während wir uns den Krimi anhören – besser gesagt: während Duchess ihn anhört –, hecke ich einen Plan aus.

Ich hege schon viel zu lange einen Verdacht bezüglich der Finanzen des Ladens. Ja, die Zeiten sind hart, aber ich weiß genau, welche Waren ich kaufe und zu welchem Preis ich sie verkaufe. Trotzdem bleibt das Gesamteinkommen immer hinter meinen Erwartungen zurück. Ich möchte meinen Marktleiter nicht des Diebstahls beschuldigen, aber sonst kommt eigentlich niemand infrage.

Außer Big Jim.

Ich denke einen Moment darüber nach. Er hat mich in letzter Zeit nicht mehr um Geld gebeten. Trotzdem muss ich Cal im Auge behalten.

Meine Schwester hat zwar kaum etwas Praktisches gelernt, aber sie kann sehr gut mit Zahlen umgehen. Dem armen alten Cal Llewellyn wird Hören und Sehen vergehen, wenn ich Duchess auf die Bücher loslasse – falls Cal der Schuldige ist!

Haushaltstipp

Teppichreiniger

Für einen herrlich frisch duftenden Teppich, der nichts von dem Chaos verrät, den Ihre Kinder oder Haustiere darauf angerichtet haben. ½ Tasse Lavendelblüten zerdrücken, sodass sie ihren Duft entfalten. Dann die Blüten mit einer Tasse Backnatron mischen und großzügig auf dem Teppich verteilen. Eine halbe Stunde einwirken lassen, dann absaugen.

9

Sobald Barry am nächsten Morgen zur Schule gegangen ist, schließen Duchess und ich den Laden auf. Fröstelnd schiebe ich den Schlüssel ins Schloss. Das Wetter ist umgeschlagen und die Nächte sind jetzt kühl genug, um Schweine zu schlachten. Damit werden wir heute auch noch anfangen.

Cal ist noch nicht da – deshalb sind wir so früh gekommen. Ich wende mich zu meiner Schwester: „Duchess, ich möchte, dass du dir die Bücher vornimmst und nach Auffälligkeiten suchst. Du konntest schon immer besser mit Zahlen umgehen als ich."

Duchess faltet die Hände unterm Kinn und strahlt übers ganze Gesicht. „Sehr gern! Mr Alden hat mich immer die Unterlagen seines Buchhalters durchsehen lassen. Es war interessant und ich habe viel gelernt. Ich weiß, worauf man achten muss."

Als ich sehe, wie sehr sie sich freut, sich nützlich machen zu können, bin ich froh, gefragt zu haben. Obwohl Duchess zu einer Prinzessin erzogen wurde, hat sie es irgendwie geschafft, weder stolz noch faul zu werden. Während ich die Tür zum Büro öffne, fällt mir auf, dass sie ihren Mann immer noch „Mr Alden" nennt.

„Hast du Will eigentlich nie bei seinem Vornamen genannt?"

Ein sehnsüchtiges Lächeln huscht über ihr hübsches Gesicht. „Normalerweise habe ich Will zu ihm gesagt. Aber wie du weißt, war er fünfzehn Jahre älter als ich. Darum habe ich ihn mit Mister Alden angesprochen, als wir uns kennengelernt haben. An unserem ersten Hochzeitstag hat er mich deswegen geneckt. Seitdem habe ich ihn immer Mister genannt statt Schatz oder Liebling. Es hat uns beide an die Zeit erinnert, als wir frisch verliebt waren."

„Das ist so romantisch. Vielleicht werde ich es in einem Buch verwenden."

„Na ja, bestimmt nicht in den Kassenbüchern. Lass uns loslegen."

Sobald Duchess die Bücher vor sich liegen hat, gehe ich die Kisten öffnen, die gestern Abend angekommen sind. Darunter ist ein Karton mit *Campbell's* Nudelsuppe sowie einer mit Schweinefleisch und Bohnen. Die nächste Kiste enthält Zucker, Weizen- und Maismehl.

Einige Zeit später höre ich Cal in den Verkaufsraum kommen. „Maggie, Ihre Schweine sind da", verkündet er, während er neben der Fleischtheke steht und die Hände in die Hüften stemmt. Er sieht nicht besonders erfreut aus. „Das Halbblut ist hinten im Hof. Angeblich ist sie hier, um zu helfen."

Wie lange kennt er Sadie jetzt schon? Mindestens so lange, wie er der Marktleiter ist, also ein paar Jahre länger als ich. „Sie hat einen Namen, Cal! Ich wäre Ihnen dankbar, wenn Sie ihn gebrauchen würden. Und sagen Sie in meiner Gegenwart nie mehr dieses Wort." Warum manche Leute so an ihren Vorurteilen festhalten, ist mir ein Rätsel. Wir leben im zwanzigsten Jahrhundert – Zeit, sich von diesen überholten, lächerlichen Ansichten zu trennen.

„Was brummeln Sie da vor sich hin, Missy?"

Jetzt reicht's! „Cal, wenn Sie sich nicht merken können, dass ich Ihre Chefin bin und Sie mich entweder mit ‚Maggie' oder mit ‚Ma'am' ansprechen sollten, könnte ich vielleicht am nächsten Zahltag vergessen, Ihnen einen Scheck auszustellen." Mit diesen Worten drehe ich mich um und marschiere zur Tür hinaus. Ich will sein Gesicht nicht sehen.

Auf dem gemeinsamen Hof hinter dem Laden hat sich eine beachtliche Truppe versammelt. Jede Familie, die am Hof wohnt, hat einen Tisch nach draußen gebracht, damit wir später zusammen zu Mittag essen können. Gestern hat der Doc den Aufbau für die Schlachtung beaufsichtigt. Im Gegenzug für das Fleisch, das er von mir bekommt, behandelt er uns kostenlos. Meiner Ansicht nach ist das ein guter Tausch – vor allem mit einem aktiven kleinen Jungen im Haus.

Nun stehen fünf dreibeinige Gestelle im Hof, an denen wir später die geschlachteten Schweine aufhängen werden. Ich kaufe immer zwei zusätzliche Schweine, um die Helfer und den Doc zu bezahlen. Es sind viele Männer hier, um mit anzupacken – einige von ihnen wohnen in den Baracken hinterm Bahnhof. Frisches Fleisch ist eine gute Bezahlung und wird von ihren Frauen dankbar angenommen. Zudem lade ich auch immer ein paar Bauersfrauen ein, von denen ich weiß, dass sie finanzielle Probleme haben. Insgesamt sind wir vierunddreißig Leute. In den nächsten zwei Tagen werden wir alle mit dem Brühen, Abschaben, Ausnehmen und Zerlegen der Tiere beschäftigt sein.

Während die Männer das Töten der Schweine übernehmen, laufe ich nach oben, um eine Latzhose anzuziehen. Sadie hat das Wasser bereits zum Kochen gebracht, damit wir die Tiere brühen können, sobald sie geschlachtet sind. Auf dem Weg nach draußen schaue ich kurz bei Duchess vorbei, um sie über mein Vorhaben zu informieren.

Ein Schuss erklingt, als das erste Schwein getötet wird. Duchess zuckt zusammen, dann mustert sie meinen Aufzug mit einer gehobenen Augenbraue. „Sieht bequem aus", sagt sie lächelnd, wird dann aber wieder recht schnell ernst. „Maggie, du hast ein Problem." Sie rückt zur Seite, damit ich ihr über die Schulter schauen kann. Ich beuge mich vor, als sie auf eine bestimmte Stelle im Buch zeigt. „Da sind mehrere schlecht vertuschte Änderungen in den Einträgen, Maggie."

„Was meinst du?"

„Siehst du, wie hier was ausradiert wurde?"

Es sieht wirklich verschmiert und etwas undeutlich aus. „Ja, aber wenn jemand eine falsche Zahl einträgt, muss er sie eben ausradieren und korrigieren, oder?"

„Ja, das dachte ich zuerst auch. Also bin ich hochgegangen und hab in dein persönliches Bestellbuch geschaut." Sie nimmt mein Bestellbuch, schlägt die Einträge vom letzten Juli auf und weist auf den neunzehnten. „Was siehst du hier?"

Blinzelnd betrachte ich meine Handschrift. „Ich habe 15 Zehn-Pfund-Säcke Zucker, 30 Fünfzig-Pfund-Säcke Mehl und 45 Säcke Maismehl bestellt."

„Und jetzt sieh dir diesen Eintrag im Geschäftsbuch an."

Ich lese nach, wie viele Waren an diesem Datum laut Geschäftsbuch bestellt und bezahlt wurden. „22 Säcke Zucker?" Meine Stimme ist nur noch ein hohes Piepsen, als ich mich auf den Stuhl neben Duchess fallen lasse.

„Cal hat den Preis für die gelieferten 15 Säcke bezahlt und die restlichen 2,52 $ in die eigene Tasche gesteckt. Und das war keine Ausnahme." Sie zeigt mir noch zwei Einträge, tippt mit ihrem Bleistift auf eine der Zahlen und verzieht das Gesicht. „Er hat versucht, es zu vertuschen, indem er hier und da ein paar andere Zahlen ausradiert und neu eingetragen hat."

„Dieses elende Stinktier."

Duchess wickelt eine Haarsträhne um den Finger. „Cal hat dir jedes Mal mehr berechnet, als du bestellt hattest. Und da du deine Lieferungen bar bezahlst, war es ein Leichtes für ihn, etwas Geld abzuzweigen und den Eintrag nachträglich zu ändern. Wie oft überprüfst du deine Bücher?"

„Nicht oft genug." Mir sinkt der Mut. Ich habe die Bücher schon seit ein paar Jahren nicht mehr überprüft, weil ich es nicht für nötig hielt. *O Maggie. Big Jim wird recht behalten. Du hast nicht genug Grips fürs Geschäft.*

„Ich denke, dass er die Zahlen zu einem späteren Zeitpunkt geändert hat. Und da die Kunden anschreiben lassen, hast du nicht bemerkt, dass die Verkäufe hinter deinen Erwartungen zurückblieben. Cal konnte es gut verbergen. Ich denke, wenn wir weiter zurückgehen, finden wir noch mehr. Aber egal, wir haben ja jetzt den Beweis."

Das mag stimmen, aber was fange ich jetzt damit an? Durchs Fenster dringen die Stimmen der Leute im Hof zu uns. Sie danken Gott gerade für die Schweine. „Was soll ich jetzt machen?"

„Na ja, zuerst würde ich überprüfen, ob es wirklich Cal war."

„Duchess, sonst kommt niemand an die Bücher oder ans Geld heran."

Sie hebt eine ihrer perfekt nachgezogenen Augenbrauen. „Niemand?"

„Big Jim? Warum sollte er … " Ja, warum. „Um mich pleitegehen zu lassen? Aber er hat diesen Laden mit seinem Vater zusammen aufgebaut. Warum –"

„Um zu beweisen, dass eine Frau kein Geschäft führen kann." Duchess kneift die Augen zusammen. „Du und ich, meine liebe Schwester, werden diesem Mann zeigen, wozu zwei Frauen fähig sind. Ich habe einen Plan."

„Und ich will ihn gern hören, aber jetzt ist der Hof gerade voller Menschen, die hier sind, um beim Schlachten zu helfen. Könntest du vielleicht frittierte Hühnchen zum Mittagessen machen?"

Duchess wird blass, aber sie nickt tapfer. „Wie viele?"

„Nur zwei, Liebes. Ein paar andere Frauen bringen auch etwas mit", antworte ich, woraufhin Duchess dankbar zum Himmel blickt. Ich muss grinsen. „Und ich weiß ja, dass du eher nicht beim Schlachten helfen willst."

Entsetzt reißt sie die Augen auf und schüttelt energisch den Kopf. Ich lache und umarme sie. „Duchess, du brauchst dir keine Sorgen mehr um deinen Unterhalt zu machen. Du bist jetzt meine Buchhalterin."

„Wirklich?" Sie streicht ihre Haare glatt und schiebt sich dann eine Strähne aus dem Gesicht. „Mr Alden hat immer gesagt, dass ich etwas vom Geschäft verstehe. Er hat mir viel beigebracht und all seine An- und Verkäufe mit mir besprochen." Duchess steht auf und hakt sich bei mir ein. „Wart's ab. Wir werden diesen Männern zeigen, dass sie uns weder einschüchtern noch besiegen können."

Ich hoffe, dass sie recht behält. Als ich an die Arbeit zurückkehre, muss ich an Big Jims Worte über Anwälte denken und erschaudere.

Big Jim oder Cal? Wer von ihnen ist es? Beide? Ich weiß es nicht. Big Jim kommt im Gegensatz zu Cal nicht so leicht an die Bücher heran. Er kann sich auch nicht nachts in den Laden geschlichen haben, sonst hätte jemand das Licht gesehen. Nein, ich denke, Cal ist der Schuldige. Aber gleichzeitig bin ich mir auch absolut sicher, dass Big Jim auf die eine oder andere Weise seine Hand im Spiel hat.

Im Hof teilt Sadie gerade die Leute in fünf Gruppen ein – eine pro Schwein. Ich bin froh, dass Cal nicht hier ist, um etwas dagegen einzuwenden, dass Sadie das Kommando hat. Im Gegensatz zu den Männern aus dem Barackenviertel hat Sadie sehr viel Erfahrung.

In den nächsten Stunden müssen wir die Tiere abschaben. Mit dem Zerlegen werden wir erst morgen beginnen. Wir müssen warten, bis die Kadaver fest sind. Jetzt, wo das Wetter kalt genug ist, lassen wir sie zu diesem Zweck über Nacht draußen hängen. Entschlossen ziehe ich Handschuhe an und nehme mir einen Schaber. Wer sagt, dass Frauen keine Muskeln haben? Grinsend denke ich auf dem Weg nach draußen über eine Kolumne nach, die ich zu diesem Thema verfassen sollte.

Nach einigen Arbeitsstunden kommen die Frauen eine nach der anderen auf den Hof und bringen Platten mit frittiertem Hühnchen und Schüsseln mit Mais, Kartoffelsalat, Bohnen, Keksen und anderen Köstlichkeiten. Sie stellen das Essen auf einen langen Tisch, der als Buffet dient. Als ich mich nach Duchess umschaue, kann ich sie nicht finden.

„Sadie, ich muss nach meiner Schwester sehen. Sie sollte eigentlich auch ein paar Hühnchen für uns frittieren." Sadie nickt, während sie weiterschabt.

In diesem Augenblick stößt Duchess die Fliegengittertür mit der Schulter auf und eilt die Stufen hinab. Eine große Platte mit sehr annehmbar aussehenden frittierten Hühnchenteilen ruht auf ihren Händen. Sie hat Mehl im Haar und ihr strahlendes Gesicht ist verschmiert. Ich will gar nicht wissen, wie mein Fußboden aussieht, aber meine Schwester ist offensichtlich zufrieden mit sich. Zu Recht!

Duchess stellt die Platte auf den Tisch und setzt sich dann. Sie verleiht den Bauern und Händlern um sie eine gewisse Eleganz. Trotzdem ist sie völlig entspannt und fühlt sich wohl mit ihnen. Umgekehrt ist es nicht anders. Niemand wirkt eingeschüchtert. Wie ist das nur möglich? In den letzten siebzehn Jahren hat Duchess an den Tafeln von Atlantas wohlhabendsten Gastgeberinnen gesessen. Ja, sie und Mr Alden haben sogar mal einen Prinzen und den Präsidenten in ihrem Haus empfangen. Trotzdem spricht sie mit Sadie und Clara wie mit alten Freundinnen und stellt sich Leuten vor, die sie gar nicht kennt. Sie begegnet ihnen wie Gleichgestellten. Ich bin sehr stolz auf meine Schwester. Und ein kleines bisschen neidisch auf ihre Anmut.

Ich nehme etwas von ihrem Hühnchen und eine Portion von dem Kartoffelsalat, den uns Bessie Mae in Faylenes Namen geschickt hat. Das Hühnchen schmeckt wirklich gut. Als ich bemerke, dass Duchess mich beobachtet, zwinkere ich ihr zu und lecke mir die Lippen. Ihr Lächeln ist meine Belohnung. Das muss ich unbedingt Barry erzählen. Ich werde ihm ein Stück von dem Hühnchen aufbewahren.

Barry. Big Jims Worte über Schlupflöcher, Anwälte und diese neue Einrichtung zum Schutz von Kindern schießen mir durch den Kopf. Plötzlich vergeht mir der Appetit. Lustlos schiebe ich ein Kartoffelstückchen über meinen Teller. Ich hoffe nur, dass meine Schwester recht hat und wir Big Jim irgendwie austricksen können – ihn mit seinen eigenen Waffen schlagen. Dann könnten wir allen zeigen, wozu ein paar Frauen fähig sind.

Duchess und Sadie stecken verschwörerisch die Köpfe zusammen. Weiht meine Schwester Sadie gerade in unsere Pläne ein? Ein Bibelvers kommt mir in den Sinn, in dem es um eine dreifache Schnur geht, die nicht so leicht zerreißt …

***

„Mama? Können wir bald die Geschichte lesen?"

Barrys Stimme dringt zu uns in die Küche hinunter, wo Duchess mir gerade die Schultern massiert, während ich mich bei einem Bad entspanne. Ich hebe den Kopf. „Ich komme jetzt wohl besser raus. Ich bin schon ganz aufgeweicht. Du hast starke Hände, Duchess. Wo hast du gelernt, so zu massieren?"

„Wir kommen gleich hoch, Liebling", ruft sie Barry zu und wendet sich dann wieder an mich. „Mein Mann hat mich oft gebeten, seinen Nacken und Rücken zu massieren. Im Laufe der Jahre sind meine Finger immer kräftiger geworden."

Als ich aus der Wanne steige, reicht Duchess mir ein Handtuch. „Ich würde mir gern etwas von deiner Kraft borgen, um mich gegen Big Jim zu wehren", sage ich.

„Schwesterchen, du schlägst dich hervorragend! Ich habe es mit eigenen Augen gesehen."

Ich trockne mich ab und schlüpfe dann in meinen Morgenmantel. „Mir jagt er keine Angst ein. Aber Barry? Mein süßer Junge würde den Mann hassen, der Big Jim geworden ist. Ich versuche, Barry davor zu schützen. Ein Junge sollte zu seinem Großvater aufschauen können." Ganz zu schweigen davon, wie entsetzt mein Jimmy wäre, wenn er wüsste, wie sein Vater mit mir umgeht.

Duchess nickt und hilft mir dann, die Wanne im Garten auszuleeren. Anschließend gehen wir hoch, um gemeinsam in der Bibel zu lesen. Nachdem ich meinen Schlafanzug und darüber meinen Morgenmantel angezogen habe, setze ich mich aufs Sofa. Meine Schwester und Barry hocken bereits am Boden und warten.

„Ich liebe unsere Geschichtenzeit. Was ist heute Abend dran?", fragt Duchess, während sie Barry den Kopf krault.

Ich schlage meine Bibel auf. „Die Geschichte vom barmherzigen Samariter."

Barry runzelt die Stirn. „Habe ich die schon gehört, Mama? Wenn ja, kann ich mich nicht dran erinnern."

„Nein, Liebling. Ich habe sie noch nicht vorgelesen."

Während ich das Gleichnis vorlese, schaue ich hin und wieder zu meinem Sohn hinüber, der konzentriert zuhört. Was mag wohl in seinem Köpfchen vorgehen? Als ich fertig bin, frage ich: „Hast du eine Frage, Barry?"

Er schüttelt den Kopf. „Ich glaube nicht. Jesus hat ihnen gesagt, wer für diesen Mann wirklich der Nächste war. Das gilt auch für uns, oder? Die Leute im Barackenviertel sind genauso unsere Nächsten wie Mr Wade und Ozzie."

Meine Schwester wuschelt ihm durchs Haar. „Mein Neffe", sagt sie mit zärtlicher Stimme, „hat ein großes Herz."

Manchmal befürchte ich, dass es zu groß sein könnte.

10

Noch bevor mein Wecker klingelt, drücke ich auf den Knopf. Es ist 03:59 Uhr. Ich bin es gewohnt, früh aufzustehen. Aber weil ich gestern so unruhig war, konnte ich lange nicht einschlafen. Als ich mich aufrappele, unterdrücke ich ein Stöhnen. Mein schmerzender Rücken ruft mir in Erinnerung, was mich heute erwartet. Aber es ist die Mühe wert. Durch das Schlachten werden Familien ernährt und es bringt Geld für den Laden ein. Ich schleiche mich im Dunkeln und auf Zehenspitzen aus dem Zimmer, um Duchess nicht zu wecken. Die Latzhose habe ich gestern Abend in der Küche liegen lassen, darum ziehe ich mir nur schnell meinen Morgenmantel über, bevor ich das Zimmer verlasse.

Der Doc ist bereits im Hinterhof und schürt die Feuer unter den großen Wannen, in denen später das Fett ausgeschmolzen wird. Das erste Fett aus dem Schweinebauch eignet sich hervorragend zum Braten. Barry wird es heute wahrscheinlich nicht erwarten können, nach der Schule nach Hause zu kommen und etwas von der frisch angebratenen Kruste abzubekommen, die er so gerne isst. Ich werde ihn und Ozzie im Auge behalten müssen, damit sie sich nicht den Bauch damit vollschlagen. Einen Teil der Kruste werde ich beiseitestellen, um sie später zu Gewürz zu mahlen.

Durch den Türspalt sehe ich, dass in der Küche bereits Licht brennt. Ich öffne die Tür. Da steht tatsächlich meine Schwester mit einer Kanne Kaffee in der Hand, der himmlisch duftet. Mit einem Lächeln nehme ich die Tasse entgegen, die sie mir reicht.

„Ich dachte, dass du noch schläfst. Hab gar nicht gehört, wie du aufgestanden bist.“

Duchess wartet gespannt darauf, dass ich den Kaffee koste. Aber eine Weile starre ich nur verwundert auf das Gebräu in meiner Tasse – kaum zu glauben. Ich nehme einen ersten Schluck und schließe genießerisch die Augen. „Der Kaffee schmeckt so gut, wie er riecht! Du lernst wirklich schnell, Schwesterherz."

Sie glüht förmlich vor Stolz, als sie die Kanne zurück auf den Herd stellt. „Du hast dich letzte Nacht so im Bett herumgewälzt, dass ich aufs Sofa umgezogen bin." Duchess wendet sich zu mir um. „Es ist ziemlich bequem."

„Tut mir leid, dass ich dich wach gehalten habe. Ich war völlig übermüdet, konnte aber nicht einschlafen", erkläre ich, während ich einen Stuhl zurückziehe und mich kurz setze. „Wenn wir heute mit dem Schlachten fertig sind, haben wir wieder ein Jahr lang Ruhe." Ich trinke noch ein Schlückchen. „Schenkst du bitte noch eine Tasse für den Doc ein?" Meine Armmuskeln beschweren sich, als ich mich am Tisch hochziehe. Dann schlüpfe ich in mein Shirt und meine Latzhose.

Mit flinken Fingern hilft mir Duchess, die Träger überzustreifen. „Soll ich wieder was kochen für mittags?"

Ich freue mich über ihre Hilfsbereitschaft. „Ja, gerne. Danke dir."

„Wäre es in Ordnung, wenn ich wieder frittiertes Hühnchen mache? Das ist bisher das Einzige, was ich kann." Ihr verlegenes Kichern bringt mich zum Lächeln. Duchess verändert sich gerade auf eine Art und Weise, die sie sich vermutlich nie hätte vorstellen können.

„So wie sich alle darauf gestürzt haben, wäre das perfekt. Tu mir bitte einen Gefallen und wecke Barry um sechs. Und sag ihm, dass er baden muss. Pass auf – er wird versuchen, sich davor zu drücken. Manchmal gelingt ihm das auch – er stellt es so geschickt an, dass man es gar nicht merkt."

Meine Schwester hält mir eine dampfende Tasse Kaffee für den Doc hin. „Barry wird mir nicht entkommen", versichert sie mir. Nachdem ich mir noch einmal Kaffee nachgeschenkt habe, nehme ich beide Tassen mit.

Im Hof reiche ich dem Doc seinen Kaffee. Genüsslich schlürft er das heiße Getränk. Die Feuer, die er angezündet hat, erwärmen bereits die Luft. Es ist ungewöhnlich kalt für Anfang Dezember. Normalerweise schlachten wir die Schweine Ende Dezember oder sogar erst im Januar. Aber wir können uns nicht beklagen. Es wird ein schönes Weihnachtsfest werden: Die Steuern sind gezahlt und die Räucherkammer wird mit Schweinefleisch gefüllt sein. Barry würde sagen: „Was für eine glorreiche Zeit!“

Der Tag vergeht mit harter Arbeit. Aber ich habe auch das Vergnügen, Fleisch an bedürftige Familien verteilen zu können. Der Rest wird in die Räucherkammer und das Kühlhaus meines Ladens gebracht. Als die Schule aus ist, kommen Barry und Ozzie mit ein paar Freunden auf den Hof gerannt.

„Setzt euch da drüben hin“, fordere ich sie auf, während ich auf einen der Tische zeige. „Ich bringe euch eine schöne große Schüssel mit Krusten.“

Die Jungen drängeln sich wie die Ameisen um den Tisch und stürzen sich auf die Schüssel, während wir Erwachsene lachend zuschauen. Danach fahren wir fort, das restliche Fleisch zu zerlegen und zu verteilen. Ein paar Minuten später kommt Bessie Mae vorbei, um etwas davon abzuholen.

„Sie hätten nicht extra herkommen müssen, Bessie Mae. Ich hätte es später vorbeigebracht.“

„Ich war eh bei *Wiggins*, um Pferdesalbe für meine Arthritis zu holen.“ Sie zuckt mit den Schultern. „Hat sich angeboten, direkt auch das Fleisch mitzunehmen.“

Ich gebe ihr einen Jutesack, in den ich etwas Bauchspeck, eine Portion Schweinekamm und ein wenig Fett gepackt habe. „Den Rest bewahre ich im Kühlhaus für euch auf.“ Nach Jimmys Tod hat es ein paar Jahre gedauert, bis ich das Kühlhaus abbezahlt hatte. Aber es hat sich gelohnt.

„Geht es Mama Faylene gut?“

Ich möchte früh genug vorgewarnt werden, wenn Big Jim wieder in der Stadt ist.

Bessie Mae lächelt so breit, dass ich ihre schönen, perlweißen Zähne bewundern kann. „Alles ruhig und friedlich, Miss Magnolia."

***

„Mama, Mama! Komm schnell!", schreit Barry aus vollem Halse, als er am nächsten Tag nach der Schule in den Laden gestürmt kommt. Ich bin gerade dabei, Nellie Taggart zu helfen, die bei dieser Unterbrechung pikiert die Stirn runzelt.

„Junger Mann, siehst du nicht, dass deine Mutter gerade mit mir spricht? Was sind denn das für Manieren?" Nellie dreht sich wieder zu mir um. „Sie sollten ihm besseres Benehmen beibringen."

Mir platzt gleich der Kragen. „Nicht nötig. Wenn Barry sich so verhält, muss was Schlimmes passiert sein." Ich kehre Nellie den Rücken zu und gehe vor Barry in die Hocke. „Was ist los?"

Er nimmt mich bei der Hand. „Komm mit, Mama. Sie ist verletzt und ganz angeschwollen."

Sie? Mein Herz schlägt schneller. „Wer, mein Schatz?" Bevor ich das Gleichgewicht verliere, weil Barry so an meiner Hand zerrt, richte ich mich auf und folge ihm. Duchess bedeutet mir, dass sie sich um Nellie kümmert.

„Wo gehen wir denn hin, Barry?"

Mein Sohn zerrt mich eilig in die kühle Nachmittagsluft hinaus. „Hinter den Bahnhof. Sie liegt unter deinem Lieblingsbaum. Ich bin eben mit Ozzie vom Angeln gekommen. Er ist bei ihr geblieben. Wir sind wie die barmherzigen Samariter, Mama. Wir müssen sie mit nach Hause nehmen und uns um sie kümmern."

Ich verstehe kein Wort, aber der Gedanke an die Bibelgeschichte, die wir gestern Abend gelesen haben, treibt mich an. Ich kenne meinen Sohn, er würde nicht so viel Wirbel um nichts machen. Wir hasten am Bahnhof entlang und über das Feld, das dicht mit Vogelmiere, Süßgras und Flohkraut bewachsen ist. Dann erreichen wir das Wäldchen aus Amberbäumen und Sumpfkiefern hinter dem Bahnhof. Ich entdecke Ozzie, der aufgeregt von einem Fuß auf den anderen hüpft. Neben ihm liegt etwas am Boden, das ich noch nicht identifizieren kann.

Barry zeigt in Ozzies Richtung. „Da ist sie, Mama."

Als ich näher komme, erkenne ich eine junge Frau, die auf einem Teppich aus Kiefernnadeln liegt. Sie ist kaum älter als ein Kind und hat das hellste Haar, das ich je gesehen habe. Sogar ihre Augenbrauen und Wimpern sind weiß. Ihre Haut ist so hell, dass sie bestimmt schnell Sonnenbrand bekommt. Und Barry hat recht. Ihr Bauch ist „angeschwollen" – sie ist schwanger. Sie müsste etwa im sechsten Monat sein. Andererseits ist das Mädchen so dünn, dass man ihr die Schwangerschaft sicher schon sehr früh angesehen hat. Vielleicht ist sie auch erst im fünften oder schon im siebten Monat. Wir werden es erst erfahren, wenn sie wieder bei Bewusstsein ist.

Ich knie mich neben sie. „Du hast das Richtige getan, Barry." Schnell nehme ich ihr Handgelenk und fühle den Puls. Gott sei Dank ist er kräftig. Ihr Baby sollte auch in Ordnung sein, aber ich möchte, dass der Doc sie untersucht. Über ihrem Auge klafft eine Platzwunde, die mit getrocknetem Blut verklebt ist. Außerdem hat sie eine Beule an der Stirn und blaue Flecken am Hals. Meine Güte. Was für ein Monster verprügelt eine schwangere Frau?

Ich ziehe scharf die Luft durch die Nase ein und zwinge mich, ruhig zu bleiben. „Ozzie, geh deinen Daddy holen. Sag ihm, dass ich Hilfe brauche und er eine Decke mitbringen soll." Ozzie eilt auf bloßen Füßen davon. Zu meinem Sohn gewandt fahre ich fort: „Barry, geh zu Tante Duchess und sag ihr …" Ich halte inne. Was soll er ihr sagen?

„Mama, wir müssen sie nach Hause bringen und sie gesund pflegen. Das hat Jesus uns doch in der Bibel gesagt. Du hast es selbst gelesen."

Ich blicke zum Himmel auf. *Herr, ist das der Grund, warum ich gestern diese Geschichte vorgelesen habe?* Seufzend frage ich mich, wie das gehen soll – noch ein weiterer Gast in unserer bescheidenen Hütte. Und dann ist das Mädchen auch noch verletzt. Aber der Herr sorgt für uns. Hoffe ich. Nein, ich weiß es! Er wird für uns sorgen.

„Du hast recht, Liebling. Jesus hat sie hergeführt, damit du sie findest. Ich bin stolz auf dich, Barry." Das bin ich wirklich.

Als Wade um die Ecke des Bahnhofs hastet, winke ich, damit er uns sieht. Ozzie, der seinem Vater folgt, versucht keuchend, mit ihm Schritt zu halten.

Kurz darauf kniet Wade sich neben mich. Sein sonst so fröhliches Gesicht sieht besorgt aus. „Weißt du, wer sie ist?"

„Keine Ahnung. Sie ist bewusstlos. Auf den ersten Blick scheint nichts gebrochen zu sein. Soll ich sie genauer untersuchen oder sollen wir erst den Doc holen?"

Barry schüttelt den Kopf. „Sie gehört *uns*, Mama. Der Doc kann sie bei uns zu Hause untersuchen, nicht bei sich. Sonst behält er sie. Aber Gott hat sie doch zu mir geschickt, damit ich ein barmherziger Samariter sein kann." Seine Stimme wird mit jedem Wort höher.

Er hat so ein großes, weiches Herz. Ich beiße die Zähne zusammen und nicke. „In Ordnung. Sobald wir das Mädchen in unsere Wohnung gebracht haben, gehst du den Doc holen. Wade, hilfst du mir bitte? Sie ist so zierlich, dass wir sie bestimmt zu zweit tragen können. Aber wir legen sie vorher auf die Decke, falls doch etwas gebrochen ist."

Vorsichtig bringen wir die junge Frau in Seitenlage und breiten die Decke unter ihr aus, dann rollen wir unsere Patientin darauf. Nach ein paar Versuchen gelingt es uns, sie hochzuheben. Sie wiegt tatsächlich nicht mehr als Barry und Ozzie zusammen. Wade und ich tragen sie mühelos in meine Wohnung hinauf, während Barry uns die Türen aufhält.

Zu Hause angekommen muss ich schnell eine Entscheidung treffen. Die junge Frau kann nicht in Barrys Zimmer schlafen, also … „Barry, öffne bitte meine Schlafzimmertür. Wir legen sie in mein Bett."

Als wir sie hinlegen, stöhnt sie und öffnet blinzelnd die Augen. Dann schreit sie laut auf.

„Ganz ruhig, Liebes. Du bist jetzt in Sicherheit. Alles wird gut."

Beim Klang meiner Stimme beruhigt sie sich und sieht mich an. *Danke, Herr.* Doch dann fällt ihr Blick auf Wade. Ihr Kinn beginnt zu zittern und sie greift nach meiner Hand, um sie zu umklammern.

„Er tut dir nichts. Wade ist ein guter Freund von mir und hat mir geholfen, dich hierherzubringen. Kannst du mir deinen Namen sagen?"

Doch das Mädchen starrt Wade nur weiter an und beißt sich auf die Lippe. Ich blicke zu ihm und bitte ihn, zu gehen. Dann deute ich Barry, sich auf einen Stuhl zu setzen. „Barry, bleib bitte bei ihr. Ich bin gleich zurück." Wade und ich gehen ins Wohnzimmer. „Sie wurde sicherlich von einem Mann geschlagen. Deshalb hat sie Angst vor dir. Sie muss dich erst kennenlernen."

„Das ist verständlich." Wade hat einen seltsamen Ausdruck im Gesicht, den ich nicht deuten kann. „Bis später, Maggie."

Er erwähnt mit keinem Wort das ungewöhnliche Aussehen der jungen Frau. Interessant. Ich werde ihn später darauf ansprechen. Außerdem möchte ich wissen, was er davon hält, dass sie schwanger ist. Es lag keine Verurteilung in seinen Augen. Doch nun eile ich erst einmal ins Schlafzimmer zurück. Barry hat der Frau ein Kissen in den Rücken gelegt, damit sie sich aufsetzten kann. Ich trete ans Bett. „Bist du sicher, dass du sitzen kannst?"

Sie nickt schüchtern. „Ich habe zwar Schmerzen, aber so schlimm ist es nicht."

„Kannst du mir deinen Namen sagen?"

„Ich bin Pinkie Y… Pinkie. Und ich gehe nicht zurück!" Sie greift nach meinem Arm. „Bitte schicken Sie mich nicht zurück. Mein Vater hat mich geschlagen und er wird es wieder tun." Ihre Finger umklammern mein Handgelenk.

Ich schätze Pinkie auf fünfzehn oder sechzehn. Alt genug. „Nein, werde ich nicht. Nicht zu einem Mann, der dich schlägt. Aber ich würde gerne den Doc rufen, damit er dich untersuchen kann. Vor allem deine blauen Flecken." Als wir sie eben ins Bett gelegt haben, sind mir Spuren auf ihrem Bauch aufgefallen. Sieht aus, als wäre Pinkie auch getreten worden. Deshalb möchte ich sichergehen, dass ihr Baby in Ordnung ist.

Pinkie nickt und schaut zu Barry.

„Liebling, gehst du bitte den Doc holen, während ich Miss Pinkie helfe, eins von meinen Nachthemden anzuziehen?"

„Ja, Mama." Barry lächelt unseren Gast an. „Gehen Sie nicht weg. Ich werde mich um Sie kümmern, bis es Ihnen wieder besser geht." Mit diesen Worten rennt er zur Tür hinaus. Unsere Miss Pinkie atmet auf und entspannt sich zum ersten Mal, seit wir sie gefunden haben.

Während ich ihr in ein Nachthemd helfe, erzähle ich ihr, dass Barry der barmherzige Samariter sein möchte. „Er ist überzeugt, dass Gott dich aus diesem Grund hergeführt hat."

„Das glaube ich auch." Pinkie sieht mir tief in die Augen. „Wenn Sie mir erlauben, hierzubleiben, werde ich für Sie arbeiten. Ich bin eine gute Arbeiterin. Aber …"

Ich glaube zu wissen, was sie mir sagen möchte. Da ich jedoch möchte, dass sie offen zu mir ist, hake ich nach: „Aber was, Liebes?"

Sie beißt sich auf die Lippe. Ihre Stimme ist nur noch ein Flüstern. „Was ist mit dem Baby?" Mit gesenktem Blick fügt sie hinzu: „Ich bin nicht verheiratet."

Ich rechne ihr ihre Ehrlichkeit hoch an. Behutsam setze ich mich auf die Bettkante. „Möchtest du mir davon erzählen?"

Pinkie nickt und hebt die Augen. „Mein Vater hat mich immer geschlagen, weil ich anders bin", erklärt sie, während sie an ihrem weißen Haar zieht. „Eine Missgeburt. Die Leute haben gesagt, dass ich so bin, weil Daddy gesündigt hat. Als ich neun war, hat er mich an einen Zirkus verkauft, aber ich bin weggerannt. Der Sheriff hat mich gefunden und wieder nach Hause geschickt." Zitternd atmet sie ein. „Vor ein paar Monaten kam ein Mann zu uns, der für Kost und Logis arbeiten wollte. Er hielt mich nicht für eine Missgeburt. Er war wirklich nett zu mir, wenn ich ihm das Essen gebracht habe. Nach ein paar Tagen dachte ich, dass er meine Rettung sein könnte. Ich dachte, ich könnte ihn vielleicht dazu bringen, mich zu lieben und zu heiraten."

Ihr trauriger Blick bricht mir schier das Herz. „Ich kann mir vorstellen, was passiert ist."

Sie nickt. „Wollen Sie jetzt, dass ich gehe?"

Die Tür schlägt mit einem lauten Knall gegen die Wand, als Barry ins Schlafzimmer platzt. „Ich habe den Doc geholt!"

Rezept

Wirtschaftskrisen-Hackauflauf

700 g Rinderhackfleisch
1 Dose Kidneybohnen
5 große rohe Kartoffeln, in Scheiben
3 Zwiebeln, in Ringen
300 g Ketchup (wird dann recht süß)
oder gewürzte Tomatensoße
Salz, Pfeffer und Knoblauchpulver
(alternativ: 1–2 Knoblauchzehen)
Grüne Paprika, gewürfelt
6–7 EL Gemüsebrühe

Hackfleisch anbraten und mit Salz, Pfeffer und Knoblauchpulver würzen.
Kartoffelscheiben 10 Minuten in Salzwasser vorkochen.
6–7 EL Gemüsebrühe in eine Ofenform geben. Darauf nacheinander die Hälfte der Kartoffelscheiben, Kidneybohnen, Zwiebelringe, Paprikawürfel und des Hackfleischs schichten und mit Ketchup oder gewürzter Tomatensoße bedecken.
Das Ganze mit der anderen Hälfte der Zutaten wiederholen.
Abdecken und bei 200 °C Ober-/Unterhitze (oder 180 °C Umluft) ca. 1 ½ Stunden backen. Die letzten 15 Minuten ohne Deckel backen.
Wenn der Auflauf nach 45 Minuten zu trocken wirkt, noch mal ein paar Löffel Gemüsebrühe hinzugeben.

11

Gott sei Dank ist heute Vormittag viel Betrieb bei *Parkers*. Links und rechts vom Eingang stehen eine Kiste Kartoffeln, ein Korb Rüben und daneben ein Scheffel ungeschälte Maiskolben.

Ich weiß, ich weiß – die Bauern haben genug Mais zu essen. Aber wir Stadtbewohner nicht. Und Mais ist eine unverzichtbare Zutat für Flusskrebseintopf! Mais und kleine rote Kartoffeln. Außerdem habe ich es einfach nicht übers Herz gebracht, Florence Gage zurückzuweisen. Sie hat mit dem Mais einen Teil ihrer Rechnung beglichen.

Ich nicke den Kunden zu, während ich die Konservendosen zähle, die in Reih und Glied in den Regalen stehen. Nicht eine Dose wagt es, aus Generalin Pinkies Aufstellung auszubrechen. Nachdem wir Pinkie aufgenommen hatten, hat sie sich ein paar Tage lang ausgeruht, bis ihre blauen Flecken verblasst waren. Gestern habe ich sie dann zum ersten Mal in den Laden mitgenommen.

Pinkie hat etwas an sich, das ich nicht erklären kann. Es fühlt sich an, als würde Gott mir sagen, dass es in Ordnung sei, Pinkie bei uns aufzunehmen. Ich habe meinen Frieden damit. Ich weiß einfach, dass sie zu uns gehört. Pinkie hat mich gefragt, was Barry wohl davon halten wird, dass sie schwanger ist. Daraufhin habe ich ihr erzählt, dass Barrys Vater gestorben ist, bevor er geboren wurde. Eine Mutter ohne Ehemann ist somit nichts Ungewöhnliches für ihn. Mehr braucht er gar nicht zu wissen. Allerdings werden die Frauen und auch einige Männer der Stadt wahrscheinlich nicht so gut auf Pinkies Umstände reagieren.

Pinkie hat ihr Wort gehalten, für mich arbeiten zu wollen. An ihrem ersten Arbeitstag hat sie sofort die Regale in Angriff genommen und alle Dosen in Reih und Glied aufgestellt. Dabei habe ich bemerkt, dass Pinkie schlechte Augen hat. Sie muss die Dosen nahe an ihr Gesicht halten, um die Etiketten lesen zu können. Ich werde den Doc um Rat fragen. Er denkt, dass Pinkie etwa im sechsten Monat schwanger ist. Vielleicht auch erst im fünften. Das ist bei ihrer schmalen Figur schwer zu sagen. Auf jeden Fall nimmt der Doc an, dass das Baby Ende Februar oder Anfang März zur Welt kommen wird.

Ich weiß noch nicht, was wir mit einem Baby im Haus tun werden. Aber Barry will nichts davon hören, dass Pinkie uns verlässt. Er spielt immer noch den barmherzigen Samariter. Und um ehrlich zu sein, wüsste ich auch nicht, wo die junge Frau sonst hingehen sollte. Ihre Mutter ist gestorben, als Pinkie vier Jahre alt war. Sie hat niemanden außer ihrem Vater und ich weigere mich, sie zu einem Mann zurückzuschicken, der sie nur wieder schlagen würde. Ich schlucke schwer, während ich die Seite meiner Inventurliste umblättere. Nein, wir werden schon zurechtkommen … irgendwie.

Zugegeben, ich bin mit Pinkies Arbeit sehr zufrieden. Da ist nicht eine Falte in den Mehlsäcken und kein einziges Zuckerkörnchen wagt es, lose herumzuliegen. Duchess und ich waren erstaunt, wie schnell und gründlich Pinkie den Besen geschwungen hat. Und ich weiß, dass meine Schwester heilfroh war, diese Aufgabe abgeben zu können.

Dieser Ort ist mein Zuhause. Ich habe das Gefühl, dass es meine Bestimmung ist, den Lebensmittelladen zu führen. Und solange ich *Parkers* habe, kann ich meine kleine Familie ernähren. Als ich an den Kartoffeln vorübergehe, erinnert mich ihr erdiger Geruch daran, wie ich früher mit meinem Vater auf der Farm gearbeitet habe. Es wäre so schön, wenn Barry das auch erleben könnte. Er liebt Tiere. Aber das tut jetzt nichts zur Sache, denn wenn ich meinen Laden behalten will, steht mir eine unangenehme Aufgabe bevor.

Ich gehe ins Büro, wo meine Schwester gerade die Geschäftsbücher studiert. Anders als im Laden riecht es hier nach Papier und Tinte. Und nach Rechnungen. Und unbezahlten Krediten.

Leise schließe ich die Tür. Als Duchess aufblickt, wird ihr schönes Gesicht durch ein leichtes Stirnrunzeln getrübt.

Ich setze mich auf die Tischkante. „So, ich habe die Steuer jetzt an den Staat geschickt. Dieses Jahr haben wir es geschafft, aber nur, weil du meinen Schmuck trotz Krise verkaufen konntest."

Duchess nickt und senkt den Blick wieder auf die Bücher. „Gern geschehen."

Meine Beine können einfach nicht stillhalten. Unruhig rutsche ich vom Tisch und beginne, auf und ab zu laufen. „Aber nächstes Jahr werden wir es vielleicht nicht schaffen. Pinkie gehört ja jetzt auch zu unserem Haushalt. Ich muss Cals Betrügereien ein Ende setzen. Sofort."

Besorgt schaue ich durchs Fenster. Mein Marktleiter steht hinter der Fleischtheke und zerkleinert Rind- und Schweinefleisch für Alice Wiggins – wenn er Pinkie nicht gerade böse Blicke zuwirft. Alices Mann Joe Bob, der Besitzer von *Wiggins Futter & Saatgut*, liebt Hackauflauf. Aus diesem Grund bereitet seine Frau jeden Mittwochabend einen für ihn zu. Alice gehört zu den wenigen Kunden, die jede Woche ihre Rechnungen bezahlen.

Als könne Duchess meine Gedanken lesen, schlägt sie den Teil des Buchs auf, in dem die Lieferantenkredite vermerkt sind. „Wir müssen auch hiergegen etwas unternehmen, Maggie. Sonst bist du in weniger als sechs Monaten pleite."

Ohnmächtig starre ich auf die lange Liste von Kunden, bei denen die Spalte mit der Überschrift *Bezahlt* vollkommen leer ist. „Wann haben diese Leute zuletzt ihre Rechnungen bezahlt?"

Meine Schwester blättert eine Seite zurück. „Im April … Manche aber auch schon seit über einem Jahr nicht mehr." Duchess deutet auf Nellie Taggarts Namen und presst die Lippen zusammen. „Sie gehört auch dazu, dabei schmeißt sie selbst alle Mieter raus, die länger als eine Woche nicht bezahlen. Hat Sadie mir erzählt."

Langsam steigt ein Brennen aus meiner Magengrube auf. Ich öffne eine Schublade und hole ein Tütchen *ENO*-Antazidum hervor. Das brauche ich jetzt, bevor ich Cal zur Rede stelle. Ich werde nicht zulassen, dass Big Jim dank Cal recht behält. Wenn ich untergehe, soll es mein eigener Verdienst – oder besser gesagt, mein eigenes Versagen – sein.

„Bin gleich zurück. Ich muss was gegen mein Sodbrennen nehmen.“ Mit einer Blechtasse in der Hand gehe ich nach draußen zur Pumpe. Als ich die Tasse mit Wasser gefüllt habe, löse ich das Mittel darin auf, bevor ich es langsam trinke. Mir ist bewusst, dass ich den bevorstehenden Konflikt aufschiebe. Es wird kein angenehmes Gespräch werden.

Dank *ENO* hört mein Sodbrennen bald auf … vorerst. Ich atme tief durch. Es ist Zeit. Zurück im Büro beobachte ich eine Weile das Geschehen im Laden. Als Cal in meine Richtung blickt – ich frage mich, was er gerade vorhatte –, deute ich ihm, ins Büro zu kommen.

Einen Augenblick später tritt er ein. „Sie wollten mich sprechen?“ Seine fleckige Schürze riecht nach rohem Fleisch und Blut.

„Ja, Cal. Bitte setzen Sie sich.“ Mein Magen kann sich nicht entscheiden, ob er vor Wut kochen oder sich vor Angst zusammenziehen soll. *ENO* lässt mich nun doch im Stich.

Cal setzt sich und starrt grimmig zu Duchess hinüber, die mir das Geschäftsbuch reicht. „Was hat sie mit meinen Büchern zu schaffen?“

„Erstens sind das nicht Ihre Bücher, sondern meine. Und Duchess ist nicht nur meine Schwester, sondern auch ein Ass in der Buchhaltung, Cal. Können Sie sich denken, was sie gefunden hat?“

Mein Verdacht wird bestätigt, als Cal blass wird.

„Und dann ist da noch das Problem mit den Krediten, die üb–“

Er springt auf. „Moment mal –“

Energisch hebe ich die Hand. „Nein, Sie hören *mir* jetzt mal einen Moment zu. Und setzen Sie sich.“ Ich warte schweigend, bis er wieder sitzt. „Sie hatten nicht das Recht, die Kunden länger als drei Monate lang anschreiben zu lassen. Das wurde bei *Parkers* immer schon so gehandhabt. Wie sollen wir im Geschäft bleiben, wenn wir keine Einnahmen haben und Sie auch noch Geld unterschlagen?" Cal reißt die Augen auf und wird kreidebleich. „Duchess hat ausgerechnet, wie viel Sie insgesamt gestohlen haben. Es ist mehr als ein ganzes Jahresgehalt. Sie können von Glück reden, dass ich Sie nicht anzeige. Aber Sie sind gefeuert, Cal. Sie können jetzt gehen."

Cal zögert, als überlege er, was er jetzt tun soll. Seine Hände sind zu Fäusten geballt. Duchess erhebt sich mit so viel Anmut, dass ich sie nur bewundern kann. Dann hält sie Cal die Tür auf. Er starrt uns mit hasserfülltem Blick an.

„Das wird Ihnen noch leidtun. Sie können mich nicht einfach so feuern. Ich arbeite für ..." Cal presst die Lippen zusammen und stürmt wütend aus dem Büro in Richtung Ausgang. Mitten im Laden bleibt er stehen und wendet sich mit einem fiesen Grinsen zu uns um. Dann macht er einen Schritt zur Seite und stößt die Dosen mit Schweinefleisch und Bohnen um.

Pinkie, die an der Kasse steht, und die drei Kunden, die gerade mit ihren Einkäufen in der Schlange warten, starren Cal mit offenem Mund hinterher. Soll ich jetzt dankbar sein für die Zeugen oder im Boden versinken? Ich entscheide mich für Ersteres.

Duchess kommt aus dem Büro. „Wenn das schon alles war, dann werden wir's überstehen. Aber ich frage mich, was er eben sagen wollte. Für wen arbeitet er, wenn nicht für dich?"

Na, für wen wohl ... „Big Jim! Weißt du, mir ist eingefallen, dass Big Jim mich früher alle paar Monate um Geld gebeten hat. Da er Jimmys Vater ist, habe ich es ihm gegeben. Es war nicht viel und der Laden ist schließlich Big Jims Lebensunterhalt gewesen. Aber in letzter Zeit hat er mich nicht mehr gefragt. Vielleicht hat Cal ihm das Geld gegeben."

Duchess geht in die Hocke und stellt die erste Dose an ihren Platz zurück. „Das mag sein, aber es ist trotzdem Diebstahl. Und Cal hat ganz bestimmt auch etwas für sich behalten."

Ich kauere mich ihr gegenüber hin, um die andere Seite des Dosenturms wiederaufzubauen. Da ich nicht will, dass die Kunden mich hören und zu tratschen beginnen, flüstere ich: „Ich habe sowieso keine Beweise außer den Änderungen in den Büchern und der Tatsache, dass zu wenig Geld da ist.“ Mit zusammengebissenen Zähnen fahre ich fort: „Es ärgert mich nur, dass er mich für dumm genug hielt, um nicht herauszufinden …“

Ernüchtert lasse ich mich auf mein Hinterteil fallen. Cal hatte recht. Wenn meine Schwester nicht gewesen wäre, hätte er mich ausnehmen können wie eine Weihnachtsgans.

„Duchess, wenn wir hier fertig sind, erstellst du bitte eine Liste mit den Namen aller Kunden, die ihre Rechnungen seit über drei Monaten nicht beglichen haben. Wenn sie Bauern sind, können wir verhandeln. Ich bin ja nicht ohne Mitgefühl.“

„Nein, das bist du nicht.“ Als sie den Arm ausstreckt, um meine Hand zu tätscheln, wirft sie alle Dosen wieder um. Einen Augenblick lang starren wir einander mit offenem Mund an, dann beginnen wir zu kichern.

Gemeinsam können meine Schwester und ich stark sein! Ich hoffe bloß, dass das reicht.

***

Es hat Nachteile, in einer so kleinen Stadt wie Rivers End zu leben. Neuigkeiten verbreiten sich wie ein Lauffeuer. Das kann gut oder schlecht sein, je nach Neuigkeit und Blickwinkel. So zurückhaltend, wie meine Kunden heute sind, hat es sich wohl herumgesprochen, dass ich Cal gefeuert habe und jetzt die überfälligen Kredite einfordere.

Ich nehme an, dass auch reichlich über Pinkie spekuliert wird. Jedenfalls werfen ihr viele Kunden missbilligende Blicke zu – ebenso wie mir. Auch daran gebe ich Cal die Schuld. Als Pinkie zum ersten Mal mit Duchess und mir in den Laden gekommen ist, durfte ich mir ganz schön was von Cal anhören. Er hat sie eine Tochter des Bösen genannt, ein schamloses Luder und so weiter. Der Mann hat sogar behauptet, dass Pinkie Unglück bringe, weil sie ein Albino ist. Die meisten Vorurteile sind auf Unwissenheit zurückzuführen und davon hat Cal eine ganze Menge. Er hat mich aufgefordert, Pinkie zurück in die Gosse zu werfen, wo sie hergekommen sei. Barry würde aus der Haut fahren! Und mich würde das schlechte Gewissen plagen, wenn ich eine solche Heuchlerin wäre.

Gerade läuft Sadie am Schaufenster vorbei. Sie beugt den Kopf in den Wind, als wolle sie ihn aus dem Weg schieben. Als sie die Tür öffnet, klingelt das Glöckchen und alle Kunden drehen die Köpfe, um zu sehen, wer reingekommen ist. Cora Cook rümpft verächtlich die Nase und tuschelt Nellie Taggart etwas ins Ohr. Cora kennt Sadie schon ihr Leben lang, aber sie kommt einfach nicht über ihre blinden Vorurteile hinweg.

Na, die wird Augen machen, wenn sie gleich versuchen wird, den Sack Maismehl in ihrer Hand anschreiben zu lassen! Cora steht auf der Liste mit den Kunden, denen kein Kredit mehr gewährt wird. Sie hat ihre Rechnungen schon seit fast acht Monaten nicht mehr beglichen. Sogar Helen Ivey hat letzten Monat wenigstens einen Dollar abbezahlt. Und diese Woche hat sie Eier als Gegenleistung mitgebracht.

Sadie lässt die Frauen links liegen, nimmt mich am Ellenbogen und führt mich sanft ins Büro. Auf dem Weg wende ich mich zu Duchess um und deute ihr, Pinkie zu helfen. Dann schließt Sadie die Tür hinter uns. Heute trägt sie eine weit geschnittene Hose und eine kurze Jacke.

„Es war richtig von dir, Cal zu feuern. Aber jetzt erzählt er überall herum, dass du die Kredite streichst, ohne deine Gründe zu erklären. Manche Leute sind ziemlich verärgert. Andere sind schlau genug, um zu verstehen, dass du den Laden schließen müsstest, wenn du keine Einkünfte hast.“

„Überrascht mich kein bisschen. Cals Stolz ist verletzt. Wenn Big Jim ihn gefeuert hätte, wäre Cal auch wütend, aber sein Stolz wäre unversehrt. Es ärgert ihn, dass eine Frau ihn auf frischer Tat ertappt hat." Sadie scheint besorgt zu sein. „Denkst du, dass wir mit Ärger rechnen müssen?"

„Ich bin nicht sicher, aber ich werde Augen und Ohren offen halten. Du solltest das Gleiche tun. Bis heute Abend dann."

Ich habe fast vergessen, dass heute unser wöchentlicher Spieleabend ist. Während unsere Bridgeabende einmal im Monat stattfinden, hat meine Schwester einen zusätzlichen Spieleabend eingeführt, als sie zu uns gezogen ist. Momentan nehmen nur Sadie, Pinkie, Duchess und ich daran teil. Und heute bin ich an der Reihe, das Spiel auszusuchen. Ich werde Spades wählen, das ist einfacher als Bridge. Ich kann mich derzeit nicht gut konzentrieren, weil ich immerzu an die Finanzen des Ladens denken muss. Und an die Kunden, die ich jetzt dazu bringen muss, ihre Rechnungen zu bezahlen.

Während Sadie stehen bleibt, um mit Pinkie zu plaudern, kehre ich an die Ladentheke zurück. Kurz darauf kommt Nellie Taggart mit dem Bollerwagen ihres Sohns an die Kasse. Sie hat Sadie und mich beobachtet und vermutlich versucht, uns zu belauschen. Ihr Wagen ist bis oben hin mit Lebensmitteln gefüllt.

Fast tut Nellie mir leid. Da sie kein Auto hat, um in eine andere Stadt zu fahren, muss sie die Lebensmittel für ihre Mieter bei mir kaufen. Wenn ich aber an ihre Vorurteile denke, hört mein Mitgefühl auf. Ohne Pinkie würden Duchess und ich die Arbeit nicht schaffen. Das Gleiche gilt für Sadie. Seit ich Cal entlassen habe, hilft sie im Laden aus – und das unbezahlt. Sadie sagt, sie hätte sowieso nichts Besseres zu tun. Ihren Job bei der Bank hat sie ein paar Monate vor dem Börsenkrach aufgegeben. Ich weiß nicht, wie es ihr finanziell geht, aber sie scheint zurechtzukommen. Für mich ist Sadie ein Geschenk des Himmels!

Ich atme tief durch. „Es tut mir leid, Nellie, aber Sie sind sieben Monate im Rückstand. Ich kann Ihnen keinen Kredit mehr geben, bis Sie mit den Zahlungen nachgekommen sind."

Nellie plustert sich auf wie ein Gockel – bereit, loszukrähen. „Ich habe schon in diesem Laden eingekauft, bevor *Sie* hierhergezogen sind, Missy. Sie mit Ihrer Vorliebe für die Gesellschaft von Sündern. Ich möchte wissen, was Big Jim davon hält."

Mit verschränkten Armen erwidere ich: „Dieser Laden gehört mir, Nellie. Nicht Big Jim. Er hat hier nichts zu sagen. Und außerdem lassen Sie Ihre Mieter doch auch nicht lange bei sich wohnen, wenn sie nicht bezahlen."

Ihre Augen werden schmal und sie presst die Lippen zusammen. „Das werden wir ja sehen." Trotzig kippt sie ihren Wagen um, sodass alle Lebensmittel auf den Boden kullern. Dann wirft sie den Kopf in den Nacken und wendet sich zum Gehen. Doch als sie gerade die Tür erreicht, landet plötzlich eine Tomate an ihrem Hinterkopf. Saft und Kerne bleiben in Nellies Haaren kleben und tropfen ihr den Nacken hinunter.

Ich beiße mir auf die Lippe, um nicht zu lachen. Offenbar kann Sadie immer noch sehr gut zielen. Ohne die Tür zu schließen, flieht Nellie aus dem Laden, während sie den Wagen über die holprige Straße hinter sich her zerrt. Als ich mich umdrehe, sehe ich, dass Sadie und Pinkie entgeistert meine Schwester anstarren, die verschmitzt grinst.

Duchess? „Du hast doch nicht etwa …"

Sadie lacht laut auf. „O doch, das hat sie."

„Ich weiß, wie sich das anfühlt", sagt Pinkie, die immer noch zu der Tür schaut, durch die Nellie verschwunden ist. „Ich wurde schon oft mit Tomaten beworfen. Aber meistens mit faulen."

Sadie legt Pinkie den Arm um die Schulter. „Du und ich haben viel gemeinsam. Aber Nellie fordert das schon seit einiger Zeit heraus – lange, bevor du hergekommen bist. So, und jetzt lasst uns wieder an die Arbeit gehen."

Sie fährt fort, eine Kiste mit *Oxydol*-Waschmittel auszupacken. In der Nähe stehen Kartons mit Seife von *Lux* und braune Flaschen *Pure* bereit, um in die Regale geräumt zu werden.

Pinkie geht auf meine Schwester zu. „Danke. Es hat sich noch nie jemand so für mich eingesetzt."

Duchess legt einen Arm um sie und schenkt ihr ein breites, selbstgefälliges Grinsen. „Wenn wir Frauen zusammenhalten, sind wir stärker als Leute wie Nellie."

„Ich bin stolz auf dich, dass du dich durchgesetzt hast, Maggie", sagt Sadie mit einem Kopfnicken zu der Tür, durch die Nellie geflohen ist. Pinkie schließt sie gerade. „Ich frage mich, was sie uns heute zum Abendessen servieren wird."

Ich stupse Sadie an. „Du kannst bei uns essen, es gibt Makkaroni-Röllchen."

„Fantastisch. Und Nellie darf in den sauren Apfel beißen."

Rezept

Makkaroni-Röllchen

200 g Makkaroni
Räucherschinken in dünnen Scheiben
Meerrettich, frisch oder gerieben im Glas,
Menge nach Geschmack
Geriebener Käse
½ Tasse Milch
Gewürze nach Geschmack
Ananas nach Wunsch

Makkaroni kochen und in kleine Stücke schneiden (ca. ½ cm). Dann den Räucherschinken (2 Lagen) mit Makkaroni, Meerrettich und Käse belegen.

Die Schinkenscheiben aufrollen und in einer gefetteten Ofenform schichten. Milch und Gewürze verquirlen und zu den Röllchen geben.

Bei 175 °C Ober-/Unterhitze 35 Minuten backen. Heiß servieren.

Nach Wunsch gehackte Ananas auf den Röllchen verteilen oder separat dazureichen.

12

Jetzt sind es nur noch zwei Tage bis Weihnachten. Obwohl das Geld knapp ist, bin ich fest entschlossen, angemessen zu feiern. Na gut, „knapp" ist untertrieben. Eigentlich haben wir nichts mehr. Die Geschenke sind also selbst gemacht, aber dafür ist die Wohnung von Liebe, Lachen und Geheimnissen erfüllt.

Ich nehme den letzten Topf aus der Spülschüssel und reiche ihn Duchess, damit sie ihn abtrocknen kann. „Sobald wir das Geschirr weggeräumt haben, gehen wir unseren Weihnachtsbaum holen!" Wenigstens etwas, das wir uns leisten können. Es gibt mehr als genug Bäume im Wald – und sie kosten nichts.

„Kommen Mr Wade und Ozzie auch mit?", fragt Barry. Dann erklärt er Duchess und Pinkie: „Wir gehen immer zusammen. Mr Wade haut die Bäume um und ich und Ozzie schleppen sie nach Hause."

„Ozzie und ich", korrigiert Duchess ihn sanft.

„Nein, Tante Duchess, du kannst doch keinen Baum schleppen. Ich und Ozzie machen das."

Pinkie stellt den abgetrockneten Topf ins Regal und unterbricht die beiden: „Egal. Lasst uns jetzt einen Zahn zulegen."

Wir eilen nach oben und schnappen uns unsere Pullover. Nach dem Kälteeinbruch an Thanksgiving ist das Wetter zwar wieder milder geworden, aber da die Temperaturen sich um die 15 °C bewegen, werden wir die Pullis im schattigen Wald brauchen.

Es klopft an der Tür. „Komm ruhig rein, Ozzie", rufe ich über die Schulter, während ich meinen Pullover falte.

Doch als die Tür aufgeht, steht weder Ozzie noch Wade davor, sondern Big Jim. Er macht ein finsteres Gesicht. Schnell packe ich ihn am

Ellenbogen und schiebe ihn zur Tür hinaus. Ich werde nicht zulassen, dass er uns diesen Tag vermiest.

„Was soll das?“, blafft er, während er seinen Arm losreißt. Das frage ich mich auch – Big Jim läuft mit einem nigelnagelneuen Tweedjacket herum, während sein Enkel keine einzige passende Jacke mehr hat.

„Ich nehme nicht an, dass du hier bist, um mit uns einen Weihnachtsbaum holen zu gehen. Und ich möchte nicht, dass du Barry die Laune verdirbst.“

Er wirft einen verstohlenen Blick auf die geschlossene Tür. „Dann solltest du mal über dein Verhalten nachdenken. Was hast du dir dabei gedacht, Cal zu feuern? Er hat über zwanzig Jahre lang für mich gearbeitet.“

„Schön für ihn. Er hat auch über sieben Jahre lang für *mich* gearbeitet. Ich habe ihn entlassen, weil er die Bücher gefälscht hat. Außerdem hat er einige Kunden seit über sechs Monaten anschreiben lassen. Manche sogar seit über einem Jahr.“

„Du würdest gut zurechtkommen, wenn diese Missgeburt und deine Schwester nicht unter deinem Dach wohnen würden. Sie nehmen meinem Enkel Essen und Geld weg.“

Kampflustig stemme ich die Hände in die Hüften. „Du sagst also, dass ich Pinkie und Duchess auf die Straße setzen und Cal wieder einstellen soll, damit er mich weiterhin bestiehlt? Du glaubst ja wohl selbst nicht, dass ich das mache.“

Big Jim fuchtelt mir mit dem Finger vor der Nase herum und ich muss mich zurückhalten, um nicht hineinzubeißen.

„Maggie, wenn du nicht auf mich hörst, werde ich meinen Anwalt bei diesem neuen Kinderschutzding anrufen lassen. Dann kommt Barry in meine Obhut. Du setzt ihn einem sündigen Lebenswandel aus.“

Auf keinen Fall werde ich Big Jim sehen lassen, wie sehr mich das Wort *Anwalt* erschrickt. Entschlossen zeige ich in Richtung Treppe. „Raus hier! Du weißt gar nichts über Pinkie oder was ihr zugestoßen ist. Sogar Pfarrer Gordon sagt, dass es richtig war, sie aufzunehmen.“

Unsicherheit huscht über sein hasserfülltes Gesicht, aber nur für einen Augenblick. Dann kehrt der hässliche finstere Ausdruck zurück. „Du suchst also Streit. Dann werde ich eben das Schlupfloch nutzen, das mein Anwalt gefunden hat.“ Wütend setzt er sich den Hut wieder auf den Kopf und stampft die Treppe hinunter.

Was für ein Schlupfloch, zum Kuckuck? Noch immer wusste ich nicht, was er meinte.

Halte die andere Wange hin.

Ich weiß nicht, woher diese Eingebung kam – von Gott oder meinem Gewissen. Aber die Idee war gut. So nimmt man dem Feind den Wind aus den Segeln. Und wenn ich Big Jim eine Frage stelle, bedeutet das nicht, dass ich klein beigebe.

„Übrigens“, rufe ich ihm nach. „Wirst du an Weihnachten zu Hause sein?“

Er bleibt stehen und wendet sich mit verwirrter Miene zu mir um. Doch im nächsten Augenblick kehrt der zornige Ausdruck wieder auf sein Gesicht zurück und Big Jim verschwindet grummelnd nach draußen.

Dieser Mann ist wie ein störrischer Esel. Ich verstehe es einfach nicht – erst ist er wütend, dann ist er verwirrt, dann wieder wütend. Das lässt mich vermuten, dass er etwas zu verbergen hat. Wenn ich wüsste, was es ist, könnte ich Big Jim vielleicht Einhalt gebieten.

Plötzlich öffnet Barry hinter mir die Tür. „Mama?“ Als ich mich umdrehe, rennt er in meine Arme. „Warum hasst Granddaddy alle Menschen?“

„Ach, Schatz.“ Ich gehe in die Hocke und sehe ihm in die Augen. „Er hasst nicht alle Menschen. Er ist nur … verwirrt, glaube ich.“

„Hey, seid ihr bereit?“, ruft Wade. Wie gut, dass er uns unterbricht und Barry von seinem Großvater ablenkt. Für den Moment. „Auf geht's! Duchess, Pinkie, wir gehen einen Baum fällen.“

Fröhlich lachend und plaudernd überqueren wir die Straße zum Bahnhof, wo wir uns mit Sadie, den Mobleys und den Wiggins treffen. Joe Bob Wiggins hat seinen Pferdewagen mit Heu ausgelegt und seine beiden Pferde eingespannt. Alles ist startklar. Barry und Ozzie haben Karotten mitgebracht und gehen noch schnell die Pferde füttern. Dann klettern wir alle in den Wagen.

Wade und Joe Bob helfen Pinkie beim Einsteigen. Dabei lässt Wade seine Hand ein wenig länger auf Pinkies verweilen. So, so.

Während ich es mir im Heu bequem mache, beobachte ich Pinkie, die ihrerseits Wade beobachtet. Ich habe schon immer gewusst, dass Wade ein vorbildlicher Christ ist, der niemanden verurteilt und in jedem Menschen nur das Beste sieht. Und in Pinkie scheint er viel Gutes zu sehen – er kümmert sich jedenfalls sehr um sie. Die junge Frau weckt anscheinend seinen Beschützerinstinkt.

Ich wende meine Aufmerksamkeit wieder den Jungen zu, die jetzt in Hochstimmung sind. Die Glöckchen am Geschirr der Pferde klingeln fröhlich und verleiten uns dazu, *Jingle Bells* anzustimmen. Wir haben zwar keinen Schnee, aber das tut unserer Stimmung keinen Abbruch. Die Jungen wetteifern darum, wer am lautesten singen kann. Nach ein paar Minuten fährt der Wagen an Big Jims Haus vorbei. Faylene und Bessie Mae sitzen auf der Veranda und winken uns zu.

„Mama?“, fragt Barry. „Bringen wir Grandma auch einen Baum mit?“

„Aber natürlich. Wir werden Weihnachten wie immer bei ihr verbringen.“

„Warum holen wir dann einen Baum für unsere Wohnung?“

Ich stütze mich mit einer Hand an der Seitenwand ab und ziehe Barry mit der anderen leicht am Ohr. Er kichert. „Na, weil Santa einen Baum braucht, um dein Geschenk drunterzulegen, oder nicht?“ Es ist mir gelungen, zwei Dollar zusammenzukratzen, um Barry ein Geschenk zu kaufen. Leider reicht es nicht für das Modellflugzeug, das er sich wünscht. Aber er wird sich auch über ein Spielzeugauto freuen.

„Bei uns zu Hause? Wirklich?“ Als Barry begreift, dass es dieses Jahr eine doppelte Bescherung für ihn geben wird, ruft er: „Juhu, Mama! Ich liebe Weihnachten!“ Dann wirft er etwas Heu in die Luft und grinst Ozzie an. „Du und Mr Wade kommt doch an Heiligabend zu uns, oder?“

„Warum nicht? Machen wir doch immer so.“

Ozzies Logik ist unschlagbar. Er wird bestimmt einmal Ingenieur oder Anwalt werden.

Anwalt. Bei diesem Wort verkrampft sich mein Magen. Aber ich werde nicht zulassen, dass Big Jim uns die Feiertage verdirbt! Stattdessen beginne ich, *Over the River and Through the Woods* zu singen. Die anderen stimmen sofort mit ein.

Fröhlich winken wir allen Freunden zu, an deren Häusern wir auf dem Weg aus der Stadt vorbeifahren. Kurze Zeit später erreichen wir den Waldrand.

„Letztes Jahr“, erzählt Wade, „haben Joe Bob und ich ein paar Sandkiefern gefunden und sie zurechtgestutzt. Ich hoffe, dass sie noch da sind. Wenn, dann werden wir prächtige Weihnachtsbäume haben – noch schöner als die Tannen, die sie drüben in Jesup verkaufen.“

„Wo sind die Bäume, Mr Wade?“, fragt Barry, während er neben dem Vater seines besten Freundes auf und ab hüpft.

In solchen Momenten wünsche ich mir, dass Jimmy bei uns wäre.

„Wenn du in diese Richtung schaust“, sagt Wade und zeigt nach Nordwesten, „müsstest du sie sehen.“

Ich bin Wade sehr dankbar, dass er sich so viel Zeit für meinen Sohn nimmt.

„Ich sehe einen!“, brüllt Ozzie nach einer Weile. „Da, siehst du, Barry?“

Sobald Joe Bob die Pferde mit einem „Brr!“ angehalten hat, springen die Jungen hinten vom Wagen.

Die Männer helfen uns Frauen beim Aussteigen, dann stapfen wir über eine dicke Schicht Kiefernnadeln auf die Bäume zu. Bei jedem Schritt steigt der würzige Geruch des Waldes zu uns auf. Während ich den Duft tief einatme, werde ich von Dankbarkeit erfüllt, an diesem schönen Ort wohnen zu dürfen. Das Leben meiner Cousinen in der Stadt mag einfacher sein, aber dafür gibt es hier so viele andere Vorteile.

Die Bäume, die Joe Bob und Wade zurechtgestutzt haben, sind wirklich schöner und voller als die in den Geschäften. Und sie sind frisch. Es widerstrebt mir eigentlich, sie zu fällen, aber sie werden nicht so schön bleiben, wenn wir sie im Wald stehen lassen. Ich beuge mich vor und schnuppere an den Nadeln. Kiefern haben einen sehr kräftigen Duft. Die Wohnung wird wundervoll riechen.

Die Männer holen ihre Äxte und fällen dann für jede Familie einen Baum. Sadie wird sich einen mit uns teilen, weil Nellie keine Bäume in den Zimmern der Pension erlaubt.

Pinkie hat die Hände unterm Kinn gefaltet. Da sie mindestens genauso begeistert aussieht wie Barry und Ozzie, frage ich sie: „Hast du noch nie einen Weihnachtsbaum geholt, Pinkie?"

„Wir hatten nie einen. Das Einzige, was mein Vater gefeiert hat, war der Ertrag seiner Destille."

„Und als deine Mutter noch gelebt hat?"

Traurig schüttelt sie den Kopf. „Wenn Mama Geld für etwas anderes als Lebensmittel ausgegeben hat, hat Daddy sie geschlagen. Sie durfte mir nicht mal was schenken. Einmal hat sie's versucht, indem sie ein altes Kleid von sich genommen und es für mich umgenäht hat." Pinkie verzieht das Gesicht. „Daddy hat es aus reiner Bosheit ins Feuer geworfen."

Warum sind manche Männer wie Wade und Joe Bob, während andere wie Pinkies Vater und Big Jim sind?

Ich lege den Arm um Pinkie. „Dieses Jahr wirst du schöne Weihnachten haben, meine Liebe. *Wir* wissen, wie man den Geburtstag des Heilands feiert."

***

In den Tagen vor Weihnachten wird in unserer kleinen Wohnung viel geflüstert und Geheimnisse liegen in der Luft. Unser Zuhause bietet jetzt zwar nicht mehr viele Rückzugsorte, aber dafür ist es von Liebe und Lachen erfüllt. Pinkie und Barry sind unten in der Küche und hecken heimlich etwas aus. Meine Schwester und ich dürfen den Raum nicht betreten. Ich bin dabei, eine Geschichte für Barry zu schreiben, in der er die Hauptfigur ist. Und Duchess näht in letzter Zeit sehr viel. Sie hat einige ihrer Kleider und ein paar Mäntel aus ihrer Truhe im Lagerraum geholt und angefangen, sie aufzutrennen.

Da Barry und Pinkie es nicht erwarten konnten, haben wir den Baum geschmückt, sobald wir ihn aufgestellt hatten. Die zwei mundgeblasenen Glaskugeln, die ich noch von unserer Ururgroßmutter habe, hängen weit oben im Baum und glitzern im Lampenlicht. Der restliche Baumschmuck ist aus Papier. Am liebsten mag ich das kleine schiefe Herz, das Barry vor zwei Jahren für mich ausgeschnitten und verziert hat. Die Ketten aus Popcorn und Cranberrys, die wir in die Zweige hängten, verliehen unserem Baum den letzten Schliff. Als wir fertig waren, verkündete Barry, dass unser Weihnachtsbaum wirklich prächtig sei.

„Maggie?“ Duchess legt ihre Näharbeit beiseite. „Ich höre Mr Bud pfeifen. Ich geh schnell nachsehen, ob er Post für uns hat. Hoffentlich ist ein Brief oder eine Weihnachtskarte von einer meiner Freundinnen aus Atlanta dabei.“ Ihr Seufzen weckt mein Mitgefühl.

Ich lege vorsichtig den Stift weg, um die Tinte nicht zu verschmieren. „Vielleicht schämen sie sich für ihre Verluste, Duchess. Abgesehen von ein paar Superreichen haben die meisten gar nichts mehr.“ Da die Nachmittagssonne langsam hinter den Bäumen verschwindet, stehe ich auf, um die Jalousien zu schließen. „Und Mr Alden war vielleicht nicht der Einzige, der … der …“

Meine Schwester schüttelt den Kopf und lächelt mich traurig an. „Ich habe auch von anderen gehört. Deshalb bin ich umso dankbarer, Barry und dich zu haben, Magnolia. Dank euch versinke ich nicht im

Selbstmitleid. Ich trauere um meinen Mann, aber meinem früheren Leben trauere ich nicht hinterher." Ihr Lächeln wird fröhlich. „Ich mag die Person, zu der ich geworden bin."

Dafür hat sie eine Umarmung verdient, die sie auch bekommt. „Ich auch, Duchess. Du bist mir eine größere Hilfe, als dir bewusst ist. Cal hätte mich ausgenommen wie eine Weihnachtsgans, wenn du nicht gewesen wärst. Dann geh mal die Post holen."

Für eine Weile herrscht Stille in der Wohnung. Plötzlich wird mir bewusst, wie sehr ich mich daran gewöhnt habe, Duchess und Pinkie um mich zu haben. In den wenigen Wochen, seit sie hier wohnen, sind sie beide ein nicht mehr wegzudenkender Teil meines Lebens geworden. Duchess und Pinkie regen meine Kreativität an. Sie sind sozusagen meine Musen.

Die Tür fliegt auf und Duchess stürmt herein, während sie mit einem Umschlag in der Hand wedelt. „Maggie! Ein Brief aus Lawrenceville. Vom *News Standard.* Schnell, mach ihn auf!" Sie drückt ihn mir in die Hand.

Mit pochendem Herzen – *Bitte lass es keine Absage sein!* – reiße ich den Umschlag auf. Als ich den Brief auffalte, fällt ein Scheck heraus und flattert zu Boden.

„Geld!", ruft Duchess aus, während sie den Scheck aufhebt. Mit weit aufgerissenen Augen starrt sie ihn an. „Maggie, das sind 26 Dollar!" Sie hält mir das Blatt Papier unter die Nase. „Sieh doch!"

Während Duchess durchs Wohnzimmer tanzt, starre ich den Scheck an. 26 $ ist das Honorar für ein ganzes Jahr. Eine Geschichte pro Woche. Für 52 Wochen. Mr Evans wollte doch nur Geschichten für ein halbes Jahr kaufen. Ich hebe den Brief auf, der mir aus der Hand gefallen ist, als Duchess „26 Dollar" gerufen hat, und überfliege ihn.

„Lies vor! Was schreibt er?"

„Seine Leser lieben meine Gutenachtgeschichten und wollen mehr davon. Der Scheck ist die Vorauszahlung für eine Geschichte pro Woche für sechs Monate." Ich runzle die Stirn. „Das kann nicht sein. Wir haben 50 Cent pro Geschichte vereinbart."

Sie späht mir über die Schulter. „Es geht noch weiter. Da!" Duchess deutet auf den letzten Abschnitt.

„Ich zahle Ihnen 1 $ pro Geschichte, damit der *News Standard* die Exklusivrechte daran hat. In sechs Monaten können wir neu verhandeln. Willkommen an Bord, Maggie! Übrigens haben wir auch vor, Ihre Haushaltskolumne zu veröffentlichen. Fröhliche Weihnachten!"

Duchess zieht mich auf die Füße. „In der Tat fröhliche Weihnachten, Schwesterherz!"

In diesem Augenblick sind eilige Schritte auf der Treppe zu hören und kurz darauf platzen Barry und Pinkie zur Tür herein.

Mein süßer Junge hat die Augen ängstlich aufgerissen. „Wir haben Tante Duchess schreien gehört. Was ist passiert?"

Ich klopfe neben mir aufs Sofa und Barry setzt sich zu mir. „Nichts ist passiert, mein Schatz. Deine Mama hat nur gerade ganz viele Geschichten an die Zeitung in Lawrenceville verkauft. Und sie haben mir einen echten Scheck dafür geschickt."

„Deine Mama wird eine berühmte Schriftstellerin werden, Barry. In ganz Georgia", meint Duchess. Dann zieht sie Barry hoch und tanzt mit ihm durchs Zimmer.

Pinkie schaltet das Radio an und sucht einen Sender, der Musik spielt, während Duchess und Barry den Teppich zusammenrollen. Es ist ein köstlicher Anblick, Pinkie den Charleston tanzen zu sehen – mit ihrem dicken Bauch kann sie kaum die Beine heben. Fröhliches Gelächter schallt durch die Wohnung.

Gott ist gut! Er hat mir diesen Segen genau zur rechten Zeit geschickt. Jetzt kann ich Barry doch noch das Modellflugzeug kaufen. Und für Duchess und Pinkie werde ich je ein Fläschchen Parfüm besorgen. Obwohl – Ida Clare hat erzählt, dass sie ein paar neue Glockenhüte reinbekommen hat. Wenn sie nicht zu teuer sind, hole ich vielleicht einen für Pinkie – sie hat keinen einzigen Hut. Und Sadie, meiner langjährigen besten Freundin, möchte ich auch etwas schenken. Für Mama Faylene und Bessie Mae habe ich bereits etwas. Und ich habe Barry geholfen, ein Geschenk für seinen Großvater zu kaufen.

Als das Lied vorbei ist, hüpft Barry immer noch kichernd durch den Raum. „Was für eine glorreiche Zeit, Mama!"

Ich lächle etwas verhalten. Ich will weder Barrys Begeisterung dämpfen noch die der anderen, aber obwohl uns dieser Scheck weiterhilft, mache ich mir bereits Sorgen um den nächsten Steuerbescheid. Und um die Zukunft von *Parkers Lebensmittelladen*. Der Börsenkrach und die Bankenschließungen halten uns alle in eisernem Griff. Und mit jedem weiteren Tag schließt sich dieser etwas enger ...

***

Sobald die Bank öffnet, stehe ich in der Schlange, um den Scheck einzulösen. Wer weiß, ob und wie lange unsere Bank überhaupt noch offen bleibt? Heute Morgen warten fünf Leute vor mir in der Schlange. Nellie Taggarts Mann, Harry, und Oscar Saddler stehen hinter Karl vom *Farm Whistler*. Nellie plaudert mit Minnie Saddler, während die beiden auf ihre Männer warten. Großartig – zwei Frauen, die mich nicht leiden können!

O nein! Vor Harry steht auch noch Cal Llewellyn in der Schlange. Und als wäre das nicht genug, unterhält er sich mit Doyle Cook. Doyle gehört zu den *Good Old Boys* von Rivers End – einer eng verschweißten Gruppe von weißen Männern, die alte Werte und Traditionen über alles stellen. Obwohl es illegal ist, betreiben Doyle Cook und Harry Taggart immer noch eine Destille im Wald. Erstaunlicherweise ist diese Destille jedes Mal wie vom Erdboden verschluckt, wenn die Bundespolizei kommt. Dahinter steckt das gut funktionierende Netzwerk der *Good Old Boys*. Ich hoffe, dass Rosa, die Bankangestellte, sich beeilt und die beiden Männer fertig sind, bevor sie mich entdecken. Vielleicht sollte ich später wiederkommen.

Als ich gerade gehen will, ist Karl Fiedler fertig und verlässt die Bank. Im Vorbeigehen grüßt er mich, indem er sich an den Hut tippt. Ich lächele und beschließe, doch zu bleiben. Auch Doyle ist jetzt fertig und dreht sich um. Dummerweise entdeckt er mich.

„Na, sieh mal einer an! Wenn das nicht die kleine Maggie Parker ist. Nun, zufälligerweise weiß ich, dass Sie kein Bankkonto haben, Maggie. Was haben Sie also hier zu suchen?" Seine Hand schießt vor und entreißt mir den Scheck. Dann hält er das Papier hoch, sodass jeder es sehen kann. „‚Zu zahlen an Magnolia Parker. Sechsundzwanzig Dollar und null Cent.' Wofür ist das, Mag-no-lia?"

„Geben Sie das her!"

Cal lacht laut auf und reißt Doyle den Scheck aus der Hand. „Von einem Zeitungstypen. Was haben Sie dem denn verkauft, Maggie?"

Mein Herz hämmert wie verrückt. „Das geht Sie gar nichts an, Cal."

Doyle kichert hinter mir und spottet: „Ich wette, sie hat ihm ihre Dienste angeboten – und damit meine ich nicht ihre Schreiberei." Dann lacht er wie eine Hyäne.

Nellie und Minnie schnappen schockiert nach Luft.

Ich wirbele zu Doyle herum. „Ich habe ihm Geschichten verkauft."

Cal stellt sich auf die Fersen und blickt überheblich auf mich herab. „Deinen bolschewistischen Müll also. Weißt du, Doyle, Maggie hat mir nie eine Abfindung gezahlt. Ich finde, dass der Scheck mir zusteht. Was meinst du?"

„O ja, er gehört dir. Ohne Zweifel."

Ich versuche, mir den Scheck zu schnappen, aber Cal hält ihn hoch in die Luft.

Minnie und Nellie kichern spöttisch. Sie würden nicht so lachen, wenn eine von ihnen das Opfer wäre.

„Sie haben mir mehr als einen ganzen Jahreslohn geklaut, Cal. Ich schulde Ihnen gar nichts." Wieder strecke ich mich nach dem Scheck aus. „Außerdem steht mein Name drauf, nicht Ihrer. Sie können ihn gar nicht einlösen."

Rosa blickt von ihrer Arbeit auf und beobachtet uns fassungslos.

„Sie aber auch nicht, Maggie“, erwidert Cal mit einem heimtückischen Grinsen.

Dann reißt er den Scheck in zwei Teile. Entsetzt springe ich vor und bekomme eine Hälfte des Schecks zu fassen, doch Cal schmeißt die andere Hälfte auf den Boden und tritt mit der Ferse drauf.

„Jetzt hat sie die Hälfte von gar nichts“, meint Cal lachend. Dann schlendert er mit Doyle in Richtung Tür, während ich mich bücke, um das zerknitterte und zerrissene Stück Papier aufzuheben. „Mehr sind ihre Dienste wahrscheinlich auch nicht wert. Sie besteht ja nur aus Haut und Knochen.“

Als ich mich wieder aufrichte, schnaubt Minnie verächtlich, reckt das Kinn und kehrt mir den Rücken zu, während sie deutlich hörbar murmelt: „Offenbar ist die Göre, die sie aufgenommen hat, nicht das einzige Flittchen im Haus.“

Nellie steigt sogleich in die Schmährede mit ein: „Demnächst hängen sie noch ein Schild auf und stellen eine rote Lampe ins Fenster.“ Mit diesen Worten folgt sie Minnie erhobenen Hauptes zur Tür hinaus.

Das Netzwerk der *Good Old Boys* hat einen Volltreffer gelandet. Da stehe ich nun ganz allein vor Rosa, mein Ruf ist ruiniert und mein Scheck zerfetzt. Dabei brauche ich das Geld doch so dringend.

Rezept

Bauernsalat

1 Dose Mais, abgetropft
1 Dose Augenbohnen, abgetropft*
1 grüne Paprika, gehackt
1 Tomate, gehackt
1 kleine Zwiebel, gehackt
2 Stangen Sellerie, gewürfelt
¼ Tasse Pflanzenöl nach Wahl (ich nehme Olivenöl)
¼ Tasse Essig
Salz, Pfeffer und Knoblauch (frisch oder Pulver) nach Geschmack
Alle Zutaten vermischen und warm oder kalt servieren.

*oder 150 g trockene Augenbohnen über Nacht einweichen, dann abseihen, waschen und 25–30 Min kochen

13

Die Jalousien werden vorsichtig hochgezogen, sodass das schwache Morgenlicht ins Zimmer fällt. Dann höre ich kleine Füße über den Holzboden trappeln. Ich warte schon auf ihn. In dem Moment, als Barry den Rand meines Betts erreicht, werfe ich die Decke zurück, packe meinen Sohn und ziehe ihn ins Bett, während ich ihn mit Küssen überhäufe.

Barrys schreit und kichert so laut, dass er die anderen wecken könnte. „Pscht", ermahne ich ihn, dann sehe ich ihm direkt in die Augen. Um möglichst bald die Geschenke auspacken zu können, hat Barry sich nur schnell mit nassen Fingern die Haare gekämmt. Als ihm ein Wassertropfen über die Wange läuft, wischt er ihn grinsend weg.

„Du hast heimlich unter den Baum geguckt, stimmt's, Liebling?"

„Nein, Mama, ehrlich nicht. Ich habe nur Tante Duchess und Miss Pinkie kichern gehört."

Ich klettere aus dem Bett und strecke den Kopf aus dem Schlafzimmer. Die Tür von Duchess und Pinkie steht weit offen und ihre Decken liegen zerknittert auf den Betten. „Wir haben sie wohl doch nicht geweckt. Wo sind sie nur hin?" Während ich meinem Jungen durchs Haar wuschele, genieße ich das Gefühl. Wer weiß, wie lange er das noch zulässt.

„Sie sind in der Küche, Mama. Tante Duchess kocht Kaffee und Pinkie macht Pancakes."

Ich reiße die Augen auf. „Meinst du, deine Tante denkt diesmal daran, das Kaffeepulver ins Sieb zu tun? Oder gibt es wieder Cowboykaffee zu Weihnachten?"

Sein Kichern ist das beste Geschenk für mich. „Du redest Quatsch, Mama. Sie kann es doch jetzt."

Barry hat keine Ahnung von unseren Geldproblemen. Warum auch? Die Familien seiner Freunde sind in der gleichen Situation. Ich schicke ein kurzes Gebet zum Himmel, dass ich meinen Sohn noch ein paar Jahre vor diesen Sorgen bewahren kann. Dann hole ich meinen Morgenmantel und schlüpfe hinein.

„Komm, wir gehen nachsehen, ob sie fertig sind."

Das muss man ihm nicht zweimal sagen. Barry rennt sofort zur Tür hinaus und poltert die Treppe hinunter. Nach dem Frühstück wird er sein Geschenk von Santa bekommen. Ich danke Gott für Rosa, die den zerfetzten Scheck zusammengeklebt und ausgezahlt hat. Das Modellflugzeug werde ich Barry aber erst später geben, wenn wir bei Faylene und Big Jim sind. Wenn meine liebe Schwiegermutter nicht wäre, würde ich nicht dorthin gehen. Aber ich kann ihr an Weihnachten nicht ihr einziges Enkelkind vorenthalten. Auch wenn wir nicht viele Päckchen mitzunehmen haben, werden wir sie in Barrys kleinem Bollerwagen transportieren, den seine Großmutter ihm letztes Jahr geschenkt hat.

Da Barry nicht still sitzen kann, ist das Frühstück eine ziemlich unruhige Angelegenheit. Schlussendlich geben wir auf und nehmen unseren Kaffee mit ins Wohnzimmer, damit Barry die Geschenke auspacken kann. Das Spielzeugauto ist ein großer Erfolg, aber als Barry die schwarzen, knöchelhohen Leinen-Sportschuhe sieht, reißt er überrascht die Augen auf. „Mama? Hast du Santa gesagt, dass ich mir die wünsche?"

Ich kreuze die Finger hinterm Rücken. Gott wird mir sicherlich vergeben. „Ich habe kein Wort zu Santa gesagt." So viel ist wahr. „Vielleicht weiß er einfach, was Kinder wollen, mein Schatz."

Barry setzt sich sogleich hin und schlüpft in seine neuen Schuhe. „Darf ich sie heute tragen?"

„Ja, aber mit Socken. Und wir müssen uns ein bisschen beeilen. Deine Grandma wartet schon auf uns."

Ein paar Minuten später gabeln wir Sadie auf, die schon mit ein paar Päckchen auf der Veranda der Pension steht und auf uns wartet. Wir geben ein fröhliches Trüppchen ab. Der Bollerwagen, den wir hinter uns herziehen, ist zwar nicht besonders voll beladen, aber mit den bunt verpackten Geschenken und Leckereien macht er dennoch einiges her. Barry tanzt mit seinem Spielzeugauto in der Hand vor uns her.

Später wartet noch ein anderes, ganz besonderes Geschenk auf ihn: Ich habe die Taschenuhr seines Vaters polieren lassen und ein Bild von Jimmy hineingetan. Ein etwas erwachsenes Geschenk für Barry, aber er ist schon so ein verantwortungsvoller Junge und ich möchte, dass er die Uhr jetzt bekommt. Er hat in letzter Zeit viele Fragen über Jimmy gestellt.

Als wir um die Ecke biegen, kommt das Haus in Sicht. So wie Sadie steht auch Faylene bereits auf der Veranda und wartet auf uns.

„Grandma!", ruft Barry und läuft vorneweg. „Frohe Weihnachten! Guck mal, was Santa mir gebracht hat!" Er hält das Spielzeugauto hoch und hüpft auf einem Bein, um seiner Großmutter den anderen Fuß entgegenzustrecken.

Während Faylene die Schuhe und das Spielzeug bewundert, gehen Pinkie und ich ins Haus, um Bessie Mae das Essen zu bringen. Währenddessen legt Duchess die Geschenke unter den Weihnachtsbaum, der mit Schmuck aus Jimmys Kindheit dekoriert ist. Auf dem Weg in die Küche spähe ich die Treppe hinauf, aber Big Jim ist nirgends zu sehen. Wo kann er am Weihnachtsmorgen sein? Er ist bestimmt hier irgendwo.

Bessie Mae beugt sich gerade über den Ofen und begießt die Gans mit Fett. Es riecht himmlisch. „Frohe Weihnachten, Bessie Mae!" Ich stelle unsere Kiste mit Essen auf den Arbeitstisch.

„Frohe Weihnachten, Miss Magnolia. Wo ist denn Ihr Junge?" Sie schließt die Ofentür und wischt sich die Hände an ihrer Schürze ab.

„Noch auf der Veranda mit Mama Faylene", erwidere ich, während ich ihr den Salat reiche. Es ist ein neues Rezept, das ich in der Zeitung gefunden habe: Bauernsalat. Bessie Mae schnuppert daran und holt sich dann eine Gabel. Als sie einen Happen probiert hat, nickt sie anerkennend.

„Wie kann ich helfen?“, frage ich sie.

„Also wirklich, Miss Magnolia, Sie wissen doch, dass ich alles im Griff habe“, erwidert Bessie Mae und scheucht mich zur Tür hinaus.

Duchess hat Faylene inzwischen in die vordere Stube geschoben. Gemeinsam beobachten sie Barry, der gerade die Päckchen unter dem Baum unter die Lupe nimmt. Ich hoffe, dass Faylene die Decke gefällt, die ich für sie gestrickt habe. Als ich eintrete, wendet sie den Kopf.

„Liebes, ich glaube, mein Enkel kann nicht länger warten. Sollen wir jetzt die Geschenke auspacken?“

„Was ist mit Big Jim? Wo ist er?“, frage ich mit leiser Stimme, damit Barry mich nicht hört.

„Ich habe ihn schon seit ein paar Wochen nicht mehr gesehen.“

Faylene scheint das nicht weiter zu beunruhigen, aber mich schon. Zumindest gibt es mir Rätsel auf. Unser Leben ist zwar friedlicher ohne Big Jims Wutanfälle, aber sein Platz ist doch eigentlich hier bei seiner Frau. Wo treibt er sich bloß herum? Und vor allem: Was führt er im Schilde?

„Hast du eine Ahnung, wo er ist?“

Meine Schwiegermutter winkt nur ab. „Barry, Süßer, siehst du das große rote Paket mit der grünen Schleife?“

Barry krabbelt auf die andere Seite des Baums. „Das hier, Grandma?“

„Ja. Es ist von uns allen für deine Mama. Sie darf als Erste auspacken.“

Von ihnen allen? Barry kann das Paket kaum tragen. Duchess, deren Augen verräterisch funkeln, hilft ihm. Sie hat eindeutig ihre Finger im Spiel. Aber wie haben sie das – was immer es ist – hierhergebracht?

„Ihr habt also wirklich Geheimnisse gehabt. Hilfst du mir beim Auspacken, Barry?"

Gemeinsam öffnen wir die Schleife, dann zerreißt Barry voller Entzücken das Papier. Eine Holzkiste mit einem abgeschrägten Deckel kommt zum Vorschein. „Ein tragbares Schreibpult!" Fasziniert fahre ich mit der Hand über die glatte Oberfläche. „Wo …?"

„Mr Wade hat es gebaut", erklärt Barry, der aufgeregt herumzappelt. „Mach mal den Deckel auf, Mama!"

„Ich wusste ja, dass Wade gern mit Holz arbeitet, aber da hat er sich wirklich selbst übertroffen." Ehrfürchtig hebe ich den Deckel. Im Innern befinden sich ein ordentlicher Stapel Papier und ein Füller. Es ist ein teurer Stift, das kann ich sehen. Ich nehme ihn in die Hand und wende mich zu meiner Schwester um. „Wie …?"

„Der hat Mr Alden gehört. Ich habe ihn vor den Gläubigern versteckt und möchte ihn dir geben. Mein lieber Ehemann hat deine Geschichten sehr gemocht. Er war so stolz auf dich und hatte vor, dir einen eigenen Füller zu schenken, aber …" Duchess holt ein Taschentuch hervor und tupft sich die Augen ab. „Er … er hat gesagt, dass wir an Weihnachten hierherkommen. Und er hatte so viele Pläne …" Tränen kullern über ihr Gesicht.

Es zerreißt mir fast das Herz. Schnell schließe ich den Deckel meines schönen Schreibpults und gehe zu ihr hinüber. Auch Pinkie kommt herbei und gemeinsam halten wir Duchess in den Armen, während sie weint. Barry tätschelt ihr den Kopf.

„Nicht weinen, Tante Duchess. Onkel Will würde nicht wollen, dass du traurig bist. Er feiert jetzt den Geburtstag von Jesus bei ihm im Himmel."

Aus dem Mund der Kinder und Säuglinge … Barrys schlichte Logik zaubert ein Lächeln auf Duchess' tränenüberströmtes Gesicht. Dann bekommt sie Schluckauf. Ich drücke sie und flüstere ihr ins Ohr: „Ich werde ihn wie meinen Augapfel hüten, genauso wie dich."

„Bessie Mae?", ruft Faylene in Richtung Küche.

„Ja, Ma'am?"

„Komm mal bitte her. Barry, hol Bessie Maes Geschenk."

Bessie Mae kommt ins Wohnzimmer und Barry bringt ihr ein Päckchen. Vorsichtig öffnet sie es. Als sie die neue Schürze erblickt, leuchten ihre Augen auf. Andächtig streicht sie mit den Fingern über ihren Namen, der mit grauem und rosa Garn auf die Schürze gestickt ist.

„Das hat Tante Duchess gemacht", sagt Barry, während er auf die Stickerei deutet.

„Sie ist mächtig schön, Mister Barry."

„Was geht hier vor sich?", schallt plötzlich eine laute Stimme durchs Zimmer. Big Jim steht breitbeinig und mit finsterem Blick in der Tür, die Hände in die Hüften gestemmt. Dabei blockiert er das Sonnenlicht, das durch das Fenster auf der anderen Seite hereinscheint. Es ist merklich dunkler im Raum geworden. Barry springt in meine Arme und Pinkie klammert sich an Sadie. Die Einzige, die ganz ruhig bleibt, ist Faylene.

„Es ist Weihnachten, James. Da tauscht man für gewöhnlich Geschenke aus."

Sein Blick wird noch finsterer. „Ich weiß, was für ein Tag heute ist, Faylene. Ich will nur wissen, warum Bessie Mae nicht in der Küche ist, wo sie hingehört, und wer diese … diese … Merkwürdigkeit in mein Haus eingeladen hat. Ganz zu schweigen von dem Halbblut." Big Jims Hände zittern vor Wut, als er auf Pinkie und Sadie zeigt. Ich will schon aufspringen, aber dann sehe ich, wie Faylene ihrem Mann einen durchdringenden Blick zuwirft, und bleibe sitzen. Faylene deutet Big Jim, näher zu kommen. Obwohl sie flüstert, kann ich sie hören.

„Ich habe sie eingeladen. Es ist *mein* Haus. Ich kann einladen, wen immer ich will."

Was meint sie damit, dass es *ihr* Haus ist? Noch mehr überrascht mich, dass Faylene ihrem Mann die Stirn bietet. Das habe ich noch nie erlebt. Aber andererseits hat er auch noch nie Bessie Mae so direkt angegriffen.

Big Jim zuckt bei Faylenes Worten zusammen und richtet sich angespannt auf. Dann setzt er sich grummelnd auf den Diwan. Leider dämpfen seine wütenden Blicke jetzt unsere festliche Stimmung. Pinkie und Sadie gehen auf die andere Seite des Raums, um sich auf eine Bank neben dem Bücherregal zu setzen. Pinkie sucht sich ein Buch aus, lässt es aber zugeklappt auf ihrem Schoß liegen. Bessie Mae nimmt ihre Schürze und zieht sich wieder in die Küche zurück. Dabei murmelt sie etwas von einem alten Bock vor sich hin. Ein Kichern steigt in mir auf, aber ich unterdrücke es. Man sollte kein Öl ins Feuer gießen.

„Was hast du da, Junge?", fragt Big Jim meinen Sohn, der gerade einen Schritt auf seinen Großvater zugeht.

„Ein Spielzeugauto, Sir." Ich bin froh, dass Barry an die respektvolle Anrede denkt. Das sollte den alten Griesgram etwas besänftigen. Barry zeigt Big Jim das Spielzeug.

„Mama? Da sind noch mehr Geschenke. Darf ich nachgucken?"

„Ja. Ich glaube, dein Geschenk für deinen Granddaddy ist in dem blauen Päckchen da."

Big Jim starrt zu mir herüber. Sein Gesicht ist undurchdringlich. Barry holt das Geschenk und bringt es seinem Großvater. Nachdem Big Jim es geöffnet und das Taschenmesser herausgeholt hat, für das Barry extra gespart hat, nickt er seinem Enkel zu und steckt das Messer kommentarlos in die Hosentasche. Noch nicht mal ein „Danke" kommt ihm über die Lippen. Müssen etwa nur Kinder gute Manieren haben?

Pinkie flüstert Sadie etwas ins Ohr und Sadie nickt, ohne Big Jim aus den Augen zu verlieren. Sie ist angespannt – bereit, aufzuspringen und Big Jim die Stirn zu bieten, falls er die Beherrschung verliert.

Mit verschränkten Armen steht Barry vor seinem Großvater und wackelt ungeduldig mit dem Fuß. Dann stemmt er seine kleinen Fäuste in die Hüften und fragt: „Was ist? Gefällt es dir?"

„Natürlich, es gefällt mir." Big Jim schenkt Barry ein gezwungenes Lächeln.

Mir reicht es! „Liebling", sage ich, während ich mich neben dem Baum auf den Boden setze und zwei Geschenke unter den Ästen hervorziehe. „Schau mal. Das hier ist noch für dich." Ich reiche ihm das größere Paket. Das kleinere behalte ich vorerst auf meinem Schoß.

Unter dem Papier, das Barry gespannt aufreißt, kommt das lang ersehnte Modellflugzeug zum Vorschein. Barry quietscht vor Freude und springt auf, um mir die Arme um den Hals zu werfen.

„Danke, Mama! Das habe ich mir immer schon gewünscht!" Neugierig öffnet er den Deckel.

„Warte mit dem Aufbauen, bis wir zu Hause sind." Jetzt reiche ich ihm das kleinere Päckchen. „Das ist ein ganz besonderes Geschenk, von mir – und deinem Daddy."

Big Jims Kopf schnellt hoch, während Barry erstarrt und mit großen Augen fragt: „Von meinem Daddy?" Dann streckt er seine kleinen Hände aus, damit ich das Päckchen hineinlegen kann.

„Ja. Er hat gesagt, dass er es dir schenken will, wenn du alt genug bist." Als ich zu Faylene hinüberschaue, lächelt sie zustimmend. „Ich glaube, jetzt ist der richtige Zeitpunkt."

Big Jim blickt finster drein, während er auf dem Sofa nach vorne rutscht, um Barry genau zu beobachten. Er erinnert mich an einen Greifvogel auf der Jagd. Schützend lege ich die Hand um Barrys schmale Schultern und ziehe ihn näher an mich heran, während er das Geschenk auspackt.

„O Mama!" Barry holt die Taschenuhr hervor. „Hat die Daddy gehört?"

„Mach sie auf und sieh nach."

Mit großer Vorsicht und noch größerer Ehrfurcht drückt er auf den Verschluss und lässt den Deckel aufspringen. Dann starrt er auf das kleine Bild vom Gesicht seines Vaters. „Er sieht aus wie ich, Mama."

In diesem Moment macht Big Jim einen Satz nach vorne und

streckt die Hand nach der Uhr aus. Schnell verdecke ich Barrys Hand mit meiner, bevor sein Großvater ihm das Geschenk wegnehmen kann. Duchess keucht erschrocken, während Sadie sofort aufspringt und einen Schritt auf uns zumacht.

Big Jim hält inne, starrt die beiden Frauen wütend an und blickt dann auf uns hinab. „Die Uhr hätte mir zurückgegeben werden müssen, statt einem Kind geschenkt zu werden. Sie ist viel zu wertvoll." Mit ausgestreckter Hand befiehlt er Barry: „Gib sie her, Junge!"

Barrys Kinn bebt. „Aber sie ist doch für mich. Von meinem Daddy." Ängstlich versteckt er sich hinter meinem Rücken.

„Barry ist sehr verantwortungsvoll. Außerdem ist es meine Entscheidung."

Big Jims Gesicht läuft rot an. „Du bis unfähig, vernünftige Entscheidungen zu treffen. Du setzt diesem Jungen unpassende Ideen in den Kopf und umgibst ihn mit Leuten mit lockerer Moral." Bei diesen Worten wirft er Pinkie einen bösen Blick zu und schnaubt abfällig. „Du lässt die Köchin am Familientisch essen und" – er deutet auf Sadie und Pinkie, die dicht beisammenstehen – „diese Außenseiterin und das Halbblut. Du weißt gar nicht, was eine anständige Familie ist."

Barry springt auf und tritt seinem Großvater entgegen. „Ich weiß jedenfalls, dass sie netter sind als du. Du bist gemein und es ist mir egal, ob dir mein Geschenk gefällt oder nicht." Mit diesen Worten lässt sich Barry auf meinen Schoß fallen, vergräbt das Gesicht an meiner Schulter und weint.

„Und das war das perfekte Beispiel. Der Junge hat keinerlei Respekt vor älteren Leuten."

„Um respektiert zu werden", sagt Faylene mit leiser, aber bestimmter Stimme, „muss man sich zuerst Respekt verdienen. Es ist jetzt Zeit für das Weihnachtsessen. Und hier an meinem Tisch ist jeder willkommen." In Big Jims Richtung fügt sie hinzu: „Sogar du."

Big Jim schnaubt verächtlich und eilt mit zwei großen Schritten zur Tür. „Ich werde nicht mit diesen Sündern essen." Er nimmt seinen Hut von der Garderobe im Flur und stürmt aus dem Haus.

Einen Augenblick lang rührt sich niemand vom Fleck. Dann prustet Sadie los und unsere ängstlichen Gesichter verziehen sich zu einem Grinsen. Die Spannung ist gelöst. Barry klettert von meinem Schoß und geht zu seiner Großmutter hinüber. Er lehnt seinen Kopf an ihre Schulter und umarmt sie. „Ich hab dich lieb, Grandma. Tut mir leid, dass ich Granddaddy verärgert habe."

Faylene nimmt Barry auf den Schoß. „Liebling, du hast ihn nicht verärgert. Weißt du, es ist so, als ob eine böse Hornisse in ihm leben würde, die immer zu summen beginnt, sobald jemand anders denkt als er", erklärt sie und streicht Barry die zerzausten Locken aus der Stirn. „So, und jetzt probieren wir mal, ob du den Rollstuhl fahren kannst, wenn wir beide drinsitzen." Faylene grinst ihren Enkel an und wackelt mit den Augenbrauen. „Denkst du, wir schaffen das?"

Barry nickt grinsend. Dann setzt er sich auf ihren Schoß, legt seine kleinen Hände auf die Metallringe an den Rädern und versucht, sie zu drehen. Vor Anstrengung grunzend gelingt es ihm, den Rollstuhl ein paar Zentimeter zu bewegen. Duchess schleicht sich hinter den Stuhl und hilft ein wenig nach.

Bis wir das Esszimmer erreichen, ist unsere festliche Stimmung wiederhergestellt. Doch als wir uns gerade hinsetzen wollen, klingelt es an der Tür. Ich werfe Faylene einen besorgten Blick zu. *Big Jim?* Sie schüttelt den Kopf.

In ihren Augen liegt ein fröhliches Funkeln. „Das werden Louella, Wade und Ozzie sein. Ich habe sie eingeladen."

Pinkie wird rot, während Barry und ich überrascht „Oh!" rufen. Dann fordere ich Barry auf: „Öffne ihnen bitte die Tür, mein Junge."

Er rennt zur Tür. „Ozzie! Was hat Santa dir gebracht?"

„Lass sie erst mal reinkommen, Barry!", ruft Faylene ihm zu. „Immerhin hat Wade die Gans besorgt."

Louella trägt eine große, mit einem Tuch bedeckte Schüssel in die

Küche. Dem Duft nach werden wir in den Genuss von Louellas besonderer Füllung kommen. Das heißt, dass sie stundenlang im Wald unterwegs gewesen ist, um Pilze zu sammeln. Ich weiß nie, welche Pilze essbar sind, aber Louella kennt sich ganz genau aus. Sie sagt, dass sie es von ihrer Großmutter, einer Gullah, gelernt habe.

Wir setzen uns hin und warten darauf, dass Bessie Mae und Louella sich zu uns gesellen. Als ich in die Runde blicke, werde ich von Stolz für meine Familie erfüllt. Wir mögen unserer Zeit voraus sein, aber ich bin mir sicher, dass es so auch im Himmel sein wird: Menschen jeglicher Hautfarbe und Herkunft sitzen einmütig beisammen und essen.

Während Wade die Gans tranchiert und Ozzie uns mit der Geschichte unterhält, wie er und sein Daddy den Vogel geschossen haben, kehren meine Gedanken zu Big Jim zurück. Irgendwie fürchte ich, dass die heutigen Ereignisse noch ein Nachspiel haben werden.

14

In Rivers End kehrt bereits am Tag nach Weihnachten wieder Normalität ein. Wir sind eine landwirtschaftliche Gemeinde. Diejenigen von uns, die vom Handel mit den Bauern leben, müssen sich dem Zeitplan der Bauern anpassen – egal, wie lange wir am Vorabend gefeiert haben. Und die Landwirte kennen keine langen, ruhigen Feiertage. Das Vieh muss gefüttert oder gemolken und die Äcker bebaut werden, auch wenn die meisten Bauern nicht viel mehr als ein oder zwei Morgen Mais und ein paar Gemüsesorten haben.

Es ist traurig, wie viele Männer in die Stadt ziehen müssen, um Arbeit zu suchen. Jede Woche sehe ich ihre Frauen und Kinder, die hier zurückgelassen wurden und sich jetzt irgendwie mit den mageren Erträgen ihrer Farmen durchschlagen müssen. Die Dürre von 1925 war so extrem, dass wir durch Flussbetten laufen konnten, in denen normalerweise meterhoch das Wasser steht. Georgia ist schon lange vor dem Börsenmarkt zusammengebrochen, so viel steht fest.

Obwohl es nach neun Uhr ist, sind momentan bloß drei Frauen im Laden. Vor zwei Monaten wäre es um diese Uhrzeit ein Dutzend gewesen. Auf dem Weg ins Büro schiebe ich einen Karton mit Seifenpulver, der zu nah am Rand des Regals steht, zurück an seinen Platz. Dann schüttele ich nachdenklich den Kopf. Es ist wirklich schade, dass ich meinen Kunden nur zwei verschiedene Marken Seifenpulver anbieten kann. Aber ich musste mein Angebot zurückfahren, nachdem einige Kunden uns verlassen haben – angestiftet von Nellie, die eine Mitfahrgelegenheit gebraucht hat. Sie kaufen jetzt in Uvalda ein, einem Nachbarort von Rivers End. Uvalda ist keine Metropole und der Lebensmittelladen noch kleiner als *Parkers*. Aber anscheinend ist

Nellie und ihren Kumpaninnen ihre selbstgerechte Empörung über Pinkie wichtiger als ihre Bequemlichkeit.

Duchess ist bereits im Büro, als ich die Tür öffne. Verwirrt bleibe ich stehen. „Ich dachte, Pinkie und du räumt heute den Laden neu ein.“

„Tun wir auch, aber ich mache erst schnell diese Rechnungen fertig, damit du sie bezahlen kannst.“ Meine Schwester schaut auf und sucht meinen Blick. „Manche sind schon überfällig.“

Ein banges Gefühl macht sich in mir breit. „Die können wir mit dem restlichen Geld vom *Farm Whistler* bezahlen, oder?“

„Nur die überfälligen. Da sind noch ein paar Rechnungen, die diese Woche bezahlt werden müssen. Die Einnahmen von den heutigen Verkäufen sind ein Anfang, aber wir müssen unbedingt wieder mehr Kunden gewinnen.“ Duchess dreht sich auf ihrem Stuhl und legt einen Arm über die Rückenlehne. „Früher in Atlanta habe ich in schicken Geschäften eingekauft. Natürlich keine Lebensmittel, das hat unsere Köchin gemacht. Aber es gibt ein paar Dinge, die diese Läden unternommen haben, damit die Kunden sich dort wohlfühlen.“

„Zum Beispiel?“ Ich bin zu fast allem bereit, um neue Kunden zu gewinnen. Vielleicht sogar ein paar aus Uvalda.

„Zum Beispiel durch Musik. Wir haben doch Strom hier und könnten morgens das Radio mit nach unten nehmen. Wenn im Hintergrund Musik läuft, vergisst man seine Probleme.“

Ich glaube nicht, dass ich beim Einkaufen jemals Musik im Hintergrund gehört habe. Eine lustige Vorstellung. „Das ist einfach. Was noch?“

„Manche Geschäfte haben Parfüm versprüht. Das wäre nicht so passend für *Parkers*. Aber …“ Duchess' Lächeln erhellt das Büro. „Ich denke, wenn wir etwas backen und die Tür zwischen der Küche und dem Lagerraum offen lassen, dann strömt der Duft in den Laden. Der Geruch von frischem Brot oder Kuchen regt den Appetit an. Und hungrige Menschen kaufen mehr ein.“ Nun holt meine Schwester ein

Blatt Papier hervor. „Ich überlege auch, ob wir nicht neue Rezepte vorführen könnten“, fährt sie fort, während sie ihre Ideen zeichnet. Einen Augenblick später hält sie mir ihre Skizze hin.

Meine Schwester ist unglaublich. „Duchess, das ist brillant! Du solltest Beraterin für den Präsidenten oder so werden.“ Nun überschlagen sich meine Gedanken. „Mensch, wir könnten den Frauen zeigen, wie man fleischlose Gerichte und andere günstige Mahlzeiten zubereitet, die ihnen helfen würden, mit weniger Geld auszukommen.“

Jetzt strahlt Duchess übers ganze Gesicht. „Genau das meine ich.“

Wir gehen in den Laden, um Pinkie einzuweihen. Sie kniet in der Nähe des Eingangs und rückt Dosen zurecht. Als sie uns sieht, steht sie auf, klopft sich den Staub von den Händen und nimmt die Zeichnung entgegen. Dann erklärt Duchess ihr unsere Ideen.

Mit der Zeichnung in der Hand dreht Pinkie sich im Kreis. „Ich sehe es schon vor mir. Wie wäre es, wenn wir den Vorführtisch da drüben aufstellen?“ Blinzelnd zeigt sie auf eine Nische in der Nähe des Büros. „Dann steht er direkt gegenüber vom Eingang, sodass man ihn sofort sieht, wenn man den Laden betritt. Und trotzdem ist er nicht im Weg.“

Mein Blick folgt ihrem Finger. Sie hat recht, die Kunden würden den Tisch sofort sehen, wenn sie die Tür öffnen. Pinkie und meine Schwester sind die geborenen Geschäftsfrauen. „Großartige Idee! Ich habe einen Tisch im Lagerraum, der genau in die Nische passen müsste.“ Pinkies Blinzeln erinnert mich daran, dass der Doc vorhin da war. „Als du heute Morgen hier unten warst, kam der Doc vorbei, Pinkie. Er hat mir den Namen eines Optikers in Baxley gegeben, der dir vielleicht helfen kann.“

Pinkie zieht ihre hübschen weißen Augenbrauen zusammen. „Ich habe nicht genug Geld gespart, Maggie.“

„Geld wofür?“, fragt Sadie, die in diesem Moment zu uns stößt.

„Für eine Brille“, flüstere ich. Es muss ja nicht jeder mitbekommen. „Der Doc hat sich über Albinismus erkundigt und einen Arzt drüben in Baxley gefunden, der Pinkie helfen könnte."

Sadie nickt und schiebt sich eine Nelke in den Mund, auf der sie eine Weile schweigend herumkaut. „Ich kann dir das restliche Geld geben, Pinkie. Sag nicht Nein. Es würde uns allen helfen, wenn du besser sehen könntest. So, und jetzt zeigt mir mal eure Pläne für den Laden."

Damit ist die Diskussion beendet. Typisch Sadie. Wenn sie sich etwas in den Kopf setzt, ist Widerrede zwecklos. Aber ich freue mich, dass sie Pinkie helfen wird.

Während Duchess und Pinkie auf verschiedene Ecken des Ladens deuten und Sadie die Zeichnung erklären, gehe ich ins Büro.

Dort lege ich das Geld für die Rechnungen zurecht. Nun, da die Banken in der Krise stecken und viele schließen müssen, lassen die meisten meiner Lieferanten ihr Geld persönlich abholen. Als ich die Beträge für die einzelnen Lieferanten in Umschläge gesteckt habe, stelle ich fest, dass meine Schwester recht hat. Es ist nicht mehr viel vom Verkauf der Geschichten übrig. Zwei Umschläge bleiben leer.

Was soll ich jetzt tun? Ich habe kein Geld, um sie zu füllen. Wenn ich nicht bezahle, bekomme ich keine Waren mehr. Und ohne Lebensmittel kann ich nichts verkaufen. Es ist ein Teufelskreis, der mich wie ein Strudel in die Tiefe zieht.

Verzweifelt öffne ich die Schublade und hole mein Manuskript hervor. Ich muss an meinem Buch weiterschreiben. Wenig später befinde ich mich im Geiste irgendwo in einem Sumpfgebiet in den Südstaaten. Ich lasse mein ganzes Herzblut in die Geschichte fließen. Mein Stift fliegt wie von selbst über die Seiten. Als meine Hauptfigur gerade den schlimmsten Moment ihres Lebens erlebt, geht die Tür auf.

„Maggie?"

Mein Kopf schnellt hoch und ich werfe einen Blick auf die Wanduhr. Drei Stunden sind bereits vergangen? Die Frau von Pastor Gordon steht mit einem verblüfften Lächeln in der Tür. „Emma? Wie kann ich Ihnen helfen?", frage ich sie erstaunt. Es verirrt sich nur selten jemand ins Büro.

Emma hält einen Umschlag in der Hand. „Duchess hat gesagt, dass ich Sie hier finden würde. Das hier war heute in meinem Briefkasten. Ich weiß nicht, von wem das Geld ist, aber der Herr wusste, dass ich es dringend brauche. Es reicht genau, um meine Schulden bei Ihnen und *Mobleys* zu begleichen. Gott ist so gut."

Vergib mir, dass ich mir Sorgen gemacht habe.

„Danke, Emma." Ich nehme das Geld entgegen, das sie mir reicht. „Offenbar hat der Herr uns beide im Blick. Das ist genau die Summe, die ich brauche, um *meine* Schulden bei den Lieferanten zu begleichen."

„Halleluja und Amen!" Emmas Lächeln ist ansteckend. Als sie gegangen ist, lege ich die Seiten meines Manuskripts ordentlich zusammen und schiebe sie in die Mappe. Ich kann es kaum erwarten, Duchess zu erzählen, wie Gott für uns gesorgt hat. Und zu sehen, was die Mädels im Laden verändert haben.

Ich führe meine Schwester in den Lagerraum, um es ihr persönlich zu erzählen. Sie reißt erstaunt die Augen auf. „Das … es ist … wirklich? Die exakte Summe?"

„Ich schäme mich dafür, dass ich mir Sorgen gemacht habe."

Duchess hakt sich bei mir ein. „Ich denke, dass Gott dir vergeben wird, Süße. Er weiß, dass du jetzt eine vier-, bald fünfköpfige Familie zu versorgen hast. Das ist neu für dich. Ich meine …", sie hält inne und starrt mich an, „überleg doch mal, Magnolia. Vor nur sechs Wochen warst du noch allein mit Barry."

Sie hat recht. Und ich weiß, dass Gott mir vergeben wird. Aber ich fühle mich trotzdem schlecht. Unterdessen zieht mich Duchess in den Laden zurück.

„Komm mit, Maggie, wir führen dich herum", sagt sie und hakt sich bei mir ein, während Pinkie uns vorausgeht. Sadie steht mit einem stolzen Lächeln neben dem Vorführtisch.

Ich bin begeistert von ihrer Arbeit. „Es sieht so sauber und ordentlich aus."

„Wenn man den Laden betritt …", erklärt Pinkie, während Duchess mich weiterzieht, „kommt man zuerst zu den Grundnahrungsmitteln. Weizen- und Maismehl, Zucker, Reis, Bohnen usw."

Die meisten Lebensmittel- und Textilläden sind noch nach dem alten Prinzip aufgebaut: Alle Waren befinden sich hinter der Ladentheke. Der Verkäufer holt die Dinge, die der Kunde wünscht, und stellt sie auf die Theke. Aber mein Jimmy war fortschrittlich, modern. Ich weiß noch, wie er mir erzählt hat: „Maggie, die Kunden werden mehr kaufen, wenn sie die gewünschten Waren in die Hand nehmen und die Etiketten lesen können."

Darum hat Jimmy *Parkers* umgebaut. Sein Vater war natürlich strikt dagegen. Ich kann ihn heute noch schimpfen hören: „Was in aller Welt habt ihr mit meinem Laden angestellt?"

Mein Mann hat ihm alles in Ruhe erklärt. Aber Big Jim war überzeugt, dass der Laden in weniger als einem Jahr bankrottgehen würde. Nun, er hatte sich geirrt. Die Früchte von Jimmys Entscheidung kann ich bis heute immer wieder sehen. Eine Frau hält etwas in der Hand, das sie nicht braucht, aber gern haben möchte – eine Kleinigkeit, die ihr das Leben ein wenig schöner oder einfacher machen würde. Also gibt sie ihrem Wunsch nach und kauft diese Sache.

Als wir jetzt gemeinsam durch die Gänge laufen, kann ich ein neues, gut durchdachtes System erkennen. Alle Putzsachen sind an einem Fleck. In einer anderen Ecke befinden sich die Konserven, nach Art geordnet. Wir haben nicht viele Konserven, da die meisten Leute hier selbst einmachen. Aber es gibt ein paar Gemüse- und Obstsorten, Suppen und Schweinefleisch mit Bohnen. In der Blütezeit von *Parkers* hatten wir auch Sardinen im Angebot. Aber jetzt hat niemand mehr das Geld dafür.

Wir gehen weiter und kommen zu den Cornflakes, die neben dem geschnittenen Brot, den Eimerchen mit Erdnussbutter sowie den

Marmeladengläsern stehen. Auch der Honig steht dort, den wir ein paar örtlichen Bauern, die Bienen haben, abkaufen. Unser Rundgang endet bei den Kisten mit Kartoffeln, Zwiebeln und anderem Wurzelgemüse. Daneben steht das frische Obst, wenn es welches gibt.

Ich muss lächeln. Ohne es zu wissen, haben meine Freundinnen Jimmys Vision sogar noch übertroffen. „Es ist sehr schön und völlig anders. Ich hoffe, dass alle zu schätzen wissen, was ihr hier geleistet habt."

„Es ist ein logischer Aufbau, Maggie", sagt Sadie, während sie sich mit der gefalteten Skizze Luft zufächelt. „Cal hat neue Waren immer einfach da abgestellt, wo noch Platz war. Der Laden war ein einziges Durcheinander."

„Big Jim wird sicherlich schimpfen, wenn er sieht, dass wir umgeräumt haben. Aber das ist mir egal. Ich finde es großartig."

Das strahlende Lächeln von Duchess, Sadie und Pinkie zeigt mir, dass sie sich sehr über meine Reaktion freuen.

„Ich denke, dass es den Kunden auch gefallen wird." Sadie streift ein Papierchen von ihrem Hosenbein ab. „Anfangs sind sie vielleicht skeptisch, weil es anders ist. Aber das wird nicht lang anhalten."

Das könnte ich mir auch nicht leisten. In diesem Moment geht die Tür auf und Martha Lenger und ihre Kinder treten ein. Die Kleinen verstecken sich schüchtern hinter dem Rock ihrer Mutter. Martha ist eine der ärmeren Bäuerinnen aus der Umgebung. Ihr Mann ist vor fast vier Jahren nach Savannah gezogen, um Arbeit zu suchen. Seitdem hat niemand mehr etwas von ihm gehört. Die Kinder tragen weder Schuhe noch Jacken. Als sich Martha im Laden umsieht, wirkt sie zunächst verunsichert.

Doch Duchess geht direkt zu ihr hinüber. An der Ladentheke bleibt sie kurz stehen, um das Glas mit den Bonbons mitzunehmen. Was hat sie wohl vor? Martha kann sich keine Bonbons leisten.

„Mrs Lenger, darf ich Ihren Kindern etwas Süßes anbieten?"

Martha verzieht besorgt das Gesicht, aber Duchess legt ihr beruhigend eine Hand auf die Schulter.

„Sie würden mir damit einen großen Gefallen tun. Bitte! Ich habe keine Kinder und mein Mann ist … von uns gegangen.“ Duchess streicht sich mit dem Fingerknöchel eine Träne aus dem Augenwinkel. „Ich bereite Kindern so gern eine Freude. Darf ich?“

Ich wende mich ab, um mein Lächeln zu verbergen. Wer könnte da Nein sagen? Als ich über die Schulter spähe, sehe ich, wie sich die vier Kinder schüchtern um Duchess scharen und die Bonbons von ihr entgegennehmen. Sie können ihr Glück kaum fassen. Mein Barry kann sich Süßigkeiten nehmen, wann immer ich es ihm erlaube. Aber diese Kinder haben noch nie in ihrem Leben ein gekauftes Bonbon gegessen.

Während die Kleinen zufrieden ihre Bonbons lutschen, kann Martha in Ruhe einkaufen.

Zu Sadie gewandt sage ich: „Wie wäre es, den Kunden Kaffee anzubieten – irgendwann, wenn die Geschäfte besser laufen? Und einen Ort, an dem sie sich setzen können? Das würde den Einkauf doch viel entspannter machen.“

„Du meinst wie in einem Café?“

„Nein, nur ein Tisch mit ein paar Klappstühlen. Dank des neuen Aufbaus werden die Frauen schneller fertig sein und haben vielleicht noch etwas Zeit übrig, um sich mit einer Freundin zu unterhalten. Unser Laden würde zu einer Art Treffpunkt werden.“

Sadie denkt eine Weile darüber nach. „Ich glaube, das ist eine gute Geschäftsidee. Ich habe noch nie von einem Lebensmittelladen gehört, der so etwas anbietet. Du bist deiner Zeit weit voraus, Maggie. Aber es könnte funktionieren.“

Nachdem die Lengers gegangen sind, steht Duchess am Fenster und schaut ihnen nach, während sie gedankenverloren an ihrem Kragen herumspielt. Schließlich dreht sie sich zu mir um.

„Man muss irgendetwas für diese armen Kinder tun.“ Dann verschwindet sie ohne ein weiteres Wort ins Büro.

Um 17 Uhr drehe ich das Türschild auf *Geschlossen*. Dann gehen

Duchess, Pinkie, Sadie und ich nach draußen und schließen die Tür hinter uns ab. „Isst du mit uns zu Abend, Sadie? Es gibt nichts Besonderes. Aber es ist ein Rezept, das wir vielleicht unseren Kunden zeigen werden. Ich möchte deine Meinung dazu hören. Außerdem könnten wir alle mal wieder einen Spieleabend vertragen."

„Sehr gerne", erwidert Sadie. Dann verzieht sie den Mund, als hätte sie in eine Zitrone gebissen. „Nellie ist richtig geizig geworden, was unsere Mahlzeiten betrifft. Die Portionen sind winzig und das Essen völlig fantasielos. Das Fleisch erinnert mich daran, wie ich früher auf Leder herumkauen musste, um es für die Mokassins weicher zu machen."

***

Irgendetwas hat mich geweckt.

Einen Augenblick bleibe ich still im Dunkeln liegen und lausche. Aus Gewohnheit drehe ich den Kopf zuerst zu Barry. Er liegt ausgestreckt auf seinem Bett und schläft. Ich schließe konzentriert die Augen, kann aber nichts hören außer dem leisen Schnarchen meines Sohnes. Was hat mich geweckt? Ich halte die Luft an und lausche angestrengt.

Nichts.

Trotzdem spüre ich, dass etwas nicht stimmt. Mein Herz beginnt schneller zu schlagen. Nach einer Weile setze ich mich auf und schlüpfe aus dem Bett. Dann schleiche ich mich zum Fenster, das auf den Hinterhof hinausgeht. Vielleicht hat der Doc spätabends noch einen Patienten gehabt und bringt jetzt etwas zur Feuertonne. Oder *Mobleys* bekommt eine frühe Lieferung. Nein, es ist mitten in der Nacht – zu früh für eine Lieferung.

Es ist Neumond und vollkommen dunkel draußen. Die große Eiche, die hinter dem Haus des Docs steht, ist kaum zu erkennen. Wieder versuche ich, das Geräusch ausfindig zu machen, das mich geweckt hat.

Aber da ist nichts.

Oder doch? Jetzt hör ich es wieder! Ein gedämpftes Klirren wie von zerbrechendem Glas. Warum sollte jema... Es kommt von unten! Aus dem Laden!

Mit wenigen Sätzen bin ich im anderen Schlafzimmer. „Wacht auf!", flüstere ich. Meine Stimme klingt harsch und beängstigend in der Dunkelheit. Ich hoffe, dass Barry mich nicht hört.

„Ist denn schon Morgen?", fragt Pinkie gähnend und streckt sich.

„Nein. Pscht. Da ist jemand im Laden." Ich spähe aus dem vorderen Fenster, aber es ist zu dunkel, um etwas zu erkennen außer dem matten Licht, das im Bahnhofsgebäude auf der anderen Straßenseite brennt.

Duchess keucht: „O nein!" Dann nimmt sie ihren Morgenmantel vom Fuß des Bettes und umklammert ihn zitternd.

Pinkie zieht die Decke bis zum Kinn. „Was machen wir jetzt?"

„Ich weiß es nicht. Doch – ich gehe zu Wade. Er hat eine Waffe und kann den Einbrecher verjagen oder festhalten, bis wir Jubal, den Sherriff, geholt haben." Da ich meinen Morgenmantel vergessen habe, schnappe ich mir Pinkies Mantel, der an einem Haken an der Tür hängt. „Bleibt hier, aber passt gut auf. Falls Barry aufwacht, lasst ihn bloß nicht nach unten gehen!"

Herr, bitte halte die Eindringlinge davon ab, durch den Lagerraum in unsere Wohnung zu kommen.

Duchess krabbelt über ihr Bett zum Fenster. Dann schiebt sie zwei Lamellen der Jalousie mit den Fingern auseinander und späht hindurch. Währenddessen schlüpfe ich in Pinkies Mantel und eile durch den Flur. Nur mit Mühe widerstehe ich dem Drang, wie wild an Wades Tür zu hämmern. Ozzie soll ja keine Angst bekommen. Nach einer gefühlten Ewigkeit öffnet mir Wade, der gerade den Morgenmantel über seinem Pyjama zubindet.

„Maggie, was ist denn los?"

„Jemand ist in den Laden eingebrochen."

„Ich hole meine Waffe", sagt Wade und verschwindet nach drinnen. Mein Magen rumort, während ich warte. Das Geld für meine Lieferanten liegt offen auf dem Schreibtisch. *Bitte, Gott, lass sie es nicht finden.* Was für ein dummes Gebet. Das Büro ist doch der erste Ort, an dem ein Einbrecher suchen würde. Aber ich darf nicht zulassen, dass das Geld geklaut wird. Entschlossen gehe ich auf die Treppe zu.

„Maggie, warte!" Wade steht mit der Pistole in der Hand hinter mir. „Bleib du hier oben."

„Ich lass dich nicht allein runtergehen. Ich will wissen, wer es ist."

„Na gut, aber bleib hinter mir." Er weiß, dass es zwecklos ist, mit mir zu streiten.

Die knarrenden Stufen sorgfältig meidend folge ich Wade über die Hintertreppe nach unten. Auf Zehenspitzen schleichen wir durch die Küche in den Lagerraum des Ladens. Mein Herz pocht so laut, dass ich nichts anderes hören kann. Bevor wir den Laden betreten, bleibt Wade stehen und deutet mir, im Lagerraum zu warten. Dann öffnet er geräuschlos die Tür und schlüpft in den Verkaufsraum. Wade bewegt sich sehr geschickt. Ich kann verstehen, warum Jubal ihn zu seinem Stellvertreter ernannt hat.

Wenige Sekunden später verschwindet er aus meinem Blickfeld. Da es mir mehr Angst macht, allein im Lagerraum zu bleiben, folge ich ihm leise durch die offene Tür. Da ist Wade. Er bewegt sich langsam durch den mittleren Gang – zumindest hoffe ich, dass es Wade ist.

Plötzlich bleibt er stehen. Das Klicken einer Pistole, die entsichert wird, hallt durch die Stille. „Keine Bewegung!"

Neben mir knallt etwas gegen die Wand und lässt mich zusammenzucken.

Holz splittert.

Jemand flucht.

Schritte poltern.

Glas zerbricht.

Ein Schuss erklingt.

Ich schreie Wades Namen, während ich den Lichtschalter drücke. Es wird hell im Laden.

Haushaltstipp

Fußbodenreiniger mit Pinienöl

Waschsoda (aus der Waschmittelabteilung des Supermarkts) ist ein günstiges und wirkungsvolles Mittel, um Fett zu lösen und hartnäckige Flecken zu beseitigen. ½ Tasse Seifenflocken mit ¼ Tasse Waschsoda (Natriumcarbonat), 1 Tasse Salz und 2 Tassen Wasser in einem Kochtopf mischen. Langsam erhitzen, bis sich alles aufgelöst hat. Abkühlen lassen. Wenn die Mischung nur noch lauwarm ist, 2 TL ätherisches Pinienöl (im Reformhaus oder in Aromatherapie-Läden erhältlich) zugeben und gut umrühren. In einem verschließbaren Glasgefäß aufbewahren. Zum Putzen je 2–3 EL des Reinigers in einem halben Eimer mit warmem Wasser auflösen. Anschließend einen halben Eimer sauberes Wasser mit 1 Tasse Essig vermischen und den Boden damit nachwischen.

15

Drei Gestalten huschen zur Tür hinaus und verschwinden in der Dunkelheit. Ich schaue ihnen jedoch nicht nach, weil mein Blick an dem Gemetzel im Laden kleben bleibt, das sie angerichtet haben. Alles liegt in Trümmern. Das Schaufenster ist zerbrochen, die Gemüsekisten zersplittert und überall liegen zermatschte Kartoffeln und Zwiebeln herum. Das Gemüse, das nicht zertreten wurde, ist mit Glassplittern bedeckt. Dosen mit Obst und Bohnen wurden geöffnet und der Inhalt überall verteilt. Aufgerissene Haferflocken- und Cornflakes-Packungen liegen am Boden. Ihr Inhalt hat sich mit den Bohnen und dem Fruchtsirup zu einer glitschigen Masse vermischt. Nichts ist verschont geblieben.

Warum nur??

Keuchend verschränke ich die Arme vor meinem Bauch. Mit diesem Angriff haben sie nicht nur mich getroffen. Die Einwohner von Rivers End sind auf *Parkers* angewiesen. Die Szene verschwimmt vor meinen Augen.

Warum habe ich erst etwas gehört, als es schon zu spät war? Der Schaden, das Chaos, die Kosten! Wie soll ich mich je davon erholen? Wer hat das getan? Und warum?

Dann fällt mir was ein: Wade! Was ist mit ihm geschehen? „Wade? Wo bist du?“

Keine Reaktion. Ängstlich drehe ich mich im Kreis. „Alles in Ordnung?“ Der Schuss hat doch nicht etwa Wade getroffen, oder? *Lieber Gott, bitte nicht!*

Auf Zehenspitzen laufe ich durch das glitschige Chaos zu dem Ort, an dem ich Wade zuletzt gesehen habe. Da liegt er – neben der zertrümmerten Fleischauslage. Schlitternd und stolpernd eile ich zu ihm.

Als ich näher komme, sehe ich, dass Wades Brust sich hebt und senkt. Gott sei Dank, er ist am Leben! Aber mein Freund blutet aus einer klaffenden Wunde an der Stirn. Und er ist bewusstlos.

Schnell hole ich ein Taschentuch aus Pinkies Manteltasche. Während ich bete, dass es sauber ist, presse ich das Tuch an Wades Stirn. In diesem Moment öffnet er stöhnend die Augen.

„Bleib liegen, Wade. Bist du irgendwo verletzt? Wurdest du angeschossen?"

„Nein, alles in Ordnung." Als er sich aufsetzt, zuckt er vor Schmerz zusammen. „Sie haben mich ausgeknockt." Er deutet auf eine große, verbeulte Dose Schweinefleisch mit Bohnen. „Damit."

„O Wade, es tut mir so leid. Das muss genäht werden. Warte hier, ich geh den Doc holen", sage ich und lege seine Hand aufs Taschentuch. „Drück das auf die Wunde." Eilig suche ich eine scherbenfreie Stelle an der Fleischtheke und ziehe mich am Metallrahmen hoch. „Hast du gesehen, wer das war?"

Wade schüttelt langsam den Kopf, während er das Taschentuch gegen die Wunde presst. „Nein." Dann deutet er mir, ihm aufzuhelfen. „Wir müssen den Sheriff holen."

Ich trete einen Schritt zurück. „Wade, sieh dich um. Sie sind weg. Das hat jetzt keine Eile."

„Es tut mir leid, Maggie. Aber wir müssen Jubal trotzdem holen. Ich habe einen von ihnen verletzt."

„Oh! In Ordnung. Aber ich hole zuerst den Doc, damit er deine Wunde nähen kann. Ich schicke Duchess nach dem Sheriff."

Wade bleibt sitzen und lehnt sich an die Fleischtheke. Meine Verzweiflung wächst. Das ganze Fleisch ist mit Glassplittern übersät und muss entsorgt werden. Duchess wird ab jetzt rote Tinte für das Kassenbuch brauchen.

Plötzlich geht die Eingangstür auf. Ich zucke erschrocken zusammen.

Eine tiefe männliche Stimme ruft: „Was in aller Welt ist hier passiert? Ich habe einen Schuss gehört."

„Jubal, Gott sei Dank sind Sie hier! Ich wurde …" Mein Geld! So schnell ich kann, ohne auszurutschen, eile ich durch das Chaos ins Büro. Entsetzt klammere ich mich am Türpfosten fest. Ich beginne zu hyperventilieren und kann einfach nicht aufhören. Mein Schreibtisch ist leer und die Umschläge liegen aufgerissen am Boden. Das Geld ist weg!

Warum, Herr? Du hast mir das Geld in letzter Sekunde geschickt. Warum nimmst du es mir wieder weg?

Obwohl ich mitten in den Trümmern all dessen stehe, was Barry und mich vor dem Armenhaus bewahrt, durchdringt plötzlich eine leise, ruhige Stimme mein Herz: *Gott wird immer für dich sorgen. Der Herr gibt und der Herr nimmt. Aber wenn er dir etwas nimmt, gibt er dir auch wieder etwas zurück. Du kannst ihm vertrauen.*

„Maggie, atmen Sie hier rein", sagt Jubal, während er mir eine Papiertüte über Mund und Nase hält, doch ich stoße sie weg.

„Die brauche ich nicht." Wirklich nicht. Nicht jetzt. „Aber Wade braucht den Doc."

Während Jubal nickt und zurück zu Wade geht, um ihn zu befragen, schlängele ich mich durch die Trümmer meines Ladens, um den Doc zu holen. Danach eile ich nach oben. Ich muss nach Barry sehen. Doch als ich in unser Zimmer komme, ist sein Bett leer …

„Duchess? Pinkie? Barry?" Meine Stimme wird mit jedem Namen etwas lauter.

„Wir sind hier!", erklingt eine gedämpfte Stimme. Dann fliegen die Türen des Wandschranks auf und die drei taumeln heraus. Duchess streicht sich die Haare aus dem Gesicht und lächelt ängstlich. „Wir haben einen Schuss gehört und uns versteckt."

***

Im ersten Licht der Morgendämmerung stehen Sadie, Pinkie, Duchess und ich auf dem Gehweg und starren auf die Schmierereien an den Wänden von *Parkers Lebensmittelladen*. Louella passt heute auf Barry und Ozzie auf, da die Schule noch bis nächsten Montag geschlossen ist. Die Kinder sind die Einzigen, die Weihnachtsferien haben.

„Warum haben die Leute nur so viel Hass?“, frage ich Sadie. Die Beleidigungen, die an die Wände gekritzelt wurden, zielen vor allem auf Sadie und Pinkie ab. Mit einer der Schmierereien bin zwar auch ich gemeint, aber für mich ist der finanzielle Verlust das Schlimmste. Ich weiß nicht, ob ich diese Krise überstehen werde.

„Der Sheriff war keine große Hilfe“, erzählt Pinkie, während sie ihre Hand in meine legt. „Er hat gesagt, dass Wades Beschreibung auf Dutzende Männer zutreffen würde. Und bei den vielen Landstreichern könnte es jeder gewesen sein.“

Sadie spuckt eine zerkaute Nelke in die Straßenrinne. „Hört sich für mich an, als würde er sich nicht weiter drum kümmern. Er hält es nicht für nötig, weil niemand verletzt wurde außer einem der Schurken.“

Ich starre sie mit offenem Mund an. Das kann nicht sein. „Ein Geschäft wurde zerstört und ausgeraubt und Jubal wird die Sache nicht untersuchen, weil –“

„Sieh's ein, Maggie.“ Sadie legt mir eine Hand auf die Schulter. „Wenn du Big Jim wärst, würde Jubal die Staatsmiliz zu Hilfe holen, aber so ...“

„Wieso? Weil ich eine Frau bin? Weil *wir* Frauen sind? Meinst du wirklich? Das ist ja wohl die Höhe!“

„Ich hab nicht gesagt, dass er nicht ermitteln wird. Rechne nur nicht damit, dass er dir die Schuldigen liefert. ‚Wir gegen sie‘ ist hier die Devise. Was denkst du, warum ich mich den Frauenrechtlerinnen angeschlossen habe?“

Duchess verschränkt die Arme und mustert Sadie nachdenklich. „Hm. Die größten Gegner arbeitstätiger Frauen, die ich kenne, sind

Cal und Big Jim. Jedoch scheinen sie kein Problem mit den anderen arbeitenden Frauen in der Stadt zu haben. Es können also nur die beiden gewesen sein. Cal ist auf Rache aus, weil Maggie ihn gefeuert hat. Aber warum sollte Big Jim versuchen, *Parkers* zu zerstören?"

„Um deine Schwester zu vergraulen", meint Sadie. Dann öffnet sie ein Döschen, das sie aus der Tasche ihrer Latzhose geholt hat, und schiebt sich noch eine Nelke in den Mund.

„Aber warum?", frage ich, während ich auf das Chaos vor uns deute. „Er ist zu alt, um den Laden zu führen."

Sadie nickt. „Du hast recht. Ich werde dir helfen, den Grund herauszufinden. Irgendetwas stimmt hier nicht."

Entschlossen krempelt Pinkie die Ärmel hoch. „Bevor wir Detektiv spielen können, müssen wir aber den Laden aufräumen. Ich nehme den Besen."

Duchess hält sie zurück. „Nein, nicht in deinem Zustand, Liebes. Wie wäre es, wenn wir dir hier draußen einen Tisch aufstellen? Du kannst Bestellungen annehmen und den Leuten sagen, dass wir ihnen ihre Lebensmittel liefern, bis *Parkers* wiedereröffnet werden kann."

Meine Schwester, sonst immer die Prinzessin der Familie, übernimmt heute das Kommando. Wie ein Soldat, der in die Schlacht zieht, stürzt sie sich mit einem Besen bewaffnet ins Chaos. Ich bin noch nie so stolz auf sie gewesen!

Da tippt mir Sadie auf die Schulter. „Sieh nur, Maggie!", sagt sie und deutet die Straße hinab.

Wie eine vorrückende Armee marschieren Ida Clare Mobley, Emma und Pastor Gordon, Alice Wiggins und Bessie Mae die Main Street entlang.

„Woher …?", wundere ich mich und sehe Pinkie an. Sie grinst nur. „Hast du sie gefragt?

Pinkie zuckt die Schultern. „Ich habe mit Wades Telefon Ida Clare angerufen und sie hat sich um den Rest gekümmert. Die meisten Einwohner dieser Stadt sind gute Christen, Maggie."

Das sind sie wirklich. Mein Herz wird von Dankbarkeit erfüllt – für Pinkie und die vielen „Rekruten". Mit ihrer Hilfe können wir dieses Chaos innerhalb eines Tages beseitigen. Aber wo ich neue Waren herbekomme, weiß nur Gott. Ich habe jedenfalls keine Ahnung. Nach einem kurzen Stoßgebet folge ich den anderen in den Laden.

Es tut mir sehr leid, dass das schöne neue System meiner Freundinnen zerstört wurde. Aber wie mein Vater immer beim Melken gesagt hat: „Es bringt nichts, über verschüttete Milch zu klagen. Schnapp dir einen neuen Eimer und weiter geht's."

Alice hilft Sadie, Duchess und mir, die Böden zu putzen, während Emma, Bessie Mae und Ida Clare die Innenwände reinigen. Pastor Gordon und Wade überstreichen die Schmierereien draußen und vernageln das zerbrochene Fenster mit Brettern. Wenig später beginnt Wades Auge zuzuschwellen und er zieht sich in seine Wohnung im 1. Stock zurück. Beau Hampton, unser Apotheker und Bürgermeister, tritt an seine Stelle.

Ich glaube, dass ich ihn noch nie ohne Pfeife zwischen den Zähnen gesehen habe. Das Kuriose ist, dass er sie nie anzündet.

Während Beau an einem seiner übergroßen Ohren zupft, erklärt er: „Wade hat mir erzählt, was passiert ist, als er das Rezept vom Doc bei mir eingelöst hat. Da hab ich mir gedacht, dass die Leute, die was aus der Apotheke brauchen, auch hierherkommen und mich rufen können."

Als ich Beau dankbar einen Kuss auf die Wange drücke, errötet er. Drinnen im Laden machen wir allmählich Fortschritte. Alle kaputten Dosen, alle Lebensmittel, der Müll und die Glassplitter wurden zusammengekehrt und zur Feuertonne gebracht. Clara und der Doc werden sich um das Feuer kümmern. Bald wird es hier riechen, als hätte jemand sein Mittagessen anbrennen lassen.

Um die Mittagszeit kommt Louella mit den Jungen nach unten, um uns Essen zu bringen. Louella trägt eine große Platte mit gebratenem Wels, während Ozzie und Barry Schüsseln mit Brötchen und

Blattkohl in der Hand halten. Wade bringt Krüge mit eiskalter Limonade und *Southern Sweet Tea* – kaltem, gezuckertem Schwarztee.

Als Pinkie zum Essen hereinkommt, zeigt sie uns ihre Liste. „Ich habe über ein Dutzend Bestellungen aufgenommen, Maggie." Pinkie hält einen Moment inne – für den dramatischen Effekt, vermute ich. Dann fügt sie hinzu: „Sogar Nellie Taggart hat etwas bestellt."

Sadie und ich tauschen erstaunte Blicke aus. Unweigerlich frage ich mich, ob Nellie sich bei der Gelegenheit auch gleich entschuldigt hat. Ich werde Pinkie später fragen. Weniger erstaunlich finde ich hingegen, wie begeistert sich Pinkie mit Wade unterhält. Sie setzt sich neben ihn und nennt ihn einen Helden. Und Wade genießt Pinkies Aufmerksamkeit. Wenn er in ihrer Nähe ist, wirkt er immer viel selbstbewusster. War das bei meinem Jimmy auch so, wenn ich ihn bewundert habe? Ich weiß es nicht mehr. Barry zuliebe versuche ich, alle Details in Erinnerung zu behalten, aber Jimmy ist jetzt schon seit über sieben Jahren tot.

Als es Zeit fürs Abendessen ist, sieht der Laden wie neu aus und kann eingeräumt werden. Ich versuche, positiv zu denken und darauf zu vertrauen, dass Gott uns helfen wird. Er hat uns die vielen Helfer geschickt, also nehme ich an, dass er auch …

„Maggie?", unterbricht Duchess meine Gedanken. Sie steht neben Pastor Gordon, der eine Sackkarre mit drei Kartons vor sich herschiebt. „Das sind nur die ersten von mehreren Kisten. Wir räumen gleich die Regale ein. Willst du uns helfen?"

„Natürlich, aber … . wo habt ihr denn all diese Kartons her?"

„Weißt du nicht mehr? Sadie hat gesagt, dass wir nichts mehr einräumen sollen, bis du den neuen Aufbau genehmigt hast. Gestern Nachmittag, als du gesagt hast, dass dir unser System gefällt, war es zu spät, um mit Einräumen anzufangen. Und dann …" Duchess weist mit der Hand auf das zerbrochene Schaufenster, während sie mich genau beobachtet.

„Wie viel ist noch im Lager?", flüstere ich ehrfürchtig, denn allmählich kann ich Gottes Hand in all diesem Chaos erkennen. Werde ich je lernen, Gott einfach zu vertrauen? Ich schulde meinen Lieferanten zwar immer noch Geld, aber wenigstens habe ich Waren zu verkaufen. „Können wir die Bestellungen, die Pinkie aufgenommen hat, damit abdecken?“

„Es ist noch von fast allem etwas da. Wir haben zwar keine Kartoffeln oder Zwiebeln mehr, aber ich werde ein paar Bauern bitten, uns welche zu bringen. Dann werden wir im Nu wieder im Geschäft sein.“

Sadie klopft mir auf den Rücken. „Und im Kühlhaus ist noch ganz viel geräuchertes und frisches Fleisch. Mit Gottes Hilfe wirst du es schaffen.“

„Und mit eurer. Ihr seid seine Engel.“

Als Sadie über meine Schulter blickt, verwandelt sich ihr Lächeln plötzlich in eine finstere Miene. „Wo wir von Engeln reden, da kommt der Teufel.“

Allerdings – und er schimpft ununterbrochen vor sich hin, während er in den Laden stürmt. „So, jetzt hast du's endlich geschafft, Maggie. Du hast *Parkers* ruiniert. Ich werde den Laden zur Versteigerung …“ Big Jim verstummt und bleibt wie vom Blitz getroffen stehen. Nur seine Augen bewegen sich, um seine Umgebung zu mustern. Kann er endlich mehr sehen als nur seine Wut und Gier? „Was zum Teufel … ?“

Wenn das keine Ironie ist. „Was möchtest du zur Versteigerung bringen, Big Jim?“

Er zieht die Augenbrauen bis an seine schiefe Nase hinunter. „Ich habe gehört, dass der Laden letzte Nacht verwüstet wurde. Das hast du jetzt von deinen bolschewistischen Ideen, Maggie!“

„O nein, versuch nicht, mir die Schuld zu geben! Der Laden wurde aus Hass, Unwissenheit und Dummheit verwüstet. Und aufgrund von längst überholten Vorurteilen. Wer immer das getan hat, sollte endlich in der Gegenwart ankommen. Unser ganzes Land steckt in einer Krise und wir sollten einander helfen, statt uns zu streiten." Hoffentlich nimmt Big Jim sich meine Worte zu Herzen.

„Und wie willst du den Laden mit leeren Regalen wieder aufmachen?"

Big Jim ist sich seiner Sache so sicher. So sehr ich mich bemühe, daran zu denken, dass auch er ein Kind Gottes ist, raubt dieser Mann mir den letzten Nerv. „Im Lagerraum ist genug, um weiterzumachen. Und jetzt entschuldige mich bitte, ich habe viel zu tun." Mit diesen Worten drehe ich mich um und steuere aufs Büro zu.

„Maggie Parker, komm sofort zurück!" Big Jim läuft mir nach. „Ich bin noch nicht fertig."

Ich habe es satt, mit ihm zu streiten. Aber ich weiß auch, dass er nur leere Drohungen ausstößt. „Was?", frage ich, während ich herumwirbele und die Arme verschränke. „Bist du etwa hier, um beim Einräumen der Regale zu helfen?"

„Natürlich nicht. Ich will nur das Geld haben, das du mir noch für den Laden schuldest."

Das Wort *schulden* schlägt wie eine Kanonenkugel ein und reißt ein riesiges Loch in mein Selbstvertrauen. Ist *das* etwa das Schlupfloch, von dem Big Jim immer spricht? „Jimmy hat dich ausbezahlt." *Oder nicht?*

„Nicht vollständig. Als er an dieser Grippe gestorben ist, die du ins Haus geholt hast, hat er mir noch 4000 Dollar geschuldet. Ich will das Geld jetzt haben."

Über die Sache mit der Grippe werde ich nicht mehr diskutieren. Jimmy hat sie sich selbst eingefangen. Was das Geld betrifft … „Natürlich. Hol es dir."

Als Big Jim aufs Büro zusteuert, muss ich fast lachen. Wenn er denkt, dass er da Geld findet, kann er sich auf eine Überraschung gefasst machen. Aber Moment mal!

Irgendetwas stimmt hier nicht. Ich blicke über die Schulter. „Sadie? Siehst du, was ich sehe?"

Sadie kneift die Augen zusammen und nickt. Big Jim humpelt.

16

„Glaubst du, dass er das letzte Nacht war?“, fragt Sadie, während sie in meinen Augen nach einer Antwort sucht.

„Ich konnte gestern nichts erkennen. Aber wenn ich Glücksspiel betreiben würde, würde ich drauf wetten. Big Jim hat bisher noch nie gehumpelt“, sage ich und gehe dann schnurstracks aufs Büro zu. Sadie folgt mir.

Big Jim steht vor dem leeren Safe. Vor dem *offenen* leeren Safe, den ich zugemacht und abgeschlossen hatte. Mein Schwiegervater kennt also noch die Kombination.

Als ich eintrete, wirbelt er herum. „Wo ist das Geld?“

„In deinem Bauch. Ein Großteil ist für die Lebensmittel draufgegangen, mit denen ich dich und Faylene in den letzten sieben Jahren versorgt habe.“ Ich lehne mich an meinen Schreibtisch und verschränke die Arme. „Lass mich nachdenken. Du hast jahrelang den Lieferwagen des Ladens benutzt, den *ich* gekauft habe, und bist damit durch die Gegend gefahren. Faylenes Arztrechnungen haben auch einiges von dem Geld gekostet, das ich dir angeblich schulde. Und jetzt scheint es, dass ich womöglich noch eine weitere Arztrechnung zu begleichen habe.“

Big Jim starrt mich nur schweigend und mit finsterem Blick an.

„Was ist mit deinem Bein passiert, Big Jim? Soll ich den Doc für dich holen?“

„Nicht nötig, ist nur ein verstauchter Knöchel.“

„Wie ist das passiert?“, fragt Sadie. Ich bin froh, dass sie hier ist. Der Stahl in ihren Adern färbt auf mich ab.

Big Jims Blick springt zwischen uns hin und her. „Was ist das hier?

Ein Verhör? Ich komme, um das Geld zu holen, das du mir schuldest, bevor du *Parkers* völlig ruinierst. Und du verhörst mich?“, donnert Big Jim, während er sich aufplustert wie ein Gockel. „Ich warne dich, Maggie. Treib das Geld auf, das du mir schuldest. Sonst kannst du was erleben!“ Als Big Jim sich zurückzieht, versucht er, sein Humpeln zu verbergen. Doch dadurch wird es nur noch auffälliger.

Sadie und ich stehen an der Bürotür und schauen ihm nach. Draußen wird es bereits dunkel. Ein Sturm zieht von Westen auf. Ich gehe zum Eingang, um mich zu vergewissern, dass Big Jim fort ist, und Sadie folgt mir.

„Glaubst du ihm?“, fragt sie, während sie ihr Döschen hervorholt, es öffnet und sich eine Nelke aussucht. „Das mit dem verstauchten Knöchel meine ich.“

„Nein. Vielleicht.“ Ich schüttele den Kopf und starre weiterhin auf die Straße, als könnte Big Jim jeden Moment zurückkehren. „Nein, ganz sicher nicht. Und es beunruhigt mich, dass er immer wieder Geld haben will. Ich weiß, dass er Ersparnisse hat – oder hatte, als er sich zur Ruhe gesetzt hat. Jimmy hat dafür gesorgt. Nach Jimmys Tod habe ich seine Eltern weiterhin mit Lebensmitteln versorgt. Ich bezahle auch Bessie Maes Gehalt. Big Jim wollte sie vor ein paar Jahren entlassen, aber Faylene braucht Bessie Mae. Und jetzt …“ Ich drehe mich zu Sadie um. „Jetzt ist er ständig unterwegs. Und hat mehr Ausgaben. Aber wofür?“

Sadie steckt die Nelkendose wieder in ihre Hosentasche. „Ich weiß es nicht. Aber ich weiß, dass wir den Laden heute Nacht nicht unbewacht lassen werden. Deshalb gehe ich jetzt nach Hause, um mein Gewehr zu holen. Ich plane, die ganze Nacht vor *Parkers* Wache zu halten. Irgendwie hab ich das Gefühl, dass wir noch mal Besuch bekommen werden.“ Mit diesen Worten senkt Sadie den Kopf gegen den Wind, der immer stürmischer wird, und geht.

Unterdessen kehre ich in den Laden zurück. Ich brauche ein neues Schaufenster, aber woher soll ich das Geld dafür nehmen? Nach einem kurzen Stoßgebet gehe ich Duchess und Pinkie helfen, die bereits dabei sind, die Regale einzuräumen.

Meine Schwester schiebt mir einen Karton zu und zeigt auf ein Regal. „Drittes Brett von oben. Warum ist Sadie gegangen? Ich dachte, sie würde bleiben, um zu helfen."

Bevor ich in die Hocke gehe und eine Dose aus dem Karton nehme, werfe ich einen kurzen Blick zur Tür. Dann antworte ich mit leiser Stimme: „Sadie geht ihre Flinte holen. Sie meint, wir sollten heute Nacht vor dem Laden Wache halten. Ich werde auch Jimmys altes Jagdgewehr herausholen. Schießen kann ich zwar nicht, aber das braucht außer uns ja niemand zu wissen." Als ich den entsetzten Ausdruck meiner Schwester sehe, muss ich grinsen. „Keine Sorge. Das wird wie Campen. Ich glaube nicht, dass wirklich jemand kommt."

„Da wäre ich mir nicht so sicher", sagt Pinkie, während sie eine der Dosen zurechtrückt, die sie gerade eingeräumt hat. „Ich weiß noch, wie so ein paar Weltverbesserer mal die Destille meines Vaters zerstört haben. Daddy und sein Partner dachten, dass die Männer nicht wiederkehren würden, und bauten die Destille wieder auf. Aber die gleichen Typen kamen in der nächsten Nacht zurück und brachten Bundesagenten mit."

„Noch ein Grund, heute Abend mit Sadie Wache zu halten."

„Ich mache auch mit."

Erstaunt starre ich Duchess an. Ich kann nicht anders, als zu kichern. Meine Schwester ist die damenhafteste Frau, die ich kenne – und ein riesiger Angsthase! Als wir Kinder waren, ist sie sogar vor den Hühnern weggerannt. Die Vorstellung, dass sie mit einem Gewehr auf dem Schoß ein paar bösen Männern auflauert, ist einfach zu komisch.

Duchess reckt das Kinn. „Freut mich, dass ich dich so erheitern konnte." Dann blitzen ihre Augen verschmitzt und sie sagt mit erhobenem Zeigefinger: „Ich lasse doch nicht Sadie und dich den ganzen Spaß haben." Sie stupst Pinkie an. „Stimmt's? Bist du auch dabei?"

Pinkie zuckt die Schultern. „Klar, warum nicht? Ich hab keine Angst."

***

Ich trockne die Hände an einem Geschirrtuch ab, dann lege ich es auf die Küchentheke. „Vergesst nicht, einen Stuhl mitzunehmen, wenn ihr nach draußen kommt", rufe ich Duchess und Pinkie über die Schulter zu, während die beiden das Geschirr wegräumen. „Ich bringe Barry gleich zu Ozzie rüber. Louella wird auf die Jungs aufpassen, bis Wade nach Hause kommt."

Pinkie nimmt einen Stapel Teller, um sie in den Schrank zu stellen.

Meine Schwester hält sie zurück. „Du weißt doch, dass du keine schweren Sachen über den Kopf heben sollst. Das könnte Wehen auslösen."

Unsere junge werdende Mutter übergibt Duchess lächelnd die Teller. Dann nimmt sie ein Geschirrtuch und beginnt, die Arbeitsfläche abzutrocknen. „Denkst du, dass Wade später rauskommt und sich zu uns setzt?"

Ihr vergeblicher Versuch, beiläufig zu klingen, lässt mich darauf schließen, dass aus der Schwärmerei mehr geworden ist. Zumindest auf Pinkies Seite. Ich muss Wade unbedingt fragen, was er für die junge Frau empfindet – vor allem in Anbetracht ihres Zustands. Da Wade sich immer wie ein Gentleman verhält, kann ich seine Gefühlslage nur schwer einschätzen.

„Ich weiß es nicht. Dann wären die Jungs ganz allein oben. Vergiss nicht, dass Louella nicht bei Wade wohnt."

„Aber vielleicht, wenn sie schlafen?"

Wade ist stets um Pinkie besorgt und versucht, sie zu beschützen. Pinkie ist ihrerseits sehr lieb zu Barry und Ozzie. Sie würde sicherlich eine gute Mutter abgeben. Aber ich muss es von Wade persönlich hören. Wenn er kein Interesse an ihr hat, muss ich Pinkies Gefühle im

Keim ersticken. Ich will nicht, dass sie verletzt wird. Pinkie war erst sieben, als ihre Mutter gestorben ist. Sie hatte also niemanden, der ihr erklärt hat, wie solche Dinge laufen. Aber sie ist ein gutes Mädchen.

„Süße, wenn ihr nach draußen kommt, setz dich zu mir. Wir sollten uns mal unterhalten."

Sofort blitzt die alte Angst in ihren Augen auf. „Habe ich etwas falsch gemacht, Maggie?"

„Nein, mein Schatz. Ich möchte nur mit dir reden, wie es deine Mutter bestimmt getan hätte."

Pinkies Ausdruck verwandelt sich in Erleichterung. Ich habe diese Angst seit Weihnachten nicht mehr in ihrem Blick gesehen und hoffe, dass es in Zukunft auch so bleiben wird. Vorurteile sind die Folge von Unwissenheit. Deshalb freut es mich, dass Georgia 1916 die Schulpflicht eingeführt hat. Leider gibt es hier aber immer noch ganze Generationen ungebildeter Leute wie Pinkies Vater. Und Big Jim. Genau das ist mein Problem und der Grund, warum ich heute die ganze Nacht aufbleiben werde.

Ich streiche Pinkie eine Strähne aus dem Gesicht, dann rufe ich Barry zu: „Bist du fertig? Ich muss dich jetzt zu Ozzie bringen."

„Ich komme, Mama!" Kurz darauf schleppt Barry einen Koffer ins Wohnzimmer, der ohne Zweifel mit Büchern und Spielzeug gefüllt ist. Kopfschüttelnd frage ich: „Hast du vor, eine ganze Woche bei Ozzie zu bleiben?"

Barry sieht mich mit seinem unwiderstehlichen Grinsen an. Ich wette, dass sich in ein paar Jahren sämtliche Mädchen der Umgebung für ihn interessieren werden.

„Natürlich nicht, Mama. Aber ich muss doch meine Schulkleidung und meine Bücher und ein paar Spielsachen mitnehmen. Und Teddy muss auch mit. Er will nicht ganz allein zu Hause bleiben."

Seit Duchess ihm vor ein paar Jahren diesen Stoffbären geschenkt hat, ist er Barrys ständiger Begleiter. „Na gut, geh Teddy holen. Aber dann brechen wir auf." Ich nehme den Koffer und bringe Barry zu

Ozzie hinüber. Als Louella uns die Tür öffnet, umarmt Barry mich noch einmal fest und rennt dann nach drinnen.

Ich stecke Louella einen Vierteldollar zu. „Danke. Ich bin draußen vor dem Laden, falls Sie mich brauchen."

„Danke, Miss Maggie." Louella schiebt die Münze in ihre Schürzentasche.

Dann gehe ich nach draußen zu Sadie. Die Sonne ist bereits untergegangen. Ich liebe die Dämmerung. Aber bald wird es stockdunkel sein. Heute Nacht ist Neumond. Wir werden also nicht viel erkennen können, falls jemand kommt.

„Hallo", sage ich und stelle meinen Stuhl neben Sadies. Sie trägt eine Latzhose und einen verbeulten alten Hut, dessen Krempe aussieht, als wäre sie von Mäusen angeknabbert worden. „Schickes Outfit."

Sadie grinst. „Von Weitem soll es so aussehen, als säße hier ein Mann. Wenn die Typen dann näher kommen und mich erkennen, wird ihnen klar werden, dass es noch viel schlimmer ist." Ihr leises Kichern widerspricht ihrem drohenden Unterton. Die Männer, die sich mit Sadie anlegen, tun mir fast schon leid. Andererseits bekommen sie nur, was sie verdient haben.

„Ich habe Jimmys altes Gewehr gefunden", erkläre ich und lege die Waffe auf meinen Schoß. „Aber ich habe nicht mehr versucht, zu schießen, seit er mich kurz nach unserer Hochzeit mal auf die Jagd mitgenommen hat. Ich habe das Gewehr gereinigt, hatte aber keine Zeit mehr, es auszuprobieren."

„Kein Sorge. Leg das Gewehr bloß an. Aber ziel bei den Kerlen bitte auf ihre unteren Regionen."

„Sadie, ich war nie eine gute Schützin."

„Ist auch nicht nötig. Männer bekommen schon Angst, wenn du nur auf diesen Bereich zielst. Ich übernehme das Schießen, falls es so weit kommen sollte."

Es ist eine große Erleichterung, Sadie an meiner Seite zu haben.

Mit ihrer Schrotflinte wird sie die Kerle sicherlich schnell in die Flucht schlagen. Ich frage mich, ob sie das Gewehr mit Schrotkugeln oder mit Steinsalz geladen hat. So oder so möchte ich nicht auf der anderen Seite stehen.

Ein paar Minuten lang sitzen wir schweigend da und genießen den Abend und die Gemeinschaft. Die Laubfrösche stimmen gerade ihr nächtliches Konzert an. Als in einer der Baracken eine Tür geöffnet und wieder zugeschlagen wird, unterbrechen sie ihr Präludium – aber nur kurz. Sie haben schon viele Türen knallen gehört und wissen, dass keine Gefahr besteht.

Drüben auf der Farm der Worleys beginnen ein paar Katzen lautstark zu streiten. Dann bellt ein Hund – ob wegen der Katzen oder aus einem anderen Grund, weiß niemand. Das alles ist Teil unserer ländlichen Symphonie. Wenn man auf dem Land aufgewachsen ist, kennt man jedes Geräusch und weiß, was dahintersteckt. Im Moment ist noch alles in bester Ordnung.

Sadie nimmt wieder mal eine Nelke aus ihrer Dose und steckt sie sich in den Mund. Dann wird unsere Wohnungstür geöffnet. Kurz darauf poltern Duchess und Pinkie die Treppe herunter. Man hört sie kichern und mit ihren Stühlen rumpeln. Als sie unten angekommen sind, setzt sich Duchess neben Sadie und Pinkie neben mich.

Während meine Schwester es sich bequem macht, deutet sie auf mein Gewehr und sagt: „Ich hoffe wirklich, dass wir das nicht brauchen werden."

„Ich denke nicht. Aber Sadie ist eine hervorragende Schützin. Das weiß jeder hier."

„Wo hast du so gut schießen gelernt, Sadie?"

Sadie und ich tauschen einen Blick. „Die beiden kennen deine Geschichte noch nicht, Sadie. Jetzt wäre eine gute Gelegenheit, sie zu erzählen." Sadies Geschichte wäre auch eine Hilfe für Pinkie, denke ich.

„Also gut, es war so …" Sadie lehnt sich vor und spuckt die zerkaute Nelke in den Rinnstein. „Als meine Mama etwa vier Jahre alt war, sind ihre Eltern gestorben. Niemand weiß, woran. Auf jeden Fall hat sich meine Mutter alleine aufgemacht, um nach Essen zu suchen. Ein paar Yamasee-Indianer haben sie gefunden und mitgenommen. Als meine Mutter dreizehn war, haben die Yamasee sie mit einem Krieger verheiratet. Kaum ein Jahr später wurde ich geboren. Dann kam mein Vater auf der Jagd ums Leben und meine Mutter musste einen anderen Krieger heiraten. Damals war ich erst drei Jahre alt." Sadies Blick verfinstert sich. „Ihr neuer Ehemann wollte nicht das Halbblut eines anderen Kriegers großziehen. Ich kann mich noch heute daran erinnern, wie er mich blaugeschlagen hat. Danach haben die jüngeren Krieger mich als Freiwild erachtet. Ich wurde immer wieder geschlagen und Schlimmeres. Deshalb wollte ich nicht länger dortbleiben."

Pinkie klappt langsam der Mund auf. „Was hast du gemacht?"

Sadie zuckt die Schultern und streicht mit der Hand über den Lauf ihrer Flinte. „Ich habe in jener Nacht sein Gewehr geklaut und bin abgehauen. Ich bin so weit gelaufen, wie ich konnte. Die Flinte war ja größer als ich. War nicht leicht, sie zu schleppen und gleichzeitig einen Ast hinter mir herzuziehen, um meine Spuren zu verwischen."

Als ich die fassungslosen Gesichter von Pinkie und Duchess sehe, muss ich kichern. So ging es mir auch, als ich Sadies Geschichte zum ersten Mal gehört habe.

„Vor Tagesanbruch habe ich mich im Unterholz versteckt und mich mit Blättern zugedeckt", erzählt Sadie grinsend. Dann lacht sie auf. „Sie haben nach mir gesucht, jedenfalls ein paar von ihnen. Aber sie sind einfach an mir vorbeigelaufen."

Ihr spöttisches Schnauben bringt mich zum Lächeln. Jetzt hat sie den Teil ihrer Geschichte hinter sich, der sie immer traurig stimmt: Sadie hat ihre Mutter nie wiedergesehen.

„Aber was hast du gegessen? Du hast ja wohl kaum das Gewehr benutzt, oder?", fragt Pinkie, die Sadie unentwegt mit großen Augen anstarrt.

„Es war noch eine Patrone drin. Nach ein paar Tagen hab ich die Flinte ausprobiert, aber der Rückstoß hat mich umgehauen und hätte mir fast die Schulter gebrochen. Ich war so wütend“, erzählt Sadie lachend, „dass ich das Gewehr im Wald vergraben habe. Wahrscheinlich rostet es da immer noch vor sich hin.“

Pinkie dreht sich in ihrem Stuhl, um an mir vorbeizuschauen. „Wie bist du dann hier in Rivers End gelandet?“

„Ich habe mich immer in der Nähe von Städten versteckt und mich von allem ernährt, was ich finden konnte. Irgendwann – da war ich etwa vier oder fünf – hat mich ein Missionar gefunden und in ein Waisenhaus gebracht. Aber ich bin schon nach einem Monat wieder weggelaufen. Der Priester … na ja, er hat Dinge mit den Kindern gemacht, die er nicht hätte tun dürfen. Ich bin weitergezogen und habe versucht, von niemandem gesehen zu werden. Nachts war es leicht, Essen zu finden. Dann, ein paar Jahre später – ich schätze, ich war etwa sieben –, kam ein Mann vorbei. Er hat mir ein Lächeln geschenkt, statt mit Steinen nach mir zu werfen, wie alle anderen es getan haben.“ Sadie hält inne und sieht Pinkie an. „Es gibt auch ein paar gute Männer da draußen, Süße. Dieser Mann hat mich nicht verscheucht und auch nicht versucht, mich anzufassen. Ich war immer noch vorsichtig, aber ich bin ihm schließlich gefolgt. Eines Abends habe ich mich in seinem Wagen versteckt. Als er mich am nächsten Morgen entdeckt hat, war er wieder sehr freundlich zu mir. Er kam mir nicht zu nahe, sondern legte mir nur Essen und eine Decke hin.“

Nachdenklich runzelt Duchess die Stirn und neigt den Kopf. „Ich verstehe einfach nicht, wie du ganz allein überleben konntest.“

„Sobald die Kinder der Yamasee laufen können, lernen sie zu überleben. Ich konnte als Dreijährige schon mit einem angespitzten Stock Fische fangen. Das konnten wir alle.“

„Meine Güte, das kann ich mir gar nicht vorstellen“, sagt Duchess. „Alles, was ich mit drei konnte, war Schmollen.“

„Sam Hardee – so hieß der Mann – nahm mich mit nach Hause

zu seiner Frau. Ich hatte etwas Englisch von meiner Mutter gelernt, deshalb habe ich Mr Sam verstanden, als er sagte, dass ich für seine Frau arbeiten könnte. Weil er gut zu mir war, habe ich zugestimmt. Mrs Sam war ein Engel – gutmütig und schlicht. Sie hat mich nie wie ein Halbblut behandelt. Die beiden haben mich zur Schule geschickt und später, als seine Frau gestorben ist, hat Mr Sam mich bei der Bank eingestellt." Ein weicher Ausdruck tritt in Sadies Augen. „Er war wie ein Vater für mich."

„Aber", sage ich zu Pinkie und meiner Schwester, „ihr hättet den Aufruhr in der Stadt sehen sollen, als Sadie bei der Bank angefangen hat."

Sadie lacht laut auf. „Ja, manche haben sogar ihr Geld von der Bank genommen."

Duchess gibt ein wenig damenhaftes Schnauben von sich. „Diese Dummköpfe! Aber jetzt hast du uns immer noch nicht erzählt, wo du so gut schießen gelernt hast."

„Ach ja. Das hat Mr Sam mir beigebracht. Er wusste, was die Leute dachten und dass es lange dauern würde, bis sie ihren engstirnigen Hass überwinden würden", erklärt Sadie, während sie Pinkie mustert. „Manche schaffen das nie, aber die meisten sind doch intelligent genug. Jedenfalls hat Mr Sam mir eine Pistole gegeben und mir beigebracht, damit zu schießen. Wir sind jeden Abend raus hinter die Bank gegangen, um zu üben. Es hat nicht lang gedauert, bis ich richtig gut war. Und das Wissen, dass ich eine gute Schützin bin, hat die Jungs von mir ferngehalten."

„Vielleicht sollte ich auch schießen lernen." Pinkies sarkastischer Ton bringt uns alle zum Kichern.

Aber ich bin ihrer Meinung. Es kann jedenfalls nicht schaden. Das erinnert mich an etwas … „Pinkie, ich habe bemerkt, dass du dich für Wade interessierst." Pinkie senkt lächelnd den Kopf. „Er ist ein guter Mann und ich kann dich gut verstehen. Aber solang ich seine Absichten nicht kenne, möchte ich, dass du …"

In diesem Moment beenden die Laubfrösche ihr Konzert so abrupt, als hätte ein Dirigent das Schlusszeichen gegeben. Es kommt jemand.

17

Blinzelnd spähe ich in die Dunkelheit. Ich kann die Gestalten nicht erkennen, die da mitten auf der Straße angelaufen kommen – bereit für einen Showdown wie im Wilden Westen. Es ist tatsächlich eine Art Showdown. Sie sind zu viert. Aber das sind wir auch! Genau genommen sind wir sogar in der Überzahl. Im Bahnhofsbüro auf der anderen Straßenseite geht nämlich gerade ein Licht aus – Wades Zeichen, dass er die Männer gesehen hat. Das bedeutet, dass er jetzt seine Schrotflinte von hinten auf sie richtet, falls es nötig werden sollte, einzugreifen.

Als die Männer nah genug sind, kann ich sehen, dass sie weiße Kapuzen tragen und drei von ihnen bewaffnet sind. Einer hält eine Fackel in der Hand, die sich bei jedem Schritt flackernd auf und ab bewegt. Ich muss an Barry denken, der oben bei Ozzie ist. Wenn die Männer diese Fackel werfen … Mein Herz rast und ich beuge mich vor, um aufzustehen.

Doch Sadie hält mich fest. „Nicht bewegen“, flüstert sie. „Und zeig ihnen bloß nicht, dass du Angst hast. Das wird sie abschrecken. Bleib stark!“

Wie, wenn ich am ganzen Leib zittere?

Die Männer kommen näher. Einer ist hochgewachsen und dürr wie ein Skelett, zwei sind von mittlerer Statur. Die Kapuzen verbergen ihre Gesichter. Der vierte ist der größte von ihnen, hat breite Schultern und schmale Hüften. Ich kenne niemanden hier, der so gebaut ist. Wer ist er?

Als die Männer den Laden erreichen, bauen sie sich breitbeinig vor uns auf. Sie sind keine drei Meter von uns entfernt. Ich habe zwar schon vom Ku-Klux-Klan gehört, ihn aber noch nie in Aktion gesehen. Nicht in Rivers End. Bis jetzt! Mein Herz hämmert mir in den Ohren.

Der muskulöse Typ bewegt den Kopf und mustert uns eine nach der anderen durch die Löcher in seiner Kapuze. Sein Blick verweilt lange auf Duchess. Mein Magen zieht sich zusammen. Was hat er mit ihr vor? Das Ganze war eine schlechte Idee!

Ich versuche, Sadie zu sehen, ohne die Augen zu bewegen. Die Männer sagen nichts. Sie stehen nur da und starren uns an. Wenn sie mich auf diese Weise einschüchtern wollen, funktioniert es ganz gut. Ich muss schlucken, aber meine Kehle ist staubtrocken.

Nach einer gefühlten Ewigkeit bewegt der Kerl, der uns gemustert hat, ruckartig den Kopf. Dann tritt der Dürre einen Schritt vor.

„Ihr habt offenbar nichts aus unserer kleinen Lektion gestern gelernt", sagt er, während er seine Kapuze ein wenig von seinem Gesicht weghält, um auf den Boden zu spucken. „Da ihr immer noch mit Halbbluten und Flittchen verkehrt, werden wir wohl zu härteren Maßnahmen greifen müssen."

Sadie beugt sich vor und spuckt eine Nelke aus. Dabei trifft sie genau die Spucke des dürren Kerls. Dann lehnt sie sich gelassen in ihrem Stuhl zurück. Wie kann sie nur so –

„Cal Llewellyn, Sie sind ein Dummkopf."

Cal? Woher weiß Sadie das?

„Glauben Sie wirklich, dass man Sie mit dieser albernen Kapuze nicht erkennt?"

Ungläubig lehne ich mich vor und starre den Mann an. Ja, er ist so dürr wie Cal, aber … seine Schuhe! Sie sind riesig. Jeder weiß, dass Cal die größten Füße in Rivers End und Umgebung hat, vielleicht sogar in ganz Georgia. Seine Schuhe sind Sonderanfertigungen von *Bona Allen* oben in Buford. Cal gibt immer damit an, wenn er ein neues Paar bekommt.

Wut steigt in mir auf und lässt mich meine Angst vergessen – vielleicht auch meinen gesunden Menschenverstand. Ich rufe mir in Erinnerung, was meine Mutter Duchess beigebracht hat, um mich so würdevoll wie möglich zu erheben.

„Cal, Sie sind ein Schandfleck für unsere Gesellschaft", sage ich. Dann hebe ich Jimmys Gewehr und ziele auf Cals bestes Stück, wie Sadie es mir eingeschärft hat.

Die anderen treten zögerlich einen Schritt zurück. Sadie sagt immer, dass eine Frau mit Gewehr das Herz eines Manns höherschlagen lässt – aber nicht aus Liebe.

„Wie viele Jahre habe ich Sie bezahlt, während Sie mich bestohlen haben?"

Cal verlagert sein Gewicht unbehaglich von einem Fuß auf den anderen und schweigt. Der größte der vier Männer zuckt zusammen.

„Sie erinnern sich nicht? Nun, ich kann es Ihnen sagen. Es hat angefangen, gleich nachdem mein Mann gestorben ist. Als meine Schwester die Unstimmigkeiten in den Büchern gefunden hat, habe ich Sie nicht angezeigt, Cal. Aber ich hätte es tun können. Und jetzt sehen Sie sich an! Ein erwachsener Mann, der sich in einem Kissenbezug versteckt. Gehen Sie nach Hause oder ich erzähle dem Sheriff und der ganzen Stadt, dass Sie eine Witwe und einen vaterlosen kleinen Jungen bestohlen haben!"

Mit diesen Worten spanne ich den Hahn des Gewehrs.

Cal zuckt zurück.

Jetzt richtet sich der Muskelmann gegen ihn: „Du hast uns gar nicht erzählt, dass du sie bestohlen hast. Du hast behauptet, sie hätte dich zu Unrecht entlassen."

„Ich … ich … "

Der Typ, der links neben Cal steht, weicht einen Schritt zurück. „Du hast auch vergessen, uns zu erzählen, dass sie eine Witwe mit einem kleinen Sohn ist. Sie ist kein Freiwild."

Der Verhaltenskodex der Südstaaten ist doch wirklich merkwürdig.

Als alleinstehende Frau wäre ich Freiwild gewesen? Wer sind diese Männer? Sie kommen zumindest nicht aus Rivers End.

„Wenn Sie sich jetzt umdrehen und gehen", sagt Sadie, während sie die Schrotflinte anlegt, „werde ich die hier nicht gebrauchen. Und wenn der Sheriff keinen Schuss hört, kommt er auch nicht angerannt. Da der Rest von Ihnen anständig zu sein scheint, werde ich nicht versuchen, Ihre Namen herauszufinden. Unser guter Mister Llewellyn hingegen wird schön hierbleiben." Mit lauter Stimme fährt sie fort: „Wade? Ich wäre dir sehr dankbar, wenn du jetzt den Sheriff holen könntest."

Während seine Gefährten verschwinden, ohne einen Blick zurückzuwerfen, tritt Cal nervös von einem Fuß auf den anderen.

„Pinkie", sagt Wade, dessen Schatten jetzt in der Tür des Bahnhofs erscheint. „Ich halte es für das Beste, wenn ich hierbleibe und auf Cal aufpasse. Kannst du mit Duchess den Sheriff wecken gehen?"

Duchess springt sofort auf. Ich glaube, sie gefällt sich in dieser Rolle. Und Pinkie freut sich, dass Wade sie auserwählt hat. Sogleich wuseln die beiden Frauen davon. Na ja, Duchess wuselt. Pinkie watschelt. Langsam beruhigt sich mein Herzschlag wieder. Mithilfe meiner lieben Freunde konnte eine weitere Katastrophe abgewendet werden.

Danke, Herr!

Jetzt müssen wir abwarten, was der Sheriff unternehmen wird. Als ich Cal betrachte, der uns mittlerweile alleine gegenübersteht, tut er mir fast leid – Sadies Gewehr ist auf sein Herz gerichtet, Wades auf seinen Rücken und meins auf seine Kronjuwelen. Aber ich frage mich auch, inwiefern Big Jim seine Finger im Spiel hat.

Es dauert nicht lange, bis der Sheriff kommt. „Was ist hier los?", fragt er.

Ich baue mich vor meinem ehemaligen Marktleiter auf, damit er mich sehen kann, wenn ich meine Anschuldigungen gegen ihn vorbringe. „Cal versucht, mich einzuschüchtern. Er hat den Einbruch letzte Nacht angezettelt und durchgeführt. Ich habe es Ihnen noch nicht erzählt, aber Cal hat mich jahrelang bestohlen. Und ja, ich habe Beweise dafür. Meine Schwester hat sie gefunden."

Jubal sieht meine Schwester mit einer gehobenen Augenbraue an. Dann packt er Cal am Arm.

„In Ordnung, Llewellyn. Die Arme hinter den Rücken."

„Ach, Jubal. Werden Sie einem Haufen Frauen wirklich mehr Glauben schenken als mir?"

„Sie vergessen mich, Cal", sagt Wade, während er Cal den Gewehrlauf in den Rücken stößt.

„Aber Sie ... Ich sollte ... "

„Ruhe!", blafft Jubal und legt Cal die Handschellen an. „Maggie, bringen Sie mir bis morgen diese Beweise, sonst lasse ich Cal wieder frei."

„Ich werde sie bis morgen Nachmittag vorbeibringen."

Cal grinst, bevor Jubal ihn abführt. Findet er das etwa lustig? Oder weiß er etwas, das ich nicht weiß?

Egal, ich bin einfach nur froh, dass es vorbei ist. „Danke für die Rückendeckung, Wade", sage ich, dann umarme ich Sadie. „Du warst wundervoll, Sadie. Ich habe Cals Schuhe erst entdeckt, nachdem du ihn beim Namen genannt hast. Hast du ihn auch an den Schuhen erkannt?"

„Nein. An seiner Stimme. Ich wusste es sofort. Du darfst nie nach unten sehen. Schau dem Feind immer direkt in die Augen. Sobald du wegsiehst, hat er die Oberhand."

Da habe ich wieder etwas gelernt. Während ich meinen Stuhl hochhebe, sage ich: „Lasst uns schlafen gehen." Dann habe ich eine Idee. „Wade, kennst du vielleicht jemanden, der nachts den Laden putzen würde? Ich kann nicht viel bezahlen, aber wenn nachts Licht im Laden brennt, schreckt das vielleicht mögliche Einbrecher ab."

„Ich denke, dass es viele Leute gibt, die sich gern zwei oder drei Dollar in der Woche dazuverdienen würden. Ich höre mich mal um."

„Danke", erwidere ich nachdenklich. Zwei oder drei Dollar aus meinem ohnehin schon knappen Budget?

Doch dann lässt die Erinnerung an die Fackel mich erschaudern und ich beschließe, dass es das Geld wert ist.

***

Da im Laden wieder alles beim Alten ist und heute keine Lieferungen anstehen, überlasse ich Sadie und Duchess das Kommando und nutze unseren Lieferwagen, um mit Pinkie nach Baxley zum Augenarzt zu fahren. Obwohl Baxley nicht viel größer als Rivers End ist, gibt es dort einen Optiker. Auf der Fahrt knetet Pinkie nervös ihr Taschentuch. Ich kann sie verstehen. Bisher habe ich keine Brille gebraucht, deshalb weiß ich auch nicht genau, wie die Untersuchung ablaufen wird. Pinkie tut mir leid.

„Süße", sage ich und lege meine Hand auf ihre, um ihre hektischen Bewegungen zu unterbrechen. „Keine Sorge, es wird bestimmt nicht schlimm." Zumindest glaube ich das.

„Hoffentlich. Beim Frauenarzt ist es immer so peinlich."

Daran kann ich mich nur zu gut erinnern.

Wir verlassen den asphaltierten Highway und fahren über eine unbefestigte Straße nach Baxley hinein. Da es letzte Nacht geregnet hat, ist die Straße schlammig und es wird schwieriger, den Truck zu lenken. Die Gebäude hier in Baxley wurden an den Bahngleisen entlang errichtet und sind in schlechterem Zustand als die in Rivers End. Nach einer Weile fahren wir an einem alten Haus im Queen-Anne-Stil vorbei, an dem zwei Fensterläden nur noch an einem Scharnier hängen. Dann kommen wir zum Krämerladen. Gegenüber steht ein verlassener Waggon mit kaputten Rädern neben den Gleisen. Ich glaube, dass die Arztpraxis im ersten Stock über dem Krämerladen ist.

Nachdem ich den Wagen vor dem Gebäude geparkt habe, sage ich zu Pinkie: „So, tief durchatmen. Wir wollen ja nicht, dass dein Baby Koliken bekommt."

Dann gehen wir über die Außentreppe in die Praxis hinauf. Eine mittelalte Frau, die gegenüber vom Eingang hinter einem schlichten Schreibtisch sitzt, begrüßt uns. „Haben Sie beide einen Termin?"

„Nein, nur Miss Yates", sage ich und zwinkere Pinkie zu, in der Hoffnung, sie zum Lächeln zu bringen. Es funktioniert.

Die Arzthelferin reicht Pinkie ein Klemmbrett mit einem Zettel. „Bitte füllen Sie das Formular aus und bringen Sie es danach zurück."

Ich werfe einen Blick auf das Formular: „Name, Adresse und Vorerkrankungen oder Beschwerden. Ganz einfach."

„Vermutlich brauche ich nicht zu erwähnen, dass ich schwanger bin. Das ist ja keine Erkrankung und es ist auch ziemlich offensichtlich", sagt sie grinsend. Ich muss lachen.

Als die Arzthelferin das Formular entgegennimmt, späht sie auf Pinkies behandschuhte Finger. Wenn die Frau nach einem Ehering sucht, wird sie kein Glück haben.

Dann öffnet sie die Tür und führt uns ins Untersuchungszimmer. Ein einzelner Stuhl steht in der Mitte. Dahinter befindet sich ein Regal mit mehreren Sehtest-Tafeln und ein paar merkwürdig aussehenden Apparaten. Die Arzthelferin legt Pinkies Formular auf ein Regalbrett und geht dann, wobei sie die Tür hinter sich schließt.

„Setz dich doch hin, Pinkie. Deine Füße sind bestimmt müde." Pinkies Knöchel schwellen in letzter Zeit schnell an, wenn sie zu lange steht.

Nach wenigen Minuten geht die Tür auf und der Arzt tritt ein. Er trägt einen grauen Anzug und scheint in den Fünfzigern zu sein. Freundlich lächelt er uns an.

„Ich bin Mr Foster." Während er Pinkie die Hand reicht, mustert er sie schweigend. „Ihr Arzt hat erwähnt, dass Sie Albinismus haben." Mr Foster betrachtet Pinkies Augen genauer. „Ihre Iris ist wirklich sehr hell. Haben Sie irgendwelche Fragen an mich, bevor ich Sie untersuche?"

Pinkie schüttelt den Kopf. Während der Arzt jeden seiner Schritte erläutert, lockert Pinkie allmählich den Griff ihrer Finger um den Stoff ihres Rocks.

„Bei dieser Brille ist das linke Glas geschwärzt, damit ich nur Ihr rechtes Auge untersuchen kann." Mr Foster lässt Pinkie eine Tafel vorlesen. Danach soll sie ihm sagen, in welche Richtung die Pfeile auf einer anderen Tafel zeigen. Der Arzt notiert sich ein paar Dinge auf der Rückseite des Anmeldeformulars. Dann reicht er Pinkie eine andere Brille, bei der das rechte Glas geschwärzt ist. Nachdem Mr Foster beide Augen getestet hat, gibt er Pinkie Augentropfen.

Seine entspannte und beruhigende Art erinnert mich an den Doc. Pinkie ist auch gar nicht mehr nervös oder knetet ihr Taschentuch.

„Diese Tropfen erweitern Ihre Pupillen, sodass ich ins Innere Ihrer Augen schauen kann."

Er kann ins Innere ihrer Augen sehen? Die moderne Medizin ist wirklich erstaunlich! Ich erwische mich dabei, wie ich mich vorbeuge, um auch einen Blick zu erhaschen. Schnell richte ich mich wieder auf.

Etwas später zieht der Arzt einen Hocker heran und hält dann eine Art kleine Lupe vor Pinkies Auge. Während er mit seinem Gesicht nah an ihres herangeht, erklärt er ihr, was er gerade tut.

„Ich schaue mir jetzt Ihre Netzhaut an, Miss Yates. Sie sieht so aus, wie ich erwartet hatte." Mr Foster weicht zurück, schiebt den Hocker ein Stück zur Seite und untersucht dann das andere Auge. Schließlich schaltet er das Licht aus und knipst eine kleinere Schreibtischlampe im hinteren Bereich des Raums an.

Dann reicht er Pinkie eine dunkle Brille. „Die werden Sie ein paar Stunden lang tragen müssen, weil Ihnen das Sonnenlicht in den Augen wehtun wird. Ich werde Ihre Korrektionsbrille in zehn bis vierzehn Tagen fertig haben. Sie können mir die Sonnenbrille zurückgeben, wenn Sie Ihre Brille abholen."

„Eine Korrektionsbrille? Werde ich damit dann wirklich gut sehen können?"

Mr Foster nimmt Pinkies Hand in seine beiden Hände. „Ja, meine Liebe, das werden Sie. Ihre Augen sind nicht so schlecht wie die anderer Menschen mit Albinismus."

Die Freude auf Pinkies Gesicht ist jeden Cent wert, den Sadie und mich diese Brille kostet.

Als wir wieder im Auto sind, fragt Pinkie mich: „Denkst du, dass ich mit Brille älter aussehen werde?"

„Willst du denn älter aussehen?", erwidere ich, während ich den Arm aus dem Fenster strecke, um zu signalisieren, dass ich links abbiegen möchte.

„Na ja ..." Sie dreht sich in ihrem Sitz, um mich anzusehen. „Du weißt ja, dass ich Mr Wade mag. Er ist so nett und so ein Gentleman – also, wenn ich nach einem Daddy für mein Baby suchen würde, wäre er die perfekte Wahl." Die Worte sprudeln nur so aus ihr heraus. „Aber ich fürchte, dass ich vielleicht zu jung aussehe."

O weh! Meine Hände schließen sich fester ums Lenkrad. Ich weiß nicht, was ich ihr antworten soll ... Oder doch, ich weiß es: „Süße, ich werde dir jetzt etwas sagen, was deine Mama dir vermutlich auch gesagt hätte. Überstürz bitte nichts. Bete für die Sache und wenn es Gottes Wille für dich ist, wird er Wade und dich zu seiner Zeit zusammenführen."

Ich hoffe zumindest, dass ihre Mutter ihr das gesagt hätte.

Pinkie starrt mich an und nickt dann. „Ja, ich glaube, genau das hätte meine Mama gesagt. Und das werde ich auch tun", sagt sie und errötet. „Ich mag ihn wirklich. Er ist wirklich nett. Ich glaube, ich habe noch nie einen Mann wie ihn getroffen."

„Er ist mir auch ein guter Freund. Wade und mein Mann waren beste Freunde und Wade hat mir viel geholfen, als Jimmy gestorben ist."

Da wir wieder abbiegen müssen, strecke ich noch einmal die Hand zum Fenster hinaus. Pinkie sagt nichts mehr. Ihr plötzliches Schweigen überrascht mich. Sie hat auch wieder angefangen, ihr Taschentuch zu kneten.

„Stimmt etwas nicht?"

„Magst *du* Mr Wade, Maggie? Wenn ja, dann werde ich damit aufhören. Ich meine, ich …"

Das ist es also! Ich schüttle mit einem leisen Lachen den Kopf und erkläre ihr: „Ich mag Wade als guten Freund. Aber das ist alles. Wenn der Herr es so lenkt, dass Wade auch an dir interessiert ist, stehe ich vollkommen hinter euch. Er wäre ein großartiger Vater für dein Baby. Und du wärst eine liebevolle Mutter für Ozzie."

Pinkie legt die Hände wieder ruhig in ihren Schoß und lächelt. Ich muss an meine Schwester und ihren Mann denken. Will war viel älter als Duchess, aber sie hatten eine wundervolle Ehe. Natürlich war Duchess nicht schwanger, als sie geheiratet haben. Aber Josef hat Maria auch geheiratet, obwohl sie schwanger war.

***

Am späten Nachmittag rufe ich aus dem Büro: „Duchess, kannst du bitte mal kurz herkommen?" Während ich auf sie warte, öffne ich eine weitere Schublade.

„Was brauchst du?", fragt Duchess, als sie in Metzgerschürze an der Tür erscheint.

Erstaunt starre ich sie an. „Schneidest du etwa gerade Fleisch?"

Duchess breitet grinsend die Schürze aus, um mir die Blutflecken darauf zu zeigen. „Sadie bringt es mir bei."

Unglaublich – Duchess, die vor ein paar Wochen noch zusammengezuckt ist, als ich ein Hähnchen zerteilt habe?

„Also, was brauchst du, Maggie?"

„Was? Ach so, ja. Wo sind die Geschäftsbücher? Ich muss dem Sheriff die Beweise für Cals Diebstahl bringen."

Meine Schwester runzelt die Stirn. „Ich habe sie in die unterste Schublade auf der rechten Seite gelegt."

Ich öffne die Schublade erneut. Sie ist leer. „Sicher, dass du sie nicht umgeräumt hast?"

„Ja." Die Furchen auf ihrer Stirn werden tiefer. „Gestern, nein, vorgestern habe ich – o nein!" Duchess geht auf die linke Seite des Schreibtischs und reißt die unterste Schublade auf. Sie ist ebenfalls leer. Meine Schwester wird blass. „Haben wir sie in den Safe gelegt?"

Schnell drehe ich mich mit meinem Stuhl und öffne den Safe. Ein Stapel Geschäftsbücher liegt neben der Geldkassette in einem der Fächer. Erleichtert atme ich auf. Dann hole ich mit feuchten Händen die Bücher heraus und lege sie auf den Schreibtisch. Meine Schwester wendet sich zum Gehen.

„Duchess!"

Sie bleibt stehen und blickt über die Schulter. „Was ist?"

„Das ist 1903 bis 1919."

„Wie bitte? Was meinst du?"

„Keins dieser Bücher ist aktuell. Jemand hat die Bücher aus den Jahren ab 1920 mitgenommen."

Fassungslos starren wir einander an. Langsam dämmert es uns: Die Beweise, die Cal hinter Gitter gebracht hätten, sind gestohlen worden!

Haushaltstipp:

Fensterreiniger

¼ Tasse weißen Essig, 1 EL Speisestärke und 2 Tassen warmes Wasser in eine Sprühflasche geben und gut schütteln, damit sich die Stärke auflöst. Die Glasoberfläche großzügig damit einsprühen, dann mit einem sauberen Lappen oder alten Zeitungen trocken wischen. So bringen Sie Ihre Fenster auf Hochglanz ohne lästige Schlieren.

18

Bud Pugh läuft am Schaufenster von *Parkers* vorbei. Bei jedem seiner schwungvollen Schritte hüpft der Postsack auf seiner Hüfte auf und ab. Bud nickt Pinkie zu, die gerade draußen ist, um die Arbeiter zu beaufsichtigen, die das Fenster ersetzen. Als Bud die Tür aufstößt, winkt er mit einem dicken Umschlag in seiner Hand und ruft so laut, dass jeder es hören kann: „Ich habe hier ein Einschreiben für Mrs Duchess Alden und brauche ihre Unterschrift."

Nicht viele Leute in Rivers End bekommen je ein Einschreiben. Aber muss man es deshalb gleich der ganzen Stadt verkünden? Mit einem Seitenblick auf Myrtle Davis, deren Aufmerksamkeit nun nicht mehr den Lebensmitteln, sondern dem Brief gilt, strecke ich die Hand aus.

„Ich werde unterschreiben, Bud."

Der Postbote zieht die Hand zurück und drückt den Brief schützend an seine Brust. „Nein, Ma'am, ich brauche das Autogramm Ihrer Schwester, nicht Ihres. Das Einschreiben ist von einer Anwaltskanzlei, es muss also alles ordnungsgemäß gehandhabt werden."

Ich beiße mir auf die Lippe, um nicht angesichts des „Autogramms" aus seinem Mund zu kichern. „Sie ist im Büro."

Mit einem knappen Nicken steuert Bud darauf zu. Wenig später kommt er mit einem zufriedenen Lächeln wieder heraus und zeigt mir die unterschriebene Karte, bevor er sie in seine Hemdtasche schiebt.

Es gibt wirklich ein paar Unikate hier in Rivers End. Nachdem ich Myrtle bedient habe, gehe ich ins Büro. Leider kann ich das Einschreiben nirgends sehen und Duchess ist so sehr mit Rechnen beschäftigt, dass sie nicht einmal aufblickt. Neugier überkommt mich, aber ich weiß, dass meine Schwester mir davon erzählen wird, wenn sie es für wichtig hält. Ich muss ihre Privatsphäre respektieren! Andererseits …

Meine Neugier siegt. Langsam schlendere ich zum Schreibtisch und lasse die Finger über die lackierte Oberfläche gleiten. „Hast du für den Brief unterschrieben, den Bud dir gebracht hat?" Sobald die Worte meinen Mund verlassen, schimpfe ich mit mir. Viel zu plump!

Duchess blickt auf. „Hm? Ach so, ja." Dann wendet sie ihre Aufmerksamkeit wieder den Büchern zu.

Nun, entweder hat sie das Einschreiben noch nicht geöffnet oder sie ist nicht neugierig. Vielleicht weiß sie schon, was drin ist. Aufgewühlt sieht sie jedenfalls nicht aus.

„Brauchst du sonst noch was, Maggie? Ich versuche, herauszufinden, wo wir finanziell stehen."

„Nein, nicht wirklich." Wenn sie es mir nicht sagen will, kann ich nichts tun. Aber es wird mir keine Ruhe lassen …

In diesem Moment öffnet Pinkie die Tür und streckt den Kopf herein. „Maggie? Kannst du bitte mal kommen?" Sie dreht sich um und geht in den vorderen Teil des Ladens, wo die Männer noch am Fenster arbeiten.

Nach einem weiteren vergeblichen Blick auf meine Schwester gehe ich nachsehen, was los ist. Bobby Mobley und sein Helfer, Tommy Lowe, setzen gerade die neue Scheibe ein. Sie sind hoch konzentriert bei der Arbeit. Es ist ungewohnt, Tommy außerhalb seiner Farm arbeiten zu sehen. Andererseits kommt es derzeit natürlich immer öfter vor, dass Männer andere Jobs annehmen müssen.

„Pinkie, warum hast du mich hergerufen?"

„Mr Mobley möchte für das Fenster bezahlt werden. Soll ich das Geld aus der Kasse nehmen?"

Wieder sehe ich die Dollarscheine förmlich zum Fenster hinausfliegen. „Wie viel kostet es denn?"

Meine junge Freundin sieht auf ihre Füße hinab – würde sie zumindest, wenn ihr Bauch nicht im Weg wäre.

„Pinkie?"

„4,20 $, hat er gesagt."

„Haben wir so viel in der Kasse?" Vielleicht muss ich es von dem Geld nehmen, das ich für die Steuern zurückgelegt habe. Dieser Gedanke beunruhigt mich. Wenn ich meine Steuern nächstes Jahr nicht zahlen kann, werde ich den Laden verlieren. *Warum gönnst du mir nicht mal eine Pause, Herr?*

Pinkie öffnet die Kasse und zählt das Geld darin. „Wir haben 3,87 $. Und wir brauchen noch Wechselgeld für die Kunden."

Ich habe keine Wahl. „Gib mir bitte zwei Dollar, den Rest hole ich aus der Keksdose."

Meine Füße sind schwer, als ich durch den Lagerraum in die Küche gehe. Dort hole ich die kleine Keksdose aus dem Schrank und nehme 2,20 $ heraus. Viel habe ich nicht gespart. Von Mr Evans' Scheck und meinen sonstigen Ersparnissen sind nur noch 17 $ und etwas Kleingeld übrig. Dieses Jahr hat sich die Steuer auf 273,42 $ belaufen. Bis nächsten November brauche ich also noch etwa 256 $ – ein kleines Vermögen!

Als ich in den Laden zurückkehre, ist das Fenster fertig. Ich zähle die Scheine ab und drücke sie Bobby in die Hand.

Er schließt dankbar die Finger um das Geld. „Danke, Maggie. Ich wünschte, ich könnte es einfach auf deine Rechnung setzen, aber ich musste das Glas sofort bezahlen."

„Ich verstehe das. Geht mir ja auch so. Danke, dass ihr es so schnell eingebaut habt."

Bobby schiebt das Geld in die Hosentasche. „Hast du schon jemanden gefunden, der nachts den Laden putzen könnte?"

Ich schüttele den Kopf. „Nein. Kennst du jemanden, der Interesse hätte?"

„Ja, Katherine Hopper."

„Asas Frau? Sie scheint mir etwas zu ängstlich, um nachts allein putzen zu gehen."

„Na ja, Asa hat Probleme. Die Leute lassen sich nicht mehr so oft die Haare schneiden. Ich denke, dass die beiden zusammen herkommen würden, damit Katherine sich sicher fühlt."

„Ich werde sie ansprechen. Danke."

„Wir schlafen alle nachts mit gespitzten Ohren, Maggie. Ich habe gehört, dass Cal heute Morgen freigekommen ist."

„Ja. Die Beweise, die ihn überführt hätten, wurden geklaut. Ich nehme an, dass Cal hier im Büro war und meine Bücher mitgenommen hat, während seine Kumpel sich im Laden ausgetobt haben."

Bobby holt seine Baseballmütze aus der Gesäßtasche und setzt sie auf. „Ich sage es nur ungern, aber das überrascht mich nicht. Cal kam mir immer schon hinterlistig vor. Ida Clare hat mir mehr als einmal erzählt, dass sie ihn mit dem Finger auf der Fleischwaage erwischt hat. Sie hat ihn deswegen zur Rede gestellt, weil sie genau wusste, dass du so etwas nicht dulden würdest."

Ich blicke über die Schulter zur Fleischtheke, die Sadie jetzt zu ihrem Territorium erklärt hat. Bobby folgt meinem Blick.

„Es war schlau von dir, Sadie einzustellen."

„Ich wünschte, ich hätte sie schon vor Jahren gefragt. Aber sie weigert sich, Geld dafür anzunehmen. Sie sagt, sie hätte genug und möchte einfach nur eine Beschäftigung haben."

„Also wenn sie irgendwann keine Lust mehr hat, Fleisch zu schneiden, kannst du sie gerne zu uns schicken."

Ich muss lachen. Als würde ich Sadie gehen lassen! Bobby verabschiedet sich mit einer Handbewegung und verlässt den Laden.

Da heute Silvester ist, habe ich ein besonderes Abendessen für uns alle geplant. Sadie hat mir ein schönes Stück Schweinelende zurechtgeschnitten, das ich mit Äpfeln und einer Kruste aus Kräutern und körnigem Senf zubereiten werde. Ein Blick auf meine Armbanduhr verrät mir, dass es Zeit ist, langsam mit Kochen anzufangen.

Auf dem Weg in meine Küche winke ich Sadie und Pinkie zu. „Wir sehen uns dann um fünf."

Bevor ich die Treppen zu meiner Wohnung emporsteige, schaue ich aber noch kurz in Asas Friseursalon vorbei.

Es sind gerade keine Kunden da, als ich eintrete, und Asa kommt mir lächelnd entgegen. „Brauchen Sie einen Haarschnitt, Maggie?"

„Nein, ich wollte Sie nur kurz fragen, ob Sie oder Katherine zufällig einen Nebenjob suchen. Für drei Dollar die Woche könnten Sie nach Feierabend meinen Laden reinigen. Es müssten nur die Böden und die Fenster geputzt werden – mir geht es vor allem darum, dass nachts jemand vor Ort ist."

„Gerne, wir können das zusätzliche Geld gut gebrauchen. Wie wäre es, wenn wir immer zu unterschiedlichen Zeiten hingehen? Falls jemand den Laden beobachtet, wird er nie genau wissen, wann wir kommen."

Darüber hatte ich noch gar nicht nachgedacht. „Eine sehr gute Idee! Können Sie gleich heute Abend anfangen?"

Asa nickt und ich bin zufrieden. Nun, da ich hoffentlich für die Sicherheit des Ladens gesorgt habe, kann ich beruhigt nach Hause gehen. Im Garten pflücke ich für unser Festessen noch ein wenig frisches Gemüse. In unserer Kindheit gab es an Silvester immer Blattkohl und Augenbohnen. Das ist eine alte Tradition der Südstaaten und bringt angeblich Glück, aber Duchess und ich haben Blattkohl noch nie gemocht. Pinkie sagt, dass sie es früher sehr gern gegessen hat, aber momentan wird ihr schon beim Gedanken daran schlecht. Also steht Blattkohl heute Abend nicht auf unserer Speisekarte.

Eine Stunde später habe ich das Fleisch mit der Kräutermischung eingerieben. Als das Feuer die richtige Temperatur hat, schiebe ich den Braten in den Ofen. Plötzlich höre ich, wie oben in der Wohnung eine Tür zuschlägt. Es ist zu früh, als dass Barry aus der Schule zurück sein könnte. Demnach muss es Pinkie oder Duchess sein. Vielleicht braucht Pinkie mal wieder ein Nickerchen. Je weiter sie in ihrer Schwangerschaft ist, desto mehr Ruhe scheint sie zu brauchen. Das bereitet mir Sorgen. Als ich damals in dieser Phase meiner Schwangerschaft mit Barry steckte, war ich voller Energie. Hoffentlich ist alles in Ordnung bei Pinkie. Nachdem ich die Küche aufgeräumt und noch einmal nach dem Braten geschaut habe, gehe ich nach oben.

Aus dem Schlafzimmer von Pinkie und Duchess sind nun laute Geräusche zu hören. Verwundert stoße ich die Tür auf und stelle fest, dass es nicht Pinkie, sondern Duchess ist, die den Lärm verursacht. Sie zerrt anscheinend gerade eine Truhe nach der anderen aus dem Schrank und wühlt hektisch darin herum.

„Duchess, was ist los?"

„Oh, hallo, Maggie. Ich dachte, du wärst in der Küche."

„War ich auch, aber bei dem Krach wollte ich nachsehen, was los ist. Hat es mit dem Einschreiben zu tun? Du verlässt uns doch nicht, oder?" Es ist verrückt – ich habe mich so sehr daran gewöhnt, sie hier zu haben, dass mir bei diesem Gedanken ganz schlecht wird.

„Euch verlassen? Warum sollte ich das tun? Und wo sollte ich hin?"

Ich deute mit einer ausladenden Handbewegung auf das Chaos, das sie veranstaltet hat. „Was soll das Ganze dann?"

„Das? Ach so. Erinnerst du dich, dass Martha Lengers Kinder keine Jacken trugen? Heute kam Minnie Sadler mit ihrem Nachwuchs in den Laden und sie haben dasselbe Problem. Die Mädchen tragen Kleider aus Mehlsäcken, genauso wie Minnie. Und sie haben alle keine Jacken an." Duchess wendet sich wieder ihren Truhen zu und zieht ein Wollkostüm hervor. „Und ich habe Kleider, die ich nicht brauche. Daraus werde ich jetzt Jacken für diese Kinder nähen."

Mir fällt ein Stein vom Herzen, dass Duchess bei uns bleibt, und ich bin gleichzeitig sehr stolz auf sie. Meine Schwester ist die gutherzigste Frau, die Gott je geschaffen hat. „Ich werde dir helfen und Sadie bestimmt auch. Vielleicht können wir auch ein paar Kleider für Pinkies Baby herstellen."

„Das hatte ich sogar geplant", erwidert Duchess. Dann zieht sie ein hübsches sonnengelbes Kleid aus der Truhe und erzählt wehmütig, wie Mr Alden es damals für sie gekauft hatte. „Ich habe vor, ein

Nachthemdchen für das Baby und ein Kleid für Helen Iveys jüngste Tochter daraus zu nähen. Die Farbe würde ihr hervorragend stehen."

Wann hat Duchess diese Kinder so ins Herz geschlossen, dass sie sogar weiß, welche Farben ihnen stehen würden? Gemeinsam holen wir einen Großteil der Kleider aus Duchess' Truhe heraus. Dann lasse ich mich auf ihr Bett fallen und beginne, den Stapel neben mir nach Material zu ordnen.

Duchess hält einen dicken dunklen Wollmantel hoch. „Der ist für Barry. Wir machen ihm einen schicken Anzug daraus."

„Sicher? Barry wächst momentan so schnell, dass ihm der Anzug schon in einem halben Jahr nicht mehr passen würde."

Meine Schwester legt sich den Mantel über den Arm und setzt sich auf Pinkies Bett. „Daran habe ich gar nicht gedacht. Aber wenn er größer ist, reicht der Stoff nicht mehr." Nachdenklich massiert sie ihr Ohrläppchen. „Ich habe eine andere Idee: Ich mache eine Decke für Faylene draus, mit der sie sich an milden Wintertagen raussetzen kann."

„Das wird ihr gefallen." Wir sehen noch eine Weile die Kleider durch und legen beiseite, was wir gebrauchen können. Dann packen wir den Rest wieder weg.

„Mama?", ruft Barry, der auf Socken ins Zimmer geschlittert kommt und mich dabei fast umrennt. „Mr Wade will heute Abend mit uns allen ins Kino gehen. *Coconuts* läuft. Den Film will ich unbedingt sehen, Mama, schon seit Ewigkeiten. Können wir gehen?" Als Barry einen Moment innehält, um Luft zu holen, betrachtet er mit gerunzelter Stirn die vielen herumliegenden Kleider. „Was macht ihr da?"

„Wir wollen meine alten Kleider für die Leute umnähen, denen es nicht so gut geht wie uns, Liebling", erklärt Duchess, während sie den Mantel auf ihrem Bett faltet. „Und was das Kino angeht: Ich finde Mr Wades Idee großartig. Was meinst du, Maggie? Sollen wir zusagen?"

Ich lächle. „Ich denke, ein lustiger Abend würde uns allen guttun."

Als Barry vor Freude quietschend aus dem Zimmer stürmt, rufe ich ihm nach: „Barry, warte! Lade bitte Wade und Ozzie zum Abendessen ein."

„Ja, Mama!", ruft Barry, bevor er die Tür hinter sich zuwirft.

Pinkie wird sich freuen. Ich muss nur bald eine Möglichkeit finden, Wade zu fragen, ob er Pinkie auch mag. Aber wie soll ich das anstellen, ohne dass Wade sich unter Druck gesetzt fühlt?

Ich schiebe den Gedanken zur Seite. Jetzt muss ich erst mal nach unten gehen und nach dem Braten schauen. „Willst du mir mit dem Salat helfen, Duchess?"

Meine Schwester dreht sich erst nach links und dann nach rechts, um ihren Rücken zu dehnen, während sie erwidert: „Klar. Und ich bin froh, dass du zugesagt hast. Du brauchst unbedingt mal einen unbeschwerten Abend. Sonst bekommst du noch Sorgenfalten auf der Stirn."

Auf dem Weg nach unten streiche ich mir prüfend mit den Fingern über die Stirn.

Duchess kichert, als wir die Küche betreten, in der es wunderbar nach Braten duftet. „Ich necke dich doch nur, Magnolia. Aber ich finde wirklich, dass du Gott mehr vertrauen solltest", sagt sie, während sie zum Kühlschrank schlendert.

Meine Schwester hat gut reden. Sie musste sich nie um irgendetwas Sorgen machen. Erst hat ihr Mann für sie gesorgt und jetzt ich. Obwohl ich das nicht laut gesagt habe, beiße ich mir auf die Zunge. Woher kommen diese bösen Gedanken nur so plötzlich? Muss ich mich wirklich daran erinnern, was für ein Segen Duchess für mich ist?

Ich blicke verhohlen zu meiner Schwester hinüber, die auf der anderen Seite des Küchentischs steht und den Salat schneidet. Sie beschwert sich nie über die viele Arbeit hier. Außer wenn wir um vier Uhr morgens aufstehen müssen, um eine Lieferung anzunehmen, so wie gestern.

„Was gibt es denn da zu grinsen?", fragt Duchess, während sie mit dem Messer in der Hand gestikuliert.

„Ich bin nur froh, dass du dieses Messer nicht in der Hand hattest, als ich dich gestern geweckt habe. Dann würde mir jetzt wahrscheinlich ein Körperteil fehlen", erkläre ich. Dann öffne ich den Ofen und hole den Schweinebraten heraus. Das Einstechthermometer zeigt *Medium* an. Wenn der Braten noch eine Weile geruht hat, wird er durchgegart und genau richtig sein. Die Äpfel, die obendrauf liegen, sind goldbraun und duften herrlich. Ich freue mich schon auf den Abend. Es ist lange her, seit ich mir Zeit genommen habe, um etwas Schönes zu unternehmen.

Während wir den Tisch decken, frage ich Duchess vorsichtig nach ihrer Meinung über Pinkie und Wade.

Sie stemmt amüsiert die Hände in die Hüften und starrt mich an, als wäre mir gerade ein zweiter Kopf gewachsen. „Fällt dir das jetzt erst auf? Die Art, wie Wade Pinkie ansieht, ist … . Wie soll ich das sagen? Er sieht in ihr kein liederliches Mädchen, sondern eine liebe und sehr hübsche junge Frau."

„Wirklich? Warum ist mir das nicht aufgefallen?"

„Weil du in Gedanken damit beschäftigt bist, wie du unsere Familie ernähren sollst, Schwesterherz." Dann schnipst Duchess mit den Fingern und sagt: „Ach, das hab ich ja ganz vergessen!" Sie holt das Einschreiben aus der Tasche. „Ich habe einen Scheck von meinem Anwalt bekommen. Nachdem alle Gläubiger und der Anwalt bezahlt wurden, war noch ein wenig Geld übrig", erklärt Duchess und hält mir einen Scheck hin. „Los, nimm ihn, Maggie! Es ist nicht viel, aber wir können es für die Steuern zurücklegen."

46,27 $ lese ich auf dem Schein. Eigentlich möchte ich das Geld nicht annehmen, aber ich habe keine Wahl. Mit Duchess' Beitrag fehlen uns nur noch etwas mehr als 200 $ für die Steuer. Nicht mehr ganz so viel wie noch vor einigen Wochen – aber für mich immer noch ein kleines Vermögen …

***

Am nächsten Morgen bin ich schon vor Sonnenaufgang auf den Beinen. Das Jahr 1930 hat begonnen. Ich hoffe, dass es ein besseres Jahr wird als das letzte, auch wenn die Zeitungen düstere Zeiten prophezeien. Aber unser Gelächter von gestern Abend klingt mir noch in den Ohren, während ich mich anziehe und nach unten gehe, um den Laden zu öffnen. Heute werden *Quaker*-Haferflocken, Maismehl und Zucker geliefert. Glücklicherweise reichen die Einnahmen von gestern gerade so, um die neuen Waren zu bezahlen. Hoffentlich läuft der Verkauf heute besser.

Herr, ich versuche, dir zu vertrauen.

Im Büro hole ich mein Notizbuch hervor. Diese Woche ist die Kolumne für Zeke vom *Farm Whistler* fällig. Ich füge noch ein paar Sätze hinzu und überarbeite den Artikel dann ein letztes Mal. Als ich fertig bin, lege ich ihn auf die Ecke des Schreibtischs, um ihn abzugeben, wenn die Lieferanten wieder weg sind.

Ein Schlüssel rasselt an der Eingangstür und Pinkie kommt herein. „Morgen, Maggie. Hab heute früh gar nicht gehört, wie du gegangen bist.“

Ist es schon 6:30 Uhr? „Ich erwarte neue Waren, aber der Lieferant ist spät dran. Ich gehe mal zum Bahnhof rüber und rufe an. Kannst du bitte den Laden aufmachen?“

„Klar.“ Pinkie bewegt sich nur langsam. Ihr Baby muss schon ziemlich groß sein. Ich frage mich, ob der Doc das Datum richtig berechnet hat. Er hat doch Ende Februar oder Anfang März gesagt. Pinkie war sich nicht sicher, wann genau sie … schwanger wurde. Ich vermute aber, dass das Kind eher noch im Winter kommen wird.

„Wie fühlst du dich?“, frage ich Pinkie.

Sie legt eine Hand auf ihren unteren Rücken und erwidert: „Fett.“ Ihr angewiderter Tonfall bringt mich zum Lachen.

„So fühlt sich so ziemlich jede hochschwangere Frau.“

„Das Baby ist manchmal so aktiv, dass ich das Gefühl habe, es spielt Fangen in meinem Bauch.“

Das ist ein gutes Zeichen für die Gesundheit des Babys. Nachdem ich Pinkies Bauch getätschelt habe, gehe ich zum Bahnhof hinüber. Pinkie und ich haben unser Gespräch über Wade noch nicht zu Ende führen können. Aber jetzt muss ich mich erst einmal um die Lieferung kümmern. Ich habe keine Ahnung, wo die Waren geblieben sind.

Im Bahnhofsbüro angekommen muss ich warten, bis Wade seinen Anruf beendet. Heute ist am Bahnhof viel los, zumindest für Rivers End. Andy Simmons kommt herein und legt einen Stapel Zeitungen in die Ecke des Ticketschalters, während Fanny Hermans Mann, William T., nebendran seinen Schuhputzstand aufbaut. Malcom Connor, der Bankdirektor, verabschiedet sich gerade von seiner Schwester und deren Mann, die über die Feiertage zu Besuch waren.

Nach einer Weile legt Wade auf. „Es gehört dir, Maggie."

„Danke." Ich drücke auf die Taste und warte auf die Telefonistin. Als sie rangeht, gebe ich ihr die Nummer in Baxley und warte dann erneut.

„*Heskot Großhandel*", erklingt eine tiefe Stimme. Der Mann spricht etwas undeutlich – so, als hätte er eine Zigarre im Mund.

„Hier ist *Parkers Lebensmittelladen* in Rivers End. Meine Lieferung ist heute Morgen nicht angekommen. Was ist passiert?"

„Einen Moment." Ein dumpfes Geräusch erklingt, als der Hörer abgelegt wird. Wieder muss ich warten, bis der Mann verkündet: „Hier steht, dass die Lieferung heute Morgen um 5:30 Uhr zugestellt wurde."

Haushaltstipp:

Stinkende Schuhe

Die Leinenschuhe meines kleinen Sohns stinken von seinen Schweißfüßen. Es ist bekannt, dass Backnatron Gerüche neutralisiert. Aber wenn man die Schuhe mit Natron bestreut, darf man nicht vergessen, sie auszuklopfen, bevor man sie am nächsten Tag wieder anzieht. Deshalb gebe ich Ihnen noch einen anderen wirkungsvollen Tipp: Füllen Sie ein Paar alte Socken mit einer Mischung grob zerkleinerter getrockneter Gartenkräuter – eine beliebige Kombination aus Rosmarin, Lorbeerblättern, Zimtstangen, Gewürznelken, Orangenschalen, Zitronenschalen, Thymian, Lavendel und Piniennadeln. Die Socken oben zusammenbinden und nachts in die Schuhe stecken.

19

Zugestellt? „Das kann nicht sein. Nicht an mich."

„Ich habe hier einen unterschriebenen Frachtbrief. Sie versuchen doch nicht etwa, sich vor dem Bezahlen zu drücken, oder?"

Gut, dass ich noch nicht gefrühstückt habe. Mein Magen rumort. „Ich bezahle immer am Tag der Lieferung. Wenn es Ihr Fahrer ist, zahle ich bar."

„Einen Moment. Ich muss was nachschauen." Es klappert, als der Mann den Hörer wieder auf den Tisch legt.

Nervös wackele ich mit dem Fuß, während ich warte. Malcom läuft am Fenster vorbei und winkt mir zu. Wie gelingt es ihm bloß, die Bank von Rivers End offen zu halten, wo so viele andere Banken schließen mussten? Bisher habe ich mit Bargeld gearbeitet, aber vielleicht sollte ich mal mit Malcom sprechen. Seit dem Einbruch will ich eigentlich kein Geld mehr im Safe lassen – nicht, solang Cal und Big Jim die Kombination kennen.

Der Mann nimmt den Hörer wieder auf. „Mrs Parker? Ihre Lieferungen wurden bis auf die heutige alle bezahlt."

Seufzend verdrehe ich die Augen. „Das hätte ich Ihnen auch sagen können. Was soll ich denn jetzt machen? Ich brauche die Waren heute. Außerdem möchte ich die Unterschrift auf diesem Frachtbrief sehen. Hat derjenige, der die Lieferung angenommen hat, dafür bezahlt?"

„Nein."

„Wer könnte das getan haben?"

„Weiß ich nicht, Ma'am. Einer meiner Fahrer ist krank, deshalb habe ich einen Spediteur beauftragt. Solche Dinge passieren eben in schwierigen Zeiten."

Wenigstens ist sein Tonfall jetzt freundlicher. „Können Sie mir die Bestellung bitte noch mal schicken? Ich habe das Geld hier."

Er seufzt. „In Ordnung. Ich werde persönlich mit den Waren und dem Frachtbrief vorbeikommen. Vielleicht können wir dann Licht in die Sache bringen."

Vor Erleichterung werden meine Knie weich. „Vielen Dank." Wenigstens scheint er nicht zu verlangen, dass ich die gestohlene Lieferung bezahle. Auf meinem Weg nach draußen nicke ich Wade zu und kreuze hoffnungsvoll die Finger.

Draußen auf der Straße werfe ich einen kurzen Blick in Richtung Bank, aber ich kann Malcom nirgends sehen. Es ist noch zu früh, um die Bank zu öffnen, also ist er wahrscheinlich nach Hause gegangen. Oder – hmm. Vielleicht … Ich kehre um und gehe in das kleine Café am Bahnhof.

Richtig geraten. Dort sitzt Malcom an der Theke und unterhält sich mit Paul Simmons. Da ich die beiden nicht stören möchte, nicke ich ihm nur kurz zu und setze mich auf einen Hocker, der ein Stück entfernt steht. Komisch – jetzt lebe ich schon seit fast neun Jahren in Rivers End und bin noch nie hier gewesen. Dabei liegt das Café direkt gegenüber von *Parkers*.

Pauls Tochter, Nancy, schlendert herüber. „Hallo, Maggie. Was kann ich Ihnen bringen?"

Schnell greife ich in meine Tasche. Habe ich überhaupt Geld dabei? Ja – ich kann ein Fünfcentstück und ein paar Pennys spüren. „Einen Kaffee, bitte."

Nancy stellt schwungvoll eine Tasse auf die Theke. Dann greift sie hinter sich, um die Kanne zu holen. Als ich das Aroma des frisch gebrühten Kaffees rieche, frage ich mich, warum ich das nicht schon früher gemacht habe. Ich gebe ein wenig Milch in die Tasse und rühre dann einen Teelöffel Zucker hinein. Der Kaffee schmeckt wunderbar. Wenn ich nicht so sehr aufs Geld achten müsste, würde ich jeden Tag herkommen, um einen Moment der Ruhe und eine Tasse Kaffee zu genießen.

„Maggie, welch seltener Anblick, Sie außerhalb des Ladens zu sehen!", sagt Malcom, als er sein Gespräch beendet, seinen Kaffee nimmt und sich auf den Stuhl neben mich fallen lässt. Sein Haar ist strohblond mit grauen Strähnen. Das macht es schwer, sein Alter zu schätzen. Aber seinem Wohlstandsbauch nach zu urteilen dürfte er Ende vierzig oder Anfang fünfzig sein. Malcoms Gesicht ist vertrauenerweckend – eine gute Eigenschaft für einen Banker.

„Das spricht nicht gerade für mein gesellschaftliches Leben, oder?", entgegne ich.

„Wie geht es Ihnen? Ich habe von dem Ärger letzte Woche gehört." Als Nancy ihm Kaffee nachschenkt, nickt Malcom ihr dankend zu. Seine Hände sind Bankerhände – er hat keine Hornhaut bis auf eine Schwiele am Mittelfinger, die von einem Stift sein muss.

Verstohlen blicke ich auf meine rechte Hand. Ich habe deutlich mehr Hornhaut. „Es war ein Verlust, den wir noch eine Weile spüren werden."

„Brauchen Sie ein Darlehen?"

Ich hätte gern eins, aber dafür bräuchte ich auch Sicherheiten. Der Laden ist alles, was ich habe, und er soll einmal Barry gehören. „Nein, aber ich wollte trotzdem mit Ihnen reden. Glauben Sie, dass die Bank offen bleiben wird?"

„Ja."

„Woher wissen Sie das?"

Malcolm sieht mich prüfend an. „Worum geht es hier, Maggie?"

„Ich bezahle meine Waren normalerweise in bar, aber heute Morgen hat jemand eine Lieferung geklaut, die eigentlich für mich bestimmt war. Und wer weiß in Zeiten wie diesen schon, ob ein Fahrer mein Geld nicht einfach einsteckt und anschließend behauptet, ich hätte nie bezahlt?"

„Denken Sie darüber nach, mit Schecks zu bezahlen? Wissen Sie ..." Malcom hält inne und mustert mich. „Ihr Mann hatte ein Scheckkonto, das nie aufgelöst wurde. Das könnten Sie nutzen. Eigentlich können Frauen kein Scheckkonto *eröffnen*, aber in diesem Fall müssten wir Ihnen nur Jimmys altes Konto übertragen. Ich müsste einfach den Namen ändern. Es ist sogar noch Geld drauf."

„Wie bitte?" Vor Schreck schwappt mir Kaffee über die Hand und auf die Theke. Schnell wische ich ihn mit meiner Serviette auf. „Warum weiß ich nichts davon? Und wie viel ist auf dem Konto?"

„Soweit ich weiß, nicht viel. Die Kontoauszüge gingen immer an Jimmys Elternhaus, weil er bei der Eröffnung des Kontos noch dort gewohnt hat."

Deshalb habe ich nie davon gehört. Jimmy hat mich nie in geschäftliche Dinge eingeweiht und Big Jim würde mir garantiert nie von dem Konto erzählen. Während ich versuche, mir nicht allzu viele Hoffnungen zu machen, brennt mir eine Frage auf der Zunge: „Hat jemand in letzter Zeit Geld von dem Konto abgehoben?"

„Nein. Das Konto läuft nur auf Jimmys Namen."

„Und Big Jim konnte es nicht übernehmen?"

„Nein, Maggie. Als Jimmys Witwe sind Sie die Einzige, die ein Recht darauf hat."

„Mehr Kaffee?", fragt Nancy, die schon die Kaffeekanne bereithält, um mir einzuschenken.

„Nein, danke." Ich krame das 5-Cent-Stück und die Pennys hervor und lege sie auf die Theke.

Malcom schiebt sie zurück. „Ich übernehme das", sagt er und legt zwei Vierteldollar neben seine Tasse. „Danke, Nancy. Richten Sie Ihrem Vater aus, dass ich ihn heute Nachmittag erwarte."

Gemeinsam gehen wir nach draußen. Malcom hält mir die Tür auf. „Sie können im Laufe des Vormittags vorbeikommen, dann gebe ich Ihnen einen Kontoauszug."

„In Ordnung. Und danke!"

Kann das wirklich wahr sein? Vielleicht sollte ich mich kneifen, um herauszufinden, ob ich nur träume. Wenn ich daran denke, dass Big Jim mir trotz meiner finanziellen Schwierigkeiten nichts von dem

Geld gesagt hat, werde ich fuchsteufelswild. Dann fällt mir Sadie ein – sie hat doch bei der Bank gearbeitet. Zwar nicht für Malcom, aber vielleicht weiß sie trotzdem etwas von dem Konto. Ich muss sie unbedingt fragen!

Eilig laufe ich zum Laden zurück. „Ist Sadie schon da?"

Pinkie steht gebeugt am Tisch und arbeitet an einem Rezeptposter. Jetzt blickt sie auf und reibt sich den Rücken. „Noch nicht."

Mitfühlend schaue ich Pinkie an. „Du solltest dich setzen, Liebes. Das zusätzliche Gewicht des Babys ist anstrengend für deinen Rücken." Ich hole einen Stuhl aus dem Büro, den ich nicht brauche. „Hier, nimm den", sage ich und stelle ihn für sie an den Tisch.

„Danke, Maggie." Pinkie setzt sich und rückt möglichst nah an den Tisch heran. Dann fragt sie: „Wo bist du eigentlich so lange gewesen? Ich habe dich früher zurückerwartet." Sie blickt auf und wird rot. „Entschuldigung, das sollte kein Vorwurf sein. Aber ich wäre dich fast suchen gegangen. Ich habe mir Sorgen gemacht."

„Schon gut, das ist lieb. Ich war im Café, um mit Malcom Connor zu sprechen, dem Bankdirektor." Ich beschließe, das Geld nicht zu erwähnen, bis ich weiß, wie viel es ist. „Ich habe nämlich herausgefunden, dass irgendjemand unsere Lieferung gestohlen hat."

Erschrocken zieht Pinkie die Luft ein. „Wer würde denn so etwas Gemeines tun?"

Die Worte meines Lieferanten kommen mir in den Sinn. „Na ja, in schwierigen Zeiten greifen die Leute manchmal zu drastischen Mitteln. Übrigens – hast du Big Jim in letzter Zeit gesehen?"

Pinkie schüttelt den Kopf, ist aber schon wieder so in ihre Arbeit vertieft, dass sie nicht aufblickt. „Duchess und ich führen heute ein neues Rezept vor. Wir hoffen, dass wir dadurch Kunden anziehen. Deshalb male ich jetzt ein Werbeschild", erklärt Pinkie und zeigt mir, wie sie das Plakat auf einer Werbetafel zum Umhängen anbringen will. „Wir dachten, wir könnten Andy Simmons bitten, sich die Tafel umzuhängen und die Straße damit auf und ab zu laufen."

Es ist ein raffiniertes Schild, auf dem das fertige Gericht abgebildet ist: ein Schwarz-Weiß-Bild, das Pinkie mit Wachsmalstiften farbig gestaltet hat. Das Essen sieht köstlich aus. „Ich finde es toll. Woher habt ihr das Bild?“

„Von Zeke bei der Zeitung.“

„Großartige Idee. Wie seid ihr darauf gekommen?“

„Letztes Mal, als ich in Uvalda beim Frauenarzt war, haben Duchess und ich einen Mann mit so einem Umhängeschild entdeckt und beschlossen, das mal auszuprobieren.“

„Ich habe so was noch nie gesehen.“

„Meine Großmutter hat mir erzählt, dass es diese sogenannten Sandwich-Tafeln früher oft gab. Aber dann sind sie aus der Mode geraten. Jetzt, wo das Land in einer Finanzkrise steckt, greift man wieder auf solche günstigen Werbemittel zurück.“

„Es ist brillant“, erkläre ich. Dann fällt mir das Geld auf der Bank ein. Selbst wenn es nicht viel ist, kann ich es mir bestimmt leisten, den Jungen der Simmons für einen Nachmittag einzustellen. „Du kannst Andy ruhig anheuern. Sag ihm, dass er sich einen Vierteldollar verdienen kann, wenn er von zehn bis zwölf die Straße auf und ab läuft. Nach der Schule können Barry und Ozzie sich abwechseln. So, und jetzt muss ich eine Kolumne schreiben. Sag mir bitte Bescheid, wenn Sadie da ist.“

Ich widerstehe dem Drang, sofort zur Bank zu laufen, und schreibe stattdessen einen Artikel über Fleckenentferner, Fensterputzmittel und andere Dinge, die man aus günstigen Haushaltsprodukten herstellen kann. Den Tipp, wie man Gerüche aus Leinenschuhen entfernt, muss ich unbedingt einmal selbst ausprobieren. Barry hat furchtbare Käsefüße! Mit mir zufrieden lege ich schließlich den Artikel beiseite. Wenn die Tinte trocken ist, werde ich ihn Zeke vorbeibringen.

Es ist mittlerweile nach 9:30 Uhr und mehrere Kunden sind im Laden, als Sadie hereinkommt. Sie arbeitet heute nicht, deshalb frage ich sie: „Hast du kurz Zeit?“

Sadies Augen blitzen neugierig. „Klar. Hier oder … ?"

„In meinem Büro." Sobald ich die Tür geschlossen habe, erzähle ich Sadie, was heute Morgen passiert ist. Ich erwähne auch das Bankkonto. „Hast du von Jimmys Konto gewusst?"

Meine Freundin kratzt sich nachdenklich am Kopf. Dabei lösen sich ein paar kürzere Haare aus dem Knoten in ihrem Nacken. Dann sagt sie: „Ich erinnere mich daran, dass er ein Konto hatte. Aber ich habe nicht darauf geachtet, ob es je aufgelöst wurde oder nicht."

Aufgewühlt setze ich mich auf die Tischkante. „Es ärgert mich, dass Big Jim mir nie davon erzählt hat, nachdem Jimmy gestorben ist." Während ich fortfahre, beobachte ich Sadies Gesichtsausdruck. „Es ist noch Geld drauf. Wie viel, weiß ich noch nicht. Ich schaue gleich mal bei Malcom vorbei, um es herauszufinden."

Sadie hat sich besser unter Kontrolle als die meisten Menschen, aber ich kann sehen, dass sich ihre Augen ein wenig weiten und ihre Nasenflügel beben. „Aber wieso hast du denn keine Kontoauszüge … – Moment! Die wurden bestimmt zu Big Jim nach Hause geschickt, stimmt's? Wenn dein Mann noch am Leben wäre, würde ich ihm den Hals umdrehen. Sein Vater hat dir natürlich nichts davon erzählt, oder?"

„Nein. Und anscheinend hat er Faylene auch nichts verraten. Sie hätte es mir bestimmt gesagt."

„Was wirst du jetzt machen?"

„Jetzt", sage ich, während ich aufspringe, „gehe ich zur Bank, um herauszufinden, wie viel auf dem Konto ist. Und um mir ein Scheckbuch zu besorgen. Nachdem die Lieferung verloren gegangen ist, habe ich beschlossen, dass ich meine Waren ab jetzt nicht mehr bar zahlen werde."

Sadie nickt mir knapp zu. „Sehr gut. Melde dich, wenn du Fragen hast."

„Danke." Wir verlassen das Büro und gehen in den hinteren Bereich des Ladens, wo der Vorführtisch steht. Dort hängt Pinkie gerade

Duchess die Sandwich-Tafel um. Als Granny Belle Jackson die beiden sieht, bleibt sie stehen, zeigt mit dem Finger auf sie und lacht herzhaft. Ein paar graue Strähnen rutschen unter ihrer Haube hervor, die Granny Belle immer noch den modernen Hüten vorzieht. Nach vielen Jahren harter Feldarbeit an der Seite ihres Mannes ist ihr Rücken gebeugt, aber Granny Belle beschwert sich nie und in ihren Augen liegt immer ein schelmisches Funkeln.

Während Sadie sich einen Apfel aus einem Eimer aussucht, schlendere ich zu der älteren Dame hinüber, um zu sehen, was sie so amüsiert hat.

„Hallo, Maggie. Wissen Sie, als ich ein kleines Mädchen war, kam mein Vater mal von einer Reise nach Atlanta zurück und hat mir von einem Sandwichmann erzählt. Danach hatte ich Albträume von einem Hähnchensandwich mit Beinen und Hut, das mich gejagt hat. Mein Vater musste mir letzten Endes ein Bild von dem Mann mit der Werbetafel malen, damit ich verstehe, was ein Sandwichmann ist und keine Angst mehr habe.“ Grannys Lachen ist ansteckend.

„Kein Wunder, dass Sie das falsch verstanden haben. Ich habe noch nie einen Sandwichmann gesehen, aber ich halte es für eine geniale Art, Werbung zu machen.“

Granny Belle nickt. „Und diese Pinkie ist eine wahre Künstlerin. Das Bild sieht viel besser aus als bei Zeke in der Zeitung. Meinem Herb würde das Gericht bestimmt schmecken. Ich werde versuchen, bei der Vorführung dabei zu sein.“ Mit diesen Worten schlurft sie weiter.

„Übrigens, Granny Belle“, rufe ich ihr hinterher, „wenn Sie etwas nicht finden können, gehört es vielleicht zu den Dingen, die später geliefert werden.“

Die alte Dame winkt bloß ab. Ich nehme an, dass sie in ihrem Leben genug gesehen hat, um sich von so etwas nicht aus der Ruhe bringen zu lassen. Als ich mich zu Pinkie und meiner Schwester umwende, sehe ich, dass sie mich anstarren.

„Was ist?“

Duchess schlüpft aus der Werbetafel heraus. „Vertrauen, Schwesterherz. Du solltest vertrauen! Gott wird alles zum Guten wenden. Und bis dahin hast du uns, um dir das Leben zu versüßen.“

Pinkie grinst und nickt zustimmend.

Meine Schwester kennt mich nur zu gut. Ich überlege, ob ich ihr von dem Konto erzählen soll, beschließe aber, es erst einmal für mich zu behalten. Malcom hat vermutlich eine andere Vorstellung als ich, wenn er von einer „kleinen Summe“ spricht. Und selbst wenn doch nur ganz wenig Geld auf dem Konto ist, möchte ich nicht, dass Duchess' Glaube dadurch erschüttert wird. Oder Pinkies. Ich werfe einen Blick auf meine Armbanduhr. Die Bank müsste jetzt geöffnet haben.

„Ich habe noch etwas zu erledigen. Es sollte nicht länger als eine halbe Stunde dauern.“

Die beiden deuten mir, zu gehen. Inzwischen sind sie es gewohnt, den Laden allein zu führen. Und sie sind gut darin. *Gott sei Dank!*

Ich halte kurz inne. Danke ich Gott wirklich oder sind solche Worte nur reine Lippenbekenntnisse? Mein Herz zieht sich zusammen. Ich bin aufrichtig dankbar für Duchess und Pinkie. Aber wahrscheinlich müsste ich meine „geistlichen Augen“, wie Sadie es nennt, noch viel mehr für das öffnen, was Gott in meinem Leben tut. Während ich zum Himmel aufschaue, danke ich Gott noch einmal. Die Sonne blinzelt mir zwischen zwei Wolken zu – und ich frage mich, ob das nicht vielleicht ein paar Sonnenstrahlen aus Gottes Hand sind.

Friede erfüllt mein Herz und ich überquere frohen Mutes die Straße zur Bank. Es sind nur wenige Kunden da. Als Malcom mich durch die Fenster seines Büros sieht, winkt er mich lächelnd hinein. Hat er gute Neuigkeiten für mich oder ist das bloß sein Banker-Lächeln?

Als ich eintrete, steht Malcom auf, geht um den Tisch herum und bietet mir einen Stuhl an. „Setzen Sie sich, Maggie. Ich habe gute Neuigkeiten.“

Auf einmal merke ich, dass ich die Luft angehalten habe, und atme langsam aus. „Wie viel ist es?“ Wenn es auch nur annähernd 100 $ sind, führe ich einen Freudentanz auf. Dann müsste ich mir etwas weniger Sorgen um die Steuern machen.

Malcom setzt sich wieder hin und schiebt mir ein gelbes Papier zu.

„Was ist das?“

„Ein Kontoauszug. Ab jetzt erhalten Sie jeden Monat einen. Und das da unten ist Ihr Kontostand, sehen Sie?“

Ich folge seinem Finger zum unteren Bereich des Blatts. Zuerst kann ich gar nicht begreifen, was ich da sehe. Fassungslos blicke ich zu Malcom auf. Er grinst.

„Ist das richtig?“, frage ich und zeige auf die Zahl. „Ich habe 437,52 $?“

„Ja, Maggie.“

Vor Freude jauchze ich laut auf, doch dann ducke ich mich und blicke verstohlen in den Eingangsbereich der Bank hinüber.

Malcom lacht. „Keine Sorge, man kann Sie nicht hören. Das Glas ist zu dick. Also, ich habe mir erlaubt, Jimmys Namen zu löschen und stattdessen Ihren einzutragen. Ab jetzt werden die Kontoauszüge zu Ihrer Wohnung geschickt“, erklärt er und schiebt mir ein Scheckbuch zu. Dann zeigt er mir, wie ich meinen Lieferanten oder anderen Personen einen Scheck ausstellen kann, wie man Schecks im Register vermerkt und wie man den Saldo berechnet.

„Malcom, würden Sie bitte meine Schwester als Kontoinhaberin hinzufügen? Wenn mir irgendetwas zustoßen sollte, möchte ich, dass sie sich um Barry und den Laden kümmert. Und ich will nicht, dass sie dann ohne Geld dasteht.“

Der Bankdirektor nickt. „Mache ich sofort“, sagt er und schreibt sich etwas in sein Notizbuch. Dann lässt er mich ein Formular ausfüllen und unterschreiben. „Das reicht vorerst. Ich werde noch ein paar Schecks drucken lassen, auf denen auch der Name Ihrer Schwester steht.“ Malcom gibt mir das Scheckbuch zurück und fragt: „Haben Sie einen Anwalt, um Ihr Testament aufzusetzen?“

„Nein." Er bemerkt nicht, dass ich bei dem Wort *Anwalt* zusammenzucke, weil ich wieder an Big Jims Drohungen denken muss. „Ich kenne keinen."

„Ich schon. Soll ich Ihnen helfen, Maggie? Es würde etwa sechs Dollar kosten, ein Testament aufzusetzen. Dann könnten sie wieder ruhiger schlafen. In solch einem Testament können Sie festlegen, dass Duchess Barrys Vormund wird, wenn Ihnen etwas zustößt. Und Sie können Duchess den Laden übertragen, bis Barry alt genug ist."

Ich nicke zutiefst dankbar. „Jetzt, da ich etwas Geld habe, kann ich mir das leisten. Ja, bitte. Und vielen Dank für Ihre Hilfe, Malcom", sage ich und stehe auf.

Malcom erhebt sich ebenfalls und kommt um den Tisch herum, um mir die Hand zu reichen. „Ich bin froh, Sie heute Morgen getroffen zu haben, meine Liebe. Es tut mir leid, dass ich nie bemerkt habe, dass Sie nichts von dem Konto wussten. Ich hätte schon früher etwas unternehmen sollen."

Da ich nicht weiß, was ich darauf erwidern soll, lächele ich nur und schiebe das Scheckbuch in meine Tasche. Es gibt einiges, worüber ich jetzt nachdenken muss. Und ich muss mit meiner Schwester reden!

Während ich die Straße überquere, frage ich mich, ob Faylene die Kontoauszüge je gesehen hat. Aber im nächsten Moment verwerfe ich den Gedanken wieder. Natürlich nicht! Big Jim wird schon dafür gesorgt haben.

Ich danke Gott von ganzem Herzen für diesen unerwarteten Segen. Jetzt brauche ich mir wegen Big Jim und seiner Drohungen keine Sorgen mehr zu machen.

20

Heute ist – gelinde ausgedrückt – ein eigenartiger Tag. Statt im Laden herumzulaufen, sitzen Duchess, Pinkie und ich in meinem Büro. Mama Faylene wird gleich noch zu uns stoßen, sobald Bessie Mae sie herbringen kann. Eigentlich müsste dieser Halunke Big Jim das tun, aber er ist wieder einmal nicht zu Hause.

Da öffnet sich auch schon quietschend die Bürotür. Duchess springt auf, um der keuchenden Bessie Mae zu helfen, Faylenes Rollstuhl hereinzuschieben. Der Raum ist nicht besonders groß, aber es passen zwei Schreibtische und eine Handvoll Personen hinein. Einen der Tische haben meine Schwester und ich vorhin an die Wand geschoben, um mehr Platz zu schaffen.

Da wir heute zu fünft sind, müssen wir zusammenrücken, aber es ist gemütlich und unsere Stimmung ist ausgelassen. Wir haben viel Spaß, während wir die Kleider und Mäntel meiner Schwester in brauchbare Kleidungsstücke für die ärmsten Bauernkinder umnähen. Zwischendurch werde ich aber nachdenklich. Einerseits finde ich unser Vorhaben wundervoll, andererseits stimmt es mich traurig, dass Duchess ihre wunderschöne Garderobe auf ein paar praktische Kleider reduziert.

Mama Faylene erwischt mich dabei, wie ich meine Wange an einen weichen Kaschmirschal schmiege. „Warum behältst du den nicht einfach, Liebes?“

Die Versuchung ist groß, aber meine Schwester wirft mir einen strengen Blick zu. Ich muss kichern. „Duchess würde mir die Ohren lang ziehen. Nein, wir brauchen solchen Luxus nicht“, sage ich und zwinkere meiner Schwester zu. „Außerdem würde mich mein Gewissen plagen, wenn ich ein frierendes Kind sehen würde, während ich den Schal trage."

Sadie, die im Laden geblieben ist, weil sie angeblich nicht mit Nadel und Faden umgehen kann, streckt jetzt den Kopf zur Tür herein. „Ich brauche Pinkie. Ihr vier könnt ruhig weiternähen, aber wir haben gerade einige Kunden."

„Geh ruhig, Pinkie", fordere ich unseren Schützling auf. Ihre Augen sind sowieso nicht gut genug für feinere Näharbeiten. Die Brille, die ihr der Arzt in Baxley verschrieben hat, wird Pinkie zwar helfen, aber ihr Sehvermögen wird nie perfekt werden. Doch Pinkie ist das egal, sie freut sich über jede noch so kleine Verbesserung. Wenigstens kann sie momentan die Kasse bedienen, während wir weiternähen.

Nachdem Pinkie gegangen ist, sitzen wir noch über eine Stunde beisammen, nähen und plaudern, schneiden Stoff zu und schlürfen süßen Tee. Ich genieße die Gemeinschaft sehr.

Schließlich beißt Mama Faylene einen letzten Faden durch und verkündet: „So, fertig." Sie hält ein rot-grün kariertes Kleid in die Luft, über das sich jedes kleine Mädchen freuen würde. Dann wählt sie aus dem Materialstapel auf meinem Schreibtisch das hintere Teil eines Wollmantels aus. „Hieraus wird eine gute Arbeitshose für einen Jungen."

Bessie Mae betrachtet die Stofffetzen, die auf dem Boden verstreut liegen. „Werft bloß nichts davon weg. Da kann man hübsche Quilts draus machen."

Duchess hält inne und lässt die Hände auf ihrem Schoß ruhen. „Wenn ich an meine riesige Garderobe denke und daran, dass ich das alles für selbstverständlich gehalten habe, fühle ich mich schlecht."

„Das musst du nicht, Liebes", sagt Mama Faylene und tätschelt Duchess die Hand. „Jetzt gibst du diesen Segen ja an andere weiter, nur darauf kommt es an."

„Hm, so habe ich das nie gesehen." Duchess nimmt ihre Arbeit wieder auf. „Ich hoffe nur, dass niemand beleidigt reagiert, wenn –"

In diesem Moment öffnet Sadie die Tür und winkt mich zu sich. Mit einem Blick auf die anderen lege ich das kleine Hemd beiseite, das ich gerade nähe, und entschuldige mich. Draußen vor dem Büro bleibe ich stehen.

„Was ist los?"

Sadie deutet auf Pinkie. Sie spricht gerade mit einer Frau, die ich noch nie gesehen habe. Das modische Kostüm der Dame lässt erkennen, dass sie offensichtlich keine Bauersfrau ist.

„Wer ist das?"

Kopfschüttelnd antwortet Sadie: „Ich habe nur gehört, wie sie Pinkie nach ihrem Alter gefragt hat. Dann habe ich dich geholt."

„Gut, danke. Lass uns herausfinden, worum es geht." Die Frau scheint Pinkie im hinteren Bereich des Ladens in die Enge getrieben zu haben. Ich steuere auf sie zu und stelle mich zwischen die beiden. Nachdem ich meinen Blick von dem – zugegeben bezaubernden – Hut der Frau losgerissen habe, schaue ich ihr in die blauen Augen.

„Ich bin Mrs Maggie Parker. Wie kann ich Ihnen helfen?"

Die Blondine mustert mich von oben bis unten. Ihr scheint zu gefallen, was sie sieht, jedenfalls lächelt sie und streckt die Hand aus. „Ich bin Miss Irene Eldridge von der Kinderschutzbehörde."

Sofort muss ich an Barry denken und bekomme feuchte Hände. Ich reiche der Frau nur kurz die Hand. „Vom Kinderschutz?" Mein Magen zieht sich zusammen. „Worum geht es?"

Miss Eldridge hat ein kleines Notizbuch in der anderen Hand, das sie jetzt aufschlägt. „Ein Anrufer hat uns gemeldet, dass Sie eine minderjährige Schwangere beherbergen."

Sadie und ich tauschen einen Blick aus. *Big Jim?* „Darf ich fragen, wer der Anrufer war?"

„Nein, tut mir leid. Ich habe ein paar Fragen an Sie beide", sagt sie, während sie sich im Laden umsieht und Sadie mustert, die sich immer noch in der Nähe aufhält. „Gibt es ein Büro, wo wir ungestört reden können?"

„Ich fürchte, mein Büro ist besetzt“, erwidere ich und deute auf den Lagerraum. „Aber wir können da reingehen.“

Sie nickt und führt Pinkie in den Lagerraum. Sadie muss sich um eine Kundin kümmern, die eine Frage hat, aber ich folge den beiden. In der Nähe des Kühlhauses bleibt Miss Eldridge stehen.

„Miss Yates, wie alt sind Sie?“

Pinkie reckt das Kinn. „Ich bin sechzehn, bald siebzehn.“

Na ja, *bald* ist ein dehnbarer Begriff, aber theoretisch stimmt es. Wir haben kurz nach Thanksgiving Pinkies sechzehnten Geburtstag gefeiert, sie geht also auf die Siebzehn zu. Ich beobachte Miss Eldridges Reaktion genau, aber die Frau macht ihre Arbeit gut. Sie nickt nur und notiert sich etwas in ihrem Büchlein.

„Sind Sie verheiratet?“

Als Pinkie rot wird, lege ich ihr schützend einen Arm um die Schulter. „Miss Eldridge, Pinkie wurde regelmäßig von ihrem Vater geschlagen“, erkläre ich. Dann halte ich inne, um Pinkie einen Blick zuzuwerfen. Sie lehnt den Kopf an meine Schulter. „Pinkie ist kein schlechtes Mädchen und hat auch keine lockere Moral. Sie hat gedacht, dass sie sich schützen könnte, indem sie heiratet. Leider war der Vater des Babys kein ehrenwerter junger Mann.“

Miss Eldridge presst die Lippen zusammen. „Das tut mir sehr leid“, sagt sie und kritzelt wieder etwas in ihr Buch. „Haben Sie Geschwister, die noch bei Ihrem Vater wohnen?“

Pinkie weicht zurück. „Ich habe einen Bruder. Aber bitte schicken Sie mich nicht zurück!“

Die Sozialarbeiterin schüttelt den Kopf. „Keine Sorge, meine Liebe, Sie sind aus dem Schutzalter raus. Ich will nur sicherstellen, dass es Ihrem Bruder gut geht. Ist er jünger als Sie?“

„Ja. Er ist zwölf.“

Miss Eldridge notiert sich erneut etwas, schließt dann ihr Notizbuch und steckt den Stift wieder in ihre Handtasche. Danach wendet sie sich an mich: „Meiner Meinung nach ist Miss Yates mit ihren sechzehn Jahren nicht minderjährig. Und außerdem hat sie mir von ihrem Zuhause erzählt. Ich denke, dass es ein großes Glück für Miss Yates war, Sie gefunden zu haben, Mrs Parker. Es gibt hier nichts zu melden."

Meine Arme und Beine werden schwach, sodass ich mich an die Tür des Kühlhauses lehnen muss. „Danke."

„Und was sind Ihre Pläne für die Zukunft, Miss Yates?"

Ich werfe ein: „Wenn Sie wissen wollen, wie Miss Yates für ihr Kind sorgen wird ... Sie gehört jetzt zu meiner Familie. Wir werden uns um sie und ihr Baby kümmern."

„Nein, nein, das meinte ich nicht. Aber Miss Yates scheint eine kluge junge Frau zu sein und ich möchte gern wissen, was sie mit ihrem Leben vorhat."

„Ach so. Entschuldigung."

Pinkie zwinkert mir zu, dann wendet sie sich an Miss Eldridge: „Ich werde für das Parlament von Georgia kandidieren. Wenn Jeanette Rankin im Jahr 1917 Kongressabgeordnete der Vereinigten Staaten werden konnte, kann ich auch eine Abgeordnete unseres Bundesstaates werden. Ich möchte etwas bewirken."

Fassungslos starre ich unsere liebe Pinkie an. Wo kam das denn jetzt her?

Sie grinst mich an. „Miss Sadie und ich haben viel darüber gesprochen. Hast du gewusst, dass Alice Mary Robertson die letzte weibliche Kongressabgeordnete unseres Landes war – und das nur für eine Amtszeit, von 1921 bis 1923? Es wird Zeit, dass wieder eine Frau ins Parlament kommt. Wenn ich es schaffe, Abgeordnete von Georgia zu werden, bin ich vielleicht die nächste."

Miss Eldridge klemmt sich ihr Notizbuch unter den Arm. „Sieh mal einer an! Dann wünsche ich Ihnen viel Glück, Miss Yates. Ich bin mir sicher, dass Sie es schaffen werden." Während sie ihren Hut zurechtrückt, fährt sie kopfschüttelnd fort: „Ich verstehe wirklich nicht, warum dieser Anrufer Sie gemeldet hat. Es ergibt überhaupt keinen Sinn. Also gut, ich muss weiter. Guten Tag, Miss Yates, Mrs Parker."

Pinkie und ich schauen Miss Eldridge Arm in Arm hinterher. Als ich mich zu meiner jungen Freundin umdrehe, kann ich mir ein Lächeln nicht verkneifen. „Das war ein Schlag ins Wasser für Big Jim. Geht es dir gut?"

„Ja, jetzt schon. Aber ich hatte ganz schön Angst, als sie reinkam und angefangen hat, mich auszufragen."

Sadie kommt in den Lagerraum geplatzt. „Was ist passiert? Ich kam einfach nicht von Bertha Dolan los. Sie musste mir unbedingt jede einzelne Szene aus Mary Pickfords Film *Coquette* erzählen. Was wollte diese Frau?"

Pinkie schlendert zurück an die Arbeit, während ich Sadie am Arm nehme und sie in den vorderen Bereich des Ladens führe. „Anscheinend versucht Big Jim immer noch, uns Probleme zu bereiten – zumindest vermute ich, dass er es war. Aber das sollte jetzt ein Ende haben. Da Pinkie alt genug ist, hatte Miss Eldridge nichts zu beanstanden."

„Gut! Da bin ich erleichtert. Ich war schon kurz davor, die Luft aus den Reifen ihres kleinen süßen Autos zu lassen", sagt Sadie mit einem Blick durchs Schaufenster. „Jetzt ist sie weg."

„Ach Sadie, ich danke Gott für den Tag, an dem ich dich getroffen habe! Ich bin so froh, dass du meine Freundin bist."

Sie legt mir die Hände auf die Schultern. „Wir Südstaatlerinnen müssen zusammenhalten und uns hin und wieder an den Stahl in unseren Adern erinnern", erklärt sie, dann lässt sie mich los. „So, ich muss jetzt ein paar andere Dinge erledigen. Pinkie kann sich währenddessen um den Laden kümmern."

Als Sadie gegangen ist, kehre ich zu den anderen ins Büro zurück. Sie staunen, als ich ihnen erzähle, dass Pinkie eines Tages Abgeordnete von Georgia werden will. Dann nehme ich das Hemd wieder auf, das ich beiseitegelegt hatte, und nähe weiter, während ich darüber nachdenke, wie stolz Pinkie uns alle einmal machen wird. Ich bin dankbar, an ihrem Leben teilhaben zu dürfen. Selbst wenn sie mal heiratet, kann ich mir gut vorstellen, dass sie irgendwann auf den Treppen des Kapitols in Atlanta stehen wird.

***

„Maggie, kannst du dir das mal ansehen?“ Seit wir heute Abend aus dem Laden hochgekommen sind, sitzt Duchess über die Bücher gebeugt.

„Was denn?“, frage ich, während ich vom Sofa aufstehe und zu meinem Schreibtisch hinübergehe.

„Ich habe diese Bücher mitgenommen, weil ich versuche, möglichst viele Aufzeichnungen zu rekonstruieren. Dabei habe ich das hier gefunden“, erklärt Duchess und zeigt auf einen Eintrag. „Das ist weder meine noch deine Handschrift. Und Asa oder Katherine haben das ja wohl auch nicht geschrieben, oder?“

„Nein. Auf keinen Fall. Was ist das für ein Eintrag?“

„Da steht, dass 10 $ in bar an den *Heskot Großhandel* bezahlt worden sind. Aber soweit ich weiß, hast du die zweite Lieferung mit einem deiner neuen Schecks bezahlt.“

In meinem Innern breitet sich die Wut wie ein Lauffeuer aus, das heiß genug ist, um den Stahl, der laut Sadie in meinen Adern fließt, zum Schmelzen zu bringen. „Bin gleich zurück“, rufe ich Duchess zu und renne zur Treppe. In meiner Eile nehme ich immer zwei Stufen auf einmal und falle das letzte Stück fast hinunter. Wenn wieder jemand an meinen Büchern war, was ist dann mit dem Geld für die Steuern, das ich im Safe aufbewahre? Ich muss es sofort auf die Bank bringen – schließlich habe ich jetzt ein Konto!

Als ich die Tür des Lagerraums aufreiße, zuckt Asa erschrocken zusammen. Von dem Mopp, den er gerade auswringt, spritzt Wasser auf den sauberen, feuchten Fußboden.

„Wer ist da?“, ruft er.

„Ich bin's, Maggie. Hab was in meinem Schreibtisch vergessen.“ Die Bürotür ist abgeschlossen. Erleichtert atme ich auf. Dann hole ich meinen Schlüssel hervor und schließe auf.

Asa fährt unterdessen fort, Katherine beim Wischen zu helfen. „In Ordnung, aber seien Sie vorsichtig, der Boden ist nass“, ruft er mir zu.

„Ja, danke.“

Ich stoße die Tür auf, schlüpfe ins Büro und öffne dann schnell den Safe. Die Geldkassette steht noch in der Ecke. Gott sei Dank. Als ich den Deckel öffne, liegt jedoch nur noch ein einsamer 5-Dollar-Schein darin. Mein Herz setzt einen Schlag aus. Wo ist der Rest? Über 55 $ fehlen!

Warum, Herr? Warum passiert mir das?

Zwar erhalte ich keine Antwort auf meine Frage, aber dafür kommt mir das Geld auf der Bank in den Sinn. Davon kann ich die Steuern bezahlen, wenn sonst nichts dazwischenkommt. Ich behalte die Kasse in der Hand, als ich den Safe schließe. Das restliche Geld und den neuen Scheck, den ich vom *Baxley News Banner* für meine Haushaltskolumne bekommen habe, werde ich in der Küche aufbewahren. Das ist sicherer. Es sind zwar nur 5 $, aber besser als nichts. Nachdem ich den Schein in der Keksdose versteckt habe, gehe ich nach oben, um meiner Schwester zu erzählen, dass das Geld, das sie mir gegeben hat, gestohlen wurde.

***

Am nächsten Morgen kommt Pinkie mit einer Postkarte in der Hand in den Laden gestürmt. „Mr Foster schreibt, dass meine Brille fertig ist!“, ruft sie und führt einen kleinen Freudentanz auf, so gut es in ihrem Zustand möglich ist. Duchess und ich müssen lachen. „Wann können wir sie abholen?“

Ich blicke von meiner Inventurliste auf und frage: „Hat Mr Foster heute geöffnet?“

Blinzelnd betrachtet Pinkie die Postkarte, dann schürzt sie die Lippen. „Ich kann es nicht lesen“, sagt sie und reicht Duchess die Karte.

„Ja.“ Duchess gibt die Karte an mich weiter. „Ich kann Pinkie hinbringen, wenn du willst.“

Es ist mitten am Nachmittag, ich habe noch viel zu tun und Barry will Ozzie einladen, bei uns zu übernachten. „Das wäre nett. Macht euch einen schönen Nachmittag. Ihr könnt den Lieferwagen nehmen.“ Duchess ist inzwischen richtig gut darin, die Rostlaube zu fahren. Es ist ein lustiger Anblick, meine anmutige Schwester am Steuer eines so alten, verbeulten Trucks zu sehen. Aber ich bin froh, ein Auto zu haben, um Waren auszuliefern und in die umliegenden Städte zu fahren. Ich hoffe, dass es die Fahrt nach Baxley und zurück übersteht.

Zwei Stunden später bin ich immer noch im Laden beschäftigt. Ich besorge gerade die nötigen Zutaten, um Käsetoast und Tomatensuppe für Barry und Ozzie zuzubereiten, als Duchess und Pinkie hereinplatzen.

Pinkie posiert mit ihrer neuen Brille. „Na, was meinst du? Sehe ich nicht spektakulär aus?“

Ich halte inne, um Pinkie meine ganze Aufmerksamkeit zu schenken. Sie sieht hinreißend aus! „Ich hätte es nicht gedacht, aber die Brille verleiht dir ein gewisses Etwas. Du siehst intelligent aus. Nicht, dass du vorher dumm ausgesehen hättest, aber irgendwie strahlst du jetzt so ein *Savoir-faire* aus.“

Duchess nickt zustimmend. „Das hat Mr Foster auch gesagt. Na ja, er hat es als intellektuelle Ausstrahlung bezeichnet.“

Aber Pinkie hört uns gar nicht mehr zu. Stattdessen beugt sie sich über die Suppendosen, um sie kritisch zu begutachten. „Wer hat diese Dosen mit Gemüsesuppe zur Tomatensuppe gestellt?“, fragt sie, während sie die Dosen richtig einordnet. Dann richtet sie sich auf. „Oh, vermutlich war ich das“, kichert sie. „Aber warum habt ihr mir das nicht gesagt?“

Meine Schwester und ich tauschen einen Blick, bevor ich antworte:

„Ich wollte nicht, dass du dich schlecht fühlst, Süße. Außerdem bringen die Kunden sowieso immer alles durcheinander."

Pinkie stemmt die Hände in die Hüften. „Jetzt nicht mehr. Dafür werde ich schon sorgen." Ausgelassen dreht sie sich im Kreis. „O Maggie, ich kann die Blätter an den Bäumen sehen! Sie sind nicht mehr nur verschwommene grüne Kleckse. Und ich kann die Etiketten lesen, ohne mir die Dosen direkt vor die Nase halten zu müssen." Pinkie umarmt mich stürmisch. „Vielen, vielen Dank!" Dann rennt sie zur Tür und ruft dabei über die Schulter: „Ich muss die Brille Sadie zeigen – und Mr Wade!"

Duchess und ich lachen über Pinkies Übermut. Es freut mich, sie so glücklich zu sehen. Lächelnd nehme ich eine Packung *Velveeta*-Käse und zwei Dosen *Campbell's* Tomatensuppe aus dem Regal. „Bereit fürs Abendessen?", frage ich Duchess.

Meine Schwester hakt sich bei mir ein. „Jawohl." Während wir auf die Küche zusteuern, sagt sie: „Weißt du was? Ich habe gehört, dass Wade Pinkie zum Abendessen eingeladen hat."

„Wirklich?"

„Mh-hm."

„Na, was sagt man dazu?"

Duchess neigt den Kopf und flüstert mir ins Ohr: „Es würde mich nicht wundern, wenn wir bald die Hochzeitsglocken läuten hören."

Rezept:

Karottenbraten

1 ½ Tassen Karotten, gerieben
1 Tasse Reis, gekocht
1 Tasse Erdnüsse, gemahlen
1 Ei
Salz, Pfeffer
2 EL rote oder grüne Paprika, fein gehackt
3 EL fein gehackter Speck
1 Zwiebel, fein gehackt
½ TL Senf
Alle Zutaten vermischen und in eine Kastenform geben.
Nach Wunsch mit Tomatenketchup oder -soße bedecken und bei 175° Celsius für 45–60 Minuten backen.

21

In den letzten Tagen habe ich Andy Simmons mit unserem Werbeschild herumlaufen lassen, aber da heute Samstag ist, sind Barry und Ozzie an der Reihe. Andy war nicht sehr erfreut, als ich ihm mitgeteilt habe, dass ich ihn heute nicht brauche. Offenbar hat es ihm gefallen, den Gehweg auf und ab zu stolzieren und wie ein Marktschreier die aktuellen Angebote zu verkünden. Und er muss angenommen haben, dass ihm der Job dauerhaft gehört.

Barry und Ozzie freuen sich sehr darauf, „Sandwichmann" zu spielen. Zuerst ist Barry an der Reihe. Er zappelt aufgeregt herum, als wir ihm die Vorrichtung über den Kopf ziehen. Gut, dass Pinkie die Schilder nicht noch größer gemacht hat, denn sie reichen Barry auch so schon bis zur Mitte der Waden.

Als Barry sich nach meiner Hand ausstreckt, lugen seine Unterarme kaum unter den Schildern hervor. „Die Träger rutschen runter", klagt er.

„Ich werde sie anpassen", erwidert Pinkie und zieht Barry die Schilder wieder aus.

Während sie ein paar Änderungen vornimmt, schlingt mein Sohn die Arme um mich. „Danke, Mama. Ich wollte immer schon einen Job haben."

„Ja, ich auch", pflichtet Ozzie ihm errötend bei.

In meinem Kopf entsteht eine Idee für eine Gutenachtgeschichte. Während ich mir schnell ein paar Stichworte notiere, passt Pinkie die Länge der Träger an. Dann zieht sie Barry die Sandwichtafel wieder über den Kopf – sie passt.

Mit einem fragenden Gesichtsausdruck dreht er sich zu seinem besten Freund um. „Ozzie, ist es wirklich in Ordnung für dich, wenn ich zuerst gehe?“

„Na klar. Ich werde dir erst zusehen und es dann besser machen.“ Als Barry ihn verblüfft ansieht, beginnt Ozzie zu lachen. „Ich mach doch nur Spaß.“

Ich stimme in Ozzies Lachen ein. Es ist mir wichtig, die Jungen beschäftigt zu wissen. Aber ich finde es genauso wichtig, dass sie Spaß bei der Arbeit haben. „Gut, Jungs, los geht's. Ihr lauft zuerst die Main Street entlang. An der Kreuzung biegt ihr links ab und lauft bis zum Gerichtsgebäude. Dann dreht ihr um und kommt zurück. Anschließend ist Ozzie dran. Wenn ihr wollt, könnt ihr danach noch mal tauschen und noch eine Runde drehen.“

Als die beiden losmarschieren, schaue ich ihnen nach. Ozzie tanzt vor Barry her und macht alle Leute auf das Schild aufmerksam. Ich glaube, er versucht, wie Andy zu klingen. Die beiden sind so süß, dass ich schmunzeln muss.

Jetzt sollte ich aber diese Gutenachtgeschichte zu Papier bringen. Zu meiner großen Freude wächst die Nachfrage nach meinen Kurzgeschichten. Heute Morgen herrscht zwar Betrieb im Laden, aber nicht so viel, dass Duchess, Pinkie und Sadie es nicht allein schaffen würden.

Also schlüpfe ich ins Büro und hole Stift und Papier hervor. Wie gewöhnlich vergeht die Zeit beim Schreiben wie im Flug. Wenig später höre ich, wie die Jungs zurückkehren, aber Pinkie hilft ihnen bereits beim Wechsel. Dann ziehen Barry und Ozzie erneut los.

Als die beiden ein zweites Mal zurückkehren, bin ich mitten in meiner Geschichte. Trotzdem lege ich den Stift ab und gehe nach draußen. „Macht es euch noch Spaß oder wollt ihr jetzt aufhören?“

Die Jungen schütteln vehement den Kopf. „Wir wollen weitermachen.“ Wie gewöhnlich spricht Barry für sie beide.

Pinkie zieht das Schild wieder Barry über den Kopf, dann hüpfen die Jungen zur Tür hinaus. Besser gesagt: Ozzie hüpft. Barry watschelt ihm irgendwie hinterher, was wahnsinnig komisch aussieht. Ich muss zugeben, dass die beiden ihre Arbeit gut machen. Der Bereich, in dem Duchess und Pinkie jetzt das Rezept vorführen, ist voller Frauen, die sich gespannt vorbeugen, um bloß kein Wort zu verpassen. Vielleicht ist das die Neuerung, die ich brauche, um Kunden zurückzugewinnen.

Inzwischen bin ich mit meiner Geschichte so weit, dass ich sie eine Weile ruhen lassen kann. Und ich möchte Duchess und Pinkie in Aktion sehen. Unauffällig schlüpfe ich an den Zuschauerinnen vorbei und stelle mich vor die Tür zum Lagerraum – ein guter Platz, um alles zu überblicken, ohne im Weg zu stehen.

Es ist ziemlich lustig, den beiden zuzuschauen. Pinkie kann sehr gut kochen, spielt aber die Rolle einer unerfahrenen Ehefrau, während Duchess, die nie gekocht hat, bevor sie hierhergekommen ist, die Lehrerin spielt. Ich halte die Hand vor den Mund, um ein Grinsen zu verbergen.

„Ich bevorzuge es, alle benötigten Zutaten vor dem Kochen in der richtigen Menge bereitzustellen", erklärt Duchess, während sie wie ein Profi Augenkontakt zu einigen der Damen herstellt. Dann fährt sie lächelnd fort: „Wie Sie wissen, bin ich Anfängerin im Kochen. Ich habe festgestellt, dass ich nicht so schnell eine Zutat vergesse oder die falsche Menge nehme, wenn ich alles bereitstelle."

Mit diesen Worten holt sie Schüsseln mit geraspelten Karotten und gekochtem Reis unter dem Tisch hervor. Dann stellt sie einen Stapel kleiner Schüsseln daneben.

Pinkie reicht Duchess die Zutatenliste und verteilt das Rezept dann an die Zuschauerinnen. Meine Schwester wiegt währenddessen die verschiedenen Zutaten in den kleinen Schüsseln ab. Als alles fertig vorbereitet ist, schenkt Duchess ihrem Publikum ein strahlendes Lächeln. Sie macht das wirklich hervorragend.

„So, jetzt mischen wir alle Zutaten." Während meine Schwester fortfährt, reicht Pinkie ihr eine Schüssel nach der anderen und nennt dabei noch einmal die einzelnen Zutaten. Duchess gibt alles in eine große Rührschüssel und erklärt dann: „Dieses Rezept ist eine schmackhafte Alternative zu Fleisch. Und es ist günstig."

Pinkie beugt sich gespannt vor, während meine Schwester die Hände in die Schüssel taucht, um alle Zutaten zu vermengen. Duchess' überraschter Ausdruck, als ihre Finger die glitschige Masse berühren, ist einfach zu komisch. Zu ihrer Verteidigung muss ich sagen, dass sie nur eine Sekunde lang zögert. Dann lächelt sie erneut und beginnt, die Masse zu kneten. Als sie mein Grinsen sieht, wirft sie mir einen bösen Blick zu.

„Erdnüsse und Karotten sind eine ungewöhnliche Kombination, nicht wahr?", fragt Pinkie. „Ich meine, Karotten sind doch süß."

„Und Erbsen auch. Aber die anderen Zutaten geben dem Karottenbraten eine würzige Note. Sie ergänzen sich wunderbar. So, meine Damen, jetzt legen wir den Braten in eine Auflaufform", fährt Duchess fort, während sie eine Backform unter dem Tisch hervorholt. „Sie können etwas Tomatenketchup oder eine Tomatensoße drübergeben, wenn Sie möchten." Meine Schwester verteilt etwas Ketchup auf dem Braten. „Wie bei Hackbraten. Jetzt schieben wir das Ganze für etwa eine Stunde bei mittlerer Temperatur in den Ofen."

Pinkie verschwindet im Lagerraum und kehrt mit einem fertigen Karottenbraten zurück. „Den haben wir heute früh gebacken. Er ist noch warm. Wenn Sie ein Stückchen probieren möchten, treten Sie vor."

Während Pinkie die Notizen der Frauen überprüft, schneidet Duchess den Braten und verteilt Probierhäppchen an die Teilnehmerinnen. Ich nehme mir auch ein Stück.

In diesem Moment platzt Ozzie in den Laden. „Miss Maggie! Kommen Sie schnell! Barry wurde zusammengeschlagen!"

Vor Schreck fällt mir das Bratenstück aus der Hand. Ich starre Ozzie wie gelähmt an.

„Schnell, sie schlagen ihn immer noch!" Als Ozzie sich umdreht und zur Tür hinauseilt, folge ich ihm auf den Fersen.

Auf der Straße vor der Poststelle liegen Barry und die kaputte Sandwichtafel am Boden. Drei Jungs treten auf ihn ein: Alvin Hadley, Nelson Taggart und ein anderer Junge, den ich nicht kenne.

„Hört sofort auf!", schreie ich, während ich auf sie zulaufe. Als sie wegrennen, rufe ich ihnen nach: „Ich weiß, wer ihr seid, und eure Eltern werden hiervon erfahren!"

Barry weint. Mein armer Schatz! Seine Lippe blutet und er hat eine Wunde über einem Auge. Es schwillt bereits zu. Wie viele andere Verletzungen werde ich wohl unter seiner Kleidung finden?

Wütend starre ich den fliehenden Übeltätern hinterher. Ich werde ein Wörtchen mit den Taggarts und mit Russel Hadley reden. Dann werde ich herausfinden, wer der dritte Junge war. Das ist das erste Mal, dass ich es mit Raufbolden zu tun habe. Nein, nicht ganz. Seit ich Cal gefeuert habe, werde ich ja von einigen erwachsenen Raufbolden belästigt. Unweigerlich frage ich mich, ob Cal auch etwas mit dieser Sache zu tun hat.

Wade eilt aus dem Bahnhofsgebäude und beugt sich über Barry, um ihn von dem verhedderten und kaputten Schild zu befreien. Dann hilft er meinem Sohn auf die Beine. Barry dreht sich um und vergräbt sein Gesicht in meinem Rock. Während ich ihn umarme, steigen mir Tränen der Frustration in die Augen, weil ich meinen Jungen nicht beschützen konnte. Ich habe ihn im Stich gelassen.

„Vielleicht sollte ich euch zwei Jungs ein paar Boxstunden geben", sagt Wade, während er Ozzie durchs Haar wuschelt.

„O ja! Die brauchen wir." Ozzie wendet sich an mich. „Miss Maggie, diese Jungs haben gesagt, dass wir Andy den Job weggenommen haben."

Darum geht es also. Barry blickt schniefend auf. „Aber das stimmt doch gar nicht! Mama hat uns den Job gegeben. Ich habe versucht, ihnen das zu sagen. Mein Bauch tut weh", wimmert er und beginnt zu keuchen. Da ich weiß, was jetzt kommt, führe ich Barry schnell zum Abfluss, wo er sich übergibt.

Er ist sehr blass und seine Haut fühlt sich klamm an. „Ich gehe gleich den Doc holen, damit er dich untersucht", erkläre ich und nehme Barry auf den Arm, um ihn in mein Büro zu tragen. Doch Wade eilt herbei und nimmt ihn mir vorsichtig ab.

Unterdessen geht Ozzie den Doc holen.

„Mach dir keine Sorgen, Maggie", sagt Wade, während er Barry auf meinem Stuhl absetzt. Dann führt Wade mich außerhalb von Barrys Hörweite in den Laden. „Ich denke, es ist nur der Schock."

„Hoffentlich. Wenn sie wirklich –"

„Jeder Junge holt sich irgendwann sein erstes blaues Auge, Maggie. Hat Jimmy dir nie von unserer ersten Schlägerei erzählt?"

„Nein, hat er nicht. Und warum muss jeder Junge mal ein blaues Auge haben? Das ist doch barbarisch!"

Wade mustert mich mit verschränkten Armen. Dann grinst er. „Barbarisch oder nicht, es ist eine Art Initiationsritus. Ich kenne keinen einzigen Mann, der noch nie ein Veilchen hatte. Erinnerst du dich nicht an Ozzies? Er hat sich mit Nelson geprügelt, weil der ihn verspottet hat. Er hat behauptet, Ozzie hätte eine Freundin."

Ich muss schmunzeln. Der schlimmste Albtraum eines jeden Sechsjährigen.

„Ich erinnere mich. Ozzie war stolz wie Oskar auf den blauen Fleck. Aber hast du dir denn keine Sorgen gemacht? Er hätte am Auge verletzt werden können."

„Durch Faustschläge? Unwahrscheinlich. Barry wird am Montag bestimmt eine Berühmtheit in der Schule sein …" Wade runzelt die Stirn. „Du darfst dich nicht einmischen, Maggie."

„Was meinst du damit?"

„Sprich nicht mit den Eltern der Jungen. Alvin und Nelson haben sich nur für einen Freund stark gemacht."

Wütend werfe ich ein: „Also dürfen sie einen kleinen Jungen verprügeln? Das ist nicht dein Ernst, Wade."

„Ich weiß, wie du dich fühlst, aber wenn du zu ihren Eltern gehst, werden die Kinder sagen, dass Barry gepetzt hat. Dann bekommt er nur noch mehr Probleme."

Verärgert verschränke ich die Arme. „Das ist nicht fair." Wieder einmal wünsche ich mir, dass Jimmy noch am Leben wäre. Er wüsste, was jetzt zu tun ist.

„Nein, ist es nicht. Aber Gott hat uns nie versprochen, dass das Leben fair sein würde."

Und in Momenten wie diesem danke ich Gott für den besten Freund meines verstorbenen Manns, Wade.

Kurz darauf schlittert Ozzie durch den Lagerraum, gefolgt vom Doc, der seine Tasche dabeihat.

Ich winke den Doc herbei. „Der Patient ist in meinem Büro. Danke, dass Sie sofort gekommen sind."

„Es ist mir eine Ehre, das erste blaue Auge eines jungen Manns zu verarzten", erklärt der Doc glucksend, während er das Büro betritt.

Ungläubig stemme ich die Hände in die Hüften. „Er auch?"

Wades herzliches Lachen nimmt mir die Angst. Trotzdem bleibe ich vorsichtshalber in der Nähe. Aber Barry hat inzwischen aufgehört zu weinen. Stattdessen prahlt er nun vor dem Doc mit seiner Tapferkeit und erzählt, wie er selbst ein paar Schläge ausgeteilt habe, bevor die anderen ihm zahlenmäßig überlegen gewesen seien.

Ich betrete das Büro und frage scherzend: „Also … wird der Patient es schaffen?"

Barry schnaubt. „Mir geht es gut. Und ich wette, dass ich das beste Veilchen der ganzen Schule habe."

„Was ist mit seiner Lippe, Doc? Muss sie genäht werden?"

Als Barry das hört, wird er blass. Doch dann strafft er seine schmalen Schultern und beobachtet den Doc genau, während dieser die Wunde untersucht.

„Nein, ist nicht so schlimm. Es sei denn, du willst, dass ich die Wunde nähe, Barry?"

„Nicht nötig, Doc. Alles gut."

Plötzlich klopft jemand an die Tür. Wer könnte das sein? Als ich durchs Fenster schaue, sehe ich Andy Simmons und seinen Vater. Erstaunt öffne ich die Tür.

Andys Augen sind gerötet und er lässt den Kopf hängen. „Miss Maggie, es tut mir wirklich leid, dass meine Freunde Barry verprügelt haben. Wie geht es ihm?"

„Na ja, er hat ein blaues Auge und eine aufgeplatzte Lippe. Und noch ein paar andere Blutergüsse."

„Bitte, Ma'am, ich habe meinen Freunden nicht gesagt, dass sie das tun sollen. Sie haben mich gefragt, wo meine Sandwichtafel ist. Da habe ich ihnen erzählt, dass Sie Barry und Ozzie den Job gegeben haben. Ozzie wurde aber nicht verprügelt, oder, Mr Wade?"

„Nein, Ozzie geht es gut."

Aufmerksam mustere ich Andy, aber er wirkt nicht streitlustig auf mich. Seine Aufrichtigkeit besänftigt mich. „Verstehst du, warum ich Barry und Ozzie den Job gegeben habe?"

„Ja, Ma'am. Barry ist Ihr Sohn und Ozzie sein bester Freund. Es ist ganz logisch. Mein Daddy", sagt er mit einem stolzen Blick auf seinen Vater, „lässt mich ja auch im Café helfen und mein Onkel Karl lässt mich immer die Zeitung austragen."

„Genau. Danke für dein Verständnis, Andy."

„Ja, Ma'am. Und ich werde den anderen Jungs sagen, dass sie Barry und Ozzie in Ruhe lassen sollen."

Paul stupst seinen Sohn an. „Entschuldige dich auch bei Barry, Junge."

Nachdem Andy sich bei Barry entschuldigt hat, zeigt mein Sohn stolz seine Wunden. Später, als alle gegangen sind, setze ich mich zu ihm.

„Du wirst langsam erwachsen, mein Schatz. Jetzt hast du dein erstes Veilchen und Mr Wade wird dir das Boxen beibringen, damit du dich verteidigen kannst."

Als Barry zu lächeln versucht, zuckt er vor Schmerz zusammen.

Vorsichtig tastet er seine Lippe ab. „Ja. Nächstes Mal werde ich ihnen noch ein paar Schläge mehr verpassen, bevor sie mich kriegen."

Herr, bitte schenk mir Weisheit. „Du fängst jetzt aber nicht an, Streit zu suchen."

„Nee. Das würde Jesus nicht gefallen. Du, Mama, was denkst du, wie alt Jesus war, als er sein erstes blaues Auge hatte?"

Kichernd umarme ich meinen Sohn. Wir werden diese Frage heute Abend besprechen, wenn wir gemeinsam in der Bibel lesen.

Wenig später schließe ich die Bürotür hinter uns. Barry rennt derweil zu Sadie, um ihr seine Wunden zu zeigen. Sadie hört ihm aufmerksam zu und wirft an genau den richtigen Stellen ein „Oh!" oder „Ah!" ein, während er ihr von der Prügelei erzählt. Barry könnte Schriftsteller werden – er schmückt die Geschichte sehr kreativ aus.

Plötzlich fliegt die Eingangstür so schwungvoll auf, dass sie gegen das Waschpulver knallt und ein paar Packungen umwirft. Dabei schlägt der Türgriff ein Loch in einen der Kartons, sodass das Pulver überall auf dem Boden verteilt wird. Big Jim und eine Frau, die ich noch nie gesehen habe, stehen in der Tür. Sofort schrillen meine Alarmglocken. Das hellbraune Haar der Frau ist so streng nach hinten gebunden, dass ihre Augen leicht schräg stehen. Ihr marineblaues Kostüm ist zu groß und schäbig. Es sieht aus, als hätte sie es aus der Altkleidersammlung. Wer ist das?

Big Jim stampft auf mich zu und fuchtelt mit seinem Finger vor meinem Gesicht herum. „Maggie Parker, diesmal bist du zu weit gegangen! Du hast nicht nur eine schwangere, unverheiratete Frau ins Haus geholt und meinen Enkel ihrer lockeren Moral ausgesetzt – nein, jetzt wurde der Junge auch noch in eine Prügelei verwickelt und verletzt. Das" – er hält einen Moment inne, um auf die Frau hinter sich zu deuten – „ist Miss Ferguson von der Kinderschutzbehörde von Georgia."

22

„Wo ist mein Enkel?"

In Gedanken schreie ich: *Lauf, Barry!* Aber ich bringe kein Wort über die Lippen.

Mein kleiner Junge tritt vorsichtig aus dem hinteren Bereich des Ladens hervor. „Hallo, Granddaddy."

Blitzartig packt Big Jim Barry am Arm und schiebt ihn auf die Frau zu, die ihn sofort hochhebt und mit ihm auf die Tür zuläuft.

„Barry!", schreie ich, während ich versuche, an Big Jim vorbeizukommen, und die Arme nach meinem Sohn ausstrecke.

Barry strampelt wie wild mit den Beinen. „Mama!" Sein Schrei durchbohrt mein Herz.

„Lassen Sie ihn los!" Wut und Verzweiflung kochen in mir hoch.

Doch Big Jim drängt sich zwischen meinen Sohn und mich und hält mich fest. „Bringen Sie ihn ins Auto!", ruft er der Frau über die Schulter zu. Die Sozialarbeiterin zerrt Barry nach draußen, während mein Schwiegervater sich zu mir umwendet. „Maggie, du hast die Wahl. Wenn du diese Leute nicht aus dem Haus und dem Laden wirfst, wirst du den Jungen nie wieder sehen. Und glaub mir, ich habe meine Mittel, um festzustellen, ob du mir gehorchst."

Ich balle die Hände zu Fäusten – bereit, zuzuschlagen. „Jetzt hast du –"

Doch Big Jim dreht sich um und stürmt zur Tür hinaus. Ich folge ihm auf den Fersen. Als ich ihn verzweifelt am Mantel festhalte, schubst er mich so kräftig, dass ich auf den Knien im Rinnstein lande.

Dann steigt Big Jim in einen dunklen Sedan, der mit laufendem Motor am Straßenrand steht, und sie rasen davon.

Durch die Heckscheibe kann ich Barry sehen. Er weint und streckt die Arme nach mir aus. Schnell springe ich auf, um das Auto zu verfolgen, während ich immer wieder Barrys Namen rufe.

Sadie rennt neben mir her, doch am Ende der Straße biegt der Wagen ab und verschwindet aus unserem Blickfeld. Sadie hält mich an den Schultern fest und bremst mich, bis ich keuchend und schluchzend zusammenbreche.

Wir haben keine Chance, sie einzuholen. Sadie bleibt eine Weile schweigend und mit hängenden Schultern neben mir stehen.

Mein Herz zerbricht und ich weine und weine. *Lieber Gott, wo bringen sie Barry hin? Und warum?*

Langsam richtet Sadie sich auf und streckt mir die Hand hin, um mir aufzuhelfen. Humpelnd kehren wir zum Laden zurück.

In diesem Moment marschiert Nellie aus ihrer Pension heraus und baut sich direkt vor mir auf. Mit den Händen in den Hüften verkündet sie überheblich: „Sie haben nur bekommen, was Sie verdient haben."

„Und das Gleiche", erwidert Sadie wütend, „gilt dann wohl für Sie! Ich werde Ihre Pension noch heute Nachmittag verlassen!" Mit diesen Worten spuckt Sadie eine zerkaute Nelke auf Nellies Schuh.

Nellie wird erst blass und dann so rot, dass ich fürchte, sie könnte hier und jetzt einen Herzinfarkt bekommen. Sadie wohnt schon seit über dreißig Jahren in Nellies Pension.

Nun dreht sich meine Freundin um und führt mich in den Laden. Mein Kleid ist zerrissen und meine Knie bluten, aber sie tun nur halb so weh wie mein Herz.

Das ist alles meine Schuld! Ich habe geglaubt, mich mit Geld vor Big Jim schützen zu können, und bin unachtsam geworden.

„Mach dir keine Sorgen", sagt Sadie, während sie mir die Hände auf die Schultern legt und mir tief in die Augen schaut. „Diese Kinder-was-auch-immer-Behörde ist noch ganz neu. Sie werden Barry nicht lange dabehalten können. Vergiss nicht: Du hast Stahl in deinen Adern, Mädchen. Wir werden uns deinen Jungen zurückholen!"

Mit verweinten Augen blicke ich sie an. Ich bin mir gar nicht mehr sicher, ob das mit dem Stahl noch stimmt. Es fällt mir diesmal sehr schwer, Sadie zu glauben. Gott hat mir offensichtlich den Rücken zugekehrt.

***

Wenn Nebelschwaden über dem Fluss schweben, verschleiern sie die Gefahren, die das Gewässer birgt. Genauso fühle ich mich gerade – verloren im Nebel, ohne zu wissen, wo mein Sohn ist.

Warum, Herr? Warum?

Ich habe die letzten vier Tage nur geweint. Als mein Mann gestorben ist, hatte ich mich besser im Griff. Am liebsten möchte ich einfach nur schlafen, aber ich kann nicht. Jedes Mal, wenn ich die Augen schließe, sehe ich meinen verängstigten kleinen Jungen vor mir. Er weint und streckt die Arme nach mir aus. Immer wieder bitte ich Gott um eine Antwort, aber ich glaube nicht, dass er mich hört.

Faylene konnte uns auch nicht weiterhelfen, als Sadie ihr erzählt hat, was passiert ist. Big Jim ist seit diesem Vorfall nicht nach Hause gekommen. Es hat mir sehr leidgetan, dass Faylene von der Missetat ihres Manns erfahren musste. Sie liebt Barry über alles. Ich habe meine Schwiegermutter noch nie ein böses Wort sagen hören, aber Sadie hat mir erzählt, dass Faylene diesmal vor Wut geflucht hat.

„Maggie?“ Als Duchess den Kopf in mein Schlafzimmer streckt, rolle ich mich zur Seite und ziehe die Decke über den Kopf. Ich will nicht reden. Worte helfen mir nicht weiter. Ich will nur mein Kind zurück.

Duchess reißt mir die Decke weg, aber ich rolle mich zusammen wie ein Igel.

„Magnolia Parker, du musst jetzt aufstehen. Pinkie und ich haben herausgefunden, wo das Büro dieser Kinderbehörde ist.“

Das bringt doch alles nichts. Hoffnungslos frage ich: „Und wo?“

„In Atlanta."

Duchess zerrt an meinem Arm, bis ich aufstehe. Unterdessen durchwühlt Pinkie meinen Kleiderschrank. Sie holt mein altes graues Kostüm hervor und hält es meiner Schwester fragend hin. Duchess nickt. Es ist mir vollkommen egal, was ich anziehe. Ich will nur meinen Sohn sehen.

„Halt still, Maggie. Du musst angezogen sein, um Barry suchen zu gehen", sagt Pinkie, während sie mir die Bluse über den Kopf zieht.

Ein winziges Fünkchen Hoffnung glimmt in meinem Herzen auf. „Glaubt ihr, dass Barry dort ist? Können wir ihn nach Hause holen?" Aber wie … Als meine Schwester mich dreht, um die Blusenknöpfe an meinem Rücken zu schließen, frage ich: „Wie sollen wir nach Atlanta kommen?" Es ist unmöglich. Ich habe kein Auto und unser Lieferwagen schafft es nicht so weit.

„Mr Wade gibt dir und Duchess Gutscheine für den Zug", erklärt Pinkie. „Er ist eben ein wahrer Gentleman und ein guter Freund." Sie hält mir den Rock hin, während Duchess mich stützt, um mir hineinzuhelfen.

„Ach so."

Pinkie schließt den Reißverschluss an meinem Rock und reicht dann Duchess den Blazer. „Du musst wissen, wie sehr mir das alles leidtut, Maggie. Ich weiß, dass ich der Grund dafür bin und –"

Ihre Worte entfachen ein Feuer in mir, das die Nebelschwaden sofort verjagt. „Nein, bist du nicht! Dafür ist allein Big Jims Herz aus Stein verantwortlich."

Pinkie kneift die Augen zusammen. „Ja … Ich habe Big Jims Eifersucht und Gier schon bemerkt, als ich ihn zum ersten Mal gesehen habe. Er will den Laden zurückhaben. Ich habe gehört, wie Big Jim zu Cal gesagt hat, dass er den Laden nie seinem Sohn hätte geben dürfen. Jimmy hätte dir das Geschäft im Todeskampf vermacht, obwohl der Laden eigentlich an Big Jim hätte zurückgehen müssen."

Mit gerunzelter Stirn frage ich: „Wann hast du das gehört?"

„Am Freitag“, erwidert Pinkie, die eins meiner alten Umstandskleider trägt. Das Kleid erinnert mich an meine Schwangerschaft mit Barry. Plötzlich wird mir die Doppelzüngigkeit meines Schwiegervaters ganz deutlich bewusst.

Verwirrt blicke ich meine Schwester an. „Er hat Barry am Donnerstag mitgenommen. War er am Freitag schon wieder hier?“

Pinkie verschränkt die Arme. „Der Kerl ist ein Schweinehund. Er war in der Stadt und hat mit Cal geredet. Ich hatte mir grad ’ne Cola aus dem Automaten an Trey’s Tankstelle geholt, als ich Cals Stimme gehört habe. Da hab ich mich schnell versteckt, weil er mir unheimlich ist. Und dann hab ich gehört, wie Big Jim mit Cal geredet hat. Trey hat grad ein Auto vollgetankt und Big Jim hat behauptet, es wäre seins.“

„Big Jim hat kein Auto.“ Oder doch? Ich versuche mich zu erinnern, wann er zuletzt zu Hause gewesen ist. Faylene hat gesagt, dass sie ihn seit über drei Wochen nicht gesehen habe. „Er geht in der Stadt ein und aus, ohne seine Frau zu besuchen? Was stimmt nicht mit dem Mann?“

Duchess hilft mir, den Blazer anzuziehen. „Das müssen wir alles den Leuten von dieser Behörde erzählen. Wir werden auf der Fahrt eine Liste schreiben. Pinkie, hol mir bitte einen Block und einen Stift.“ Meine Schwester wirft mir den Mantel zu. „Deine Handschuhe sind in der Tasche.“

Während wir zur Tür hinauseilen, setze ich mir meinen Hut auf. Es ist dunkel draußen. „Wie spät ist es eigentlich, Duchess?“

„4:45 Uhr und unser Zug ist schon da. Er fährt in dreizehn Minuten ab.“

„Was ist mit dem Laden?“

Pinkie drückt mir Block und Stift in die Hand und erwidert: „Sadie und ich kümmern uns drum.“

„Danke, Pinkie. Du bist ein tapferes Mädchen“, sage ich, während ich sie umarme. Ich weiß, dass viele Kunden auf sie herabschauen, doch für mich ist sie eine kleine Heldin.

Dann eilen Duchess und ich über die Straße. Ich kann nicht glauben, dass ich in wenigen Stunden meinen Barry sehen werde. Wade wartet am Bahnhof auf uns und reicht uns drei Ticketgutscheine.

„Einer ist für Barry. Ich wünsche euch eine gute Fahrt. Und ich bete dafür, dass Gott euch Türen öffnet und ... Big Jim seine gerechte Strafe bekommt." Wade umarmt mich.

Einen Augenblick lang lehne ich mich an ihn. „Du bist ein guter Freund, Wade. Ich weiß, dass du Barry auch sehr lieb hast. Danke für deine Gebete."

Dann steigen meine Schwester und ich in den Zug und setzen uns auf unsere Plätze. Kaum haben wir es uns bequem gemacht, als Duchess mir auch schon den Block und den Stift aus der Hand reißt. „Also, was wissen wir?"

Gedankenverloren blicke ich durch das Fenster auf den Bahnhof. Die Pfeife erklingt und der Zug setzt sich in Bewegung. Ich denke daran zurück, wie ich vor zwei Monaten in *Mobley's Textilien* stand und den Zug pfeifen hörte. Barry und ich sahen von der anderen Straßenseite aus zu, wie der Zug durch Rivers End fuhr. Damals habe ich mir gewünscht, in diesem Zug zu sitzen und an einen aufregenden Ort zu fahren. Jetzt bin ich in einem Zug – aber nach Atlanta zu fahren, um meinen Sohn zu suchen, ist keine sehr romantische Reise.

Ich wende den Blick wieder Duchess zu. „Mein Schwiegervater verwirrt mich. Ich verstehe ihn einfach nicht."

„Warum nicht?"

„Zum einen wären da seine Vorurteile. Er ist so unglaublich engstirnig. Sadie hat mir erzählt, dass sie mal auf Big Jim stand, bis er sie als Wilde bezeichnet hat, die zu dumm für die Schule ist. Aber später, nachdem sie die Schule mit Auszeichnung abgeschlossen hatte, wollte er plötzlich mit ihr ausgehen. Jetzt schauen er und so viele andere auf Sadie herab. Es ist verrückt. Warum tun sie das?"

„Bei den anderen weiß ich es nicht, aber Big Jim ... vielleicht wurde sein Stolz verletzt."

Der Zug fährt jetzt schneller und der Schaffner kommt, um unsere Tickets zu stanzen. Als er weitergeht, ziehe ich den Mantel aus. „Wahrscheinlich hast du recht. Aber was ich eigentlich wissen möchte, ist, warum er seinem eigenen Enkel so etwas antut. Es ist ja nicht so, dass er Barry bei sich haben will. Er verbringt nie Zeit mit ihm. Und warum ist Big Jim nie zu Hause? Wo geht er hin? Warum bleibt er so lang weg?"

Duchess schreibt alle Fragen auf. „Wenn er nie da ist, weiß er gar nicht, wie Barry erzogen wird. Er wirft dir Vernachlässigung vor, aber selbst vernachlässigt er seine Frau." Der Bleistift kratzt über das Papier. Dann blickt Duchess auf. „Übrigens hat Barry mir neulich erzählt, dass Big Jim gemein zu Faylene ist."

Der Zug pfeift, bevor er den Ocmulgee River überquert. „Was hat Barry damit gemeint?"

„Faylene hat Big Jim wohl gebeten, sie zur Toilette zu bringen. Er ist zwar aufgestanden, aber statt sie ins Bad zu schieben, hat er sie ignoriert und einfach das Haus verlassen. Barry hat dann Bessie Mae geholt. Barry hält seinen Großvater mittlerweile für einen sehr gemeinen Mann."

„Es gibt keine liebere oder unkompliziertere Frau auf der Welt als Faylene. Wie kann Big Jim nur so mit ihr umgehen?"

„Hast du nicht gesagt, dass ihre Ehe arrangiert wurde?"

„Ja. Und offenbar hat sich keine Liebe daraus entwickelt."

Seufzend lege ich den Kopf zurück und schaue zum Fenster hinaus. Während ich mit einem Ohr Duchess' Vortrag über arrangierte Ehen lausche, lullt mich das gleichmäßige Rattern des Zuges langsam ein.

***

„Wach auf, Maggie! Wir sind da. Endstation", reißt die Stimme meiner Schwester mich aus dem Schlaf – glücklicherweise! Ich habe nämlich gerade geträumt, dass Barry als Erwachsener zu mir zurückkehrt und mir Vorwürfe macht, weil ich ihn nicht gefunden habe. Meine Wangen sind tränenfeucht. Benommen taste ich nach meiner Handtasche und schlüpfe mit den Armen in meinen Mantel. Hier in Atlanta ist es sogar noch kälter als bei uns.

„Wie spät ist es?"

„Drei Minuten nach zehn." Duchess drückt mir die Hand. „Wir haben reichlich Zeit. Unser Zug nach Hause fährt erst um 16:58 Uhr."

Wir steigen aus und betreten das Bahnhofsgebäude. Überall sind Menschen, die in alle Richtungen eilen. Ihre Stimmen verschmelzen zu einem misstönenden Konzert. Nachdem uns der Mann am Schalter den Weg zur Behörde erklärt hat, überredet Duchess ihn dazu, sein Telefon benutzen zu dürfen. Sie tätigt ihren Anruf, lächelt den Mann charmant an und legt auf.

„Komm, Maggie. Sarah Jane holt uns in zehn Minuten ab."

„Wer ist Sarah Jane? Warum nehmen wir nicht einfach den Bus?", frage ich, während ich eilig meiner Schwester folge. Sie scheint diesen Bahnhof gut zu kennen. Ich nehme an, dass sie und Mr Alden aufgrund ihrer vielen Reisen oft hier gewesen sind. Duchess und ich treten nach draußen und warten. Alles ist so anders hier. Ich bin ein paarmal in Lawrenceville gewesen und einmal für kurze Zeit in Buckhead, um Duchess zu besuchen. Aber damals habe ich nicht viel von Atlanta gesehen. Die Stadt ist riesig. Wie hat sich meine Schwester je daran gewöhnen können? Bei den vielen hohen Gebäuden kann man den Himmel kaum sehen.

„Sarah ist eine Freundin. Und ich bin noch nie Bus gefahren. Ich kenne die Routen nicht. So ist es einfacher."

Wenige Minuten später kommt eine junge Frau in einem Chevrolet vorgefahren. Der Wagen ist zwar nicht brandneu, aber ich bin trotzdem beeindruckt. Die elegante Frau steigt aus und umarmt Duchess. Sie trägt ein hübsches korallenrotes Kostüm mit einem hinreißenden Hut, der sich kokett über eins ihrer Augen neigt. Ihr hellbraunes Haar trägt sie in einer modernen Dauerwelle.

„Ich habe schon befürchtet, dass ich dich nie wiedersehen würde. Wie kommst du zurecht, meine Liebe?", sprudelt Sarah los. Dann bemerkt sie mich und grinst. „O Maggie!" Sie umarmt mich. „Ich erinnere mich an dich. Du hast Duchess mal besucht. Meine Güte, aus dir ist eine wunderschöne junge Frau geworden. Also, wo kann ich euch hinbringen und wie lange werdet ihr hierbleiben?"

Duchess zwinkert mir zu und nimmt Sarah Jane am Arm. „Leider nur für ein paar Stunden. Du wirst es nicht glauben, meine Liebe, aber der Schwiegervater meiner Schwester ist ein furchtbarer Mann. Er will Maggie den Laden wegnehmen und hat bei dieser neuen Kinderschutzbehörde angerufen, um Maggies Sohn abholen zu lassen. Wir sind hier, um ihn zurückzuholen."

Sarah Jane schaut mich entsetzt an. Wird sie uns trotzdem helfen?

„Dieser abscheuliche Kerl!"

Erleichtert atme ich auf.

„Wenn ihr Probleme habt, gebt mir Bescheid. Dann lasse ich Charles einen Anruf tätigen."

Ich weiß zwar nicht, wer Charles ist – vielleicht ihr Mann oder ihr Bruder –, aber ich bin froh, ihn auf unserer Seite zu wissen. Wir steigen in Sarahs Chevrolet. Sie und Duchess plaudern, während wir ein paar Meilen durch die Stadt fahren. Ein Gebäude sieht wie das andere aus. Wie findet man sich hier bloß zurecht? Die Stadt ist wie ein Wald aus Beton. Kurze Zeit später hält Sarah vor einem schmucklosen Gebäude an.

Sarah deutet auf die Fassade aus Granit. „Das Büro ist da drinnen." Dann legt sie mir die Hand auf die Schulter. „Ich werde hier draußen warten. Kommt mich holen, wenn es Schwierigkeiten gibt."

Während Duchess und ich die Treppe hinaufsteigen, sagt meine Schwester lächelnd: „Habe ich dir erzählt, dass Sarahs Schwiegervater Richter ist? Er und Mr Alden waren gute Freunde."

Meine Zuversicht wächst. Mit etwas Glück werden wir Barry heute mit nach Hause nehmen. Wir betreten das Gebäude. Es ist ein schäbig aussehender Ort mit betongrauen Wänden und abblätternder Farbe. Ich hoffe, dass hier keine Kinder wohnen. Die armen Kleinen würden sich wie im Gefängnis fühlen.

Nachdem wir an mehreren Türen vorbeigegangen sind, bleibt Duchess stehen. „Hier ist es, Maggie. Tief durchatmen."

Ich atme ein.

„Gut. Und jetzt atme aus."

Wieder tue ich, was sie sagt.

Dann nickt Duchess knapp. „In Ordnung, gehen wir."

Drinnen stehen drei Stühle an der Wand. Der Raum, wenn man ihn als solchen bezeichnen kann, ist ungefähr drei Meter lang und bis zur verglasten Empfangstheke nur etwas mehr als einen Meter breit. Außer dem geschlossenen Fenster des Schalters besteht die Wand aus Milchglas, sodass man nichts dahinter erkennen kann. Auf der Theke steht eine Klingel. Ich werfe meiner Schwester einen Hilfe suchenden Blick zu und betätige die Klingel.

Das Fenster wird aufgeschoben. Gott sei Dank erscheint nicht die Frau, die mir Barry weggenommen hat, sondern eine Dame mit eisengrauem Haar und einer modernen Frisur. Ihre Augen, die durch die Brille vergrößert werden, sehen sanft aus.

„Kann ich Ihnen helfen?"

„Ich hoffe es. Mein Schwiegervater … er … " Ich weiß nicht, wie ich es sagen soll. Hilflos blicke ich zu Duchess hinüber, die sofort einspringt.

„Meine Schwester ist eine wundervolle Mutter, Ma'am. Sie ist eine Witwe, die ihren Sohn allein großziehen musste. Und das hat sie hervorragend gemacht. Aber dann hat sie mich aufgenommen, nachdem mein Ehemann gestorben ist …" Duchess hält inne, um sich die Augen mit einem Taschentuch abzutupfen. „Und ihr Schwiegervater scheint das für eine Art Sünde zu halten. Er hat hier angerufen und Ihren Kollegen wer weiß was erzählt. Daraufhin ist jemand gekommen und hat meinen Neffen mitgenommen."

Die Augen der Angestellten werden traurig. „Ach du liebe Güte! Lassen Sie mich ein wenig nachforschen. Ich brauche Ihre Namen, den Namen des Kindes, Ihres Schwiegervaters und, falls Sie ihn kennen, den Namen der Sozialarbeiterin, die bei Ihnen war."

Wir sagen ihr die Namen. Beide. Zur gleichen Zeit. Die Frau unterbricht uns und sieht mich an. „Ihr Name, bitte."

„Maggie – ich meine, Magnolia Parker. Mein Sohn heißt Barry Parker. James Parker ist mein Schwiegervater und die Frau von der Behörde hieß glaube ich Miss Ferguson. Und das ist meine Schwester, Duchess Alden."

„Alden? William Aldens Frau – ich meine, Witwe? Duchess, ich bin die Mutter von Mary Alice Cornwall, Nellie Draves. Es hat mir so leidgetan, das von Ihrem lieben Ehemann zu hören." Sie streckt meiner Schwester die Hand hin.

Ich bin verwirrt. Duchess kennt diese Frau?

Duchess reicht der Dame die Hand. „Mrs Draves, wie schön, Sie kennenzulernen. Aber warum arbeiten Sie hier?"

Mrs Draves tätschelt Duchess' Hand durch das Fenster. „Ach, Liebes, der Börsenkrach hat nicht nur Sie schwer getroffen. Und als ich von der Eröffnung dieser Behörde gehört habe, wollte ich helfen. Viele der Waisenkinder, die in Zügen von der Ostküste hergebracht wurden, hat man als unbezahlte Arbeitskräfte missbraucht, statt sie in liebevolle Familien aufzunehmen. Und leider überprüfen manche, die hier arbeiten, nicht jede Situation so gründlich. Sie glauben einfach jede Anschuldigung. Bitte setzen Sie sich hin, während ich nachforsche und ein paar Anrufe tätige. Wir werden Ihren Sohn finden."

Vor Erleichterung geben meine Knie fast nach. Ich strecke den Arm durchs Fenster und drücke der Frau die Hand. „Vielen Dank, Mrs Draves."

Dann setzen wir uns. Ich schlage die Beine übereinander, aber mein Fuß hüpft so sehr auf und ab, dass ich beide Füße wieder auf den Boden stelle. Duchess überkreuzt die Knöchel.

„Vertraust du Mrs Draves? Sie wirkt durchaus nett."

„Ja, sie macht tatsächlich einen reizenden Eindruck. Außerdem sind ihre Tochter Mary Alice und ich gute Freundinnen", erklärt Duchess und tätschelt mir die Hand. „Keine Sorge. Sie wird Barry finden."

Eine Minute nach der anderen vergeht. Es gibt keine Zeitschriften, in denen man blättern könnte. Offenbar wollen diese Leute – mit Ausnahme von Mrs Draves – nicht, dass man sich hier wohlfühlt. Da ich nicht still sitzen kann, stehe ich auf und laufe in dem schmalen Raum auf und ab. Gut, dass sonst niemand hier ist, sonst gäbe es nicht genügend Sauerstoff.

„Maggie, du läufst noch Löcher in den Boden. Setz dich bitte."

Ich kann nicht still sitzen, aber Duchess zuliebe versuche ich es. Bald beginne ich, mit einem losen Fädchen an meinem Rock zu spielen. Duchess legt ihre Hand auf meine, um mich davon abzuhalten.

„Wie lange warten wir schon?"

Meine Schwester schaut auf ihre Armbanduhr, die außer ihrem Ehering das einzige Schmuckstück ist, von dem sie sich nicht trennen konnte. Die Uhr war das erste Geschenk, das sie von William bekommen hat. „Erst seit zehn Minuten. Gib ihr etwas Zeit."

Kann ich nicht. Die Zeit ist wie ein eisernes Tor, das mich von meinem Sohn trennt. Ach, mein süßer Barry! Wie es ihm wohl gehen mag? Ich möchte ihn einfach nur im Arm halten, ihn beschützen und ihm die Angst nehmen. *Lieber Gott, bitte sei bei Barry. Lass ihn wissen, dass ich nach ihm suche!*

Als ich Schritte höre, stehe ich sofort wieder auf und gehe zum Schalter. Mrs Draves biegt um die Ecke. Ihr Gesicht ist … Sie lächelt nicht! Ich möchte schreien, aber stattdessen halte ich die Luft an.

„Mrs Parker, es tut mir sehr leid, aber es gibt keine Miss Ferguson in dieser Behörde. Und Barry ist in keiner unserer Einrichtungen. Er ist nie hier angekommen."

23

Ich schäume vor Wut. Wenn man meinen Zorn mit meiner Angst um Barry mischen würde, könnte man damit diesen Zug antreiben. Mrs Draves hat uns erzählt, dass sie bei allen vier Einrichtungen angerufen habe, in denen Kinder untergebracht werden. Barry ist in keiner davon. Danach ist sie alle Personalakten durchgegangen. Das hat nicht besonders lang gedauert, da es die Behörde erst seit ein paar Jahren gibt. Eine Miss Ferguson hat nie dort gearbeitet.

Allerdings hat Mrs Draves herausgefunden, dass Big Jim versucht hat, eine Beschwerde gegen mich einzureichen. Das muss damals gewesen sein, als die Sozialarbeiterin vorbeikam und Pinkie befragt hat. Glücklicherweise kennt Mrs Draves Duchess und glaubt uns. Ich kann die Hilfe einer Außenstehenden gut gebrauchen.

Als wir uns setzen, graut es mir vor der Heimfahrt. Ich war davon ausgegangen, dass Barry jetzt bei mir sein würde. „Das kann doch nur bedeuten, dass Big Jim Barry entführt hat, oder? Seinen eigenen Enkel. Aber warum? Und wer ist diese Miss Ferguson? Hat Big Jim sie angeheuert, um mich glauben zu lassen, Barry sei bei der Kinderschutzbehörde? Ich verstehe es einfach nicht. Es ergibt keinen Sinn."

Nachdem ich ein Taschentuch herausgeholt habe, stelle ich die Handtasche unter meinen Sitz.

Meine Schwester zieht den Hut aus und legt ihn neben sich, dann streicht sie ihre Haare glatt. „Ich bin froh, dass die Plätze gegenüber frei sind", sagt sie und streckt die Beine aus. „Wie dem auch sei, manches davon ergibt schon einen Sinn. Mrs Draves hat mir erzählt, dass Big Jim beim Einreichen der Beschwerde erfahren hat, dass die Kinder in Gruppenunterkünften wohnen. Danach wollte er seine Klage zurückziehen." Duchess hebt die Hände, als frage sie nach dem Warum. „Meine Vermutung ist, dass er Barry entführt hat, um etwas von dir zu erpressen. Die Behörde hat Big Jim mitgeteilt, dass sie ermitteln muss, sobald eine Beschwerde eingereicht wird. Aber jetzt, da Mrs Draves dich kennt, wird sie dafür sorgen, dass der Fall abgehakt wird, weil keine Vernachlässigung oder Misshandlung vorliegt."

„Dafür bin ich Gott auch sehr dankbar, aber meinen Sohn habe ich immer noch nicht zurück. Und was will Big Jim bloß von mir? Bestimmt nicht Barry. Big Jim nimmt ihn nie irgendwo mit hin oder verbringt Zeit mit ihm. Ich verstehe es einfach nicht, Duchess. Ich habe schon Kopfschmerzen vom vielen Nachdenken. Ich bin so wütend auf Big Jim, dass ich – na ja, ich weiß nicht, was."

Meine sonst so anmutige Schwester schnaubt wenig damenhaft. „Big Jim will den Laden. Ich bin so wütend auf ihn, dass ich einem Huhn den Hals umdrehen könnte, um dabei so zu tun, als wäre es Big Jim."

Aus dem Mund von Duchess will das schon etwas heißen. Und es bringt mich zum Lächeln. Gott hat mich wohl doch nicht alleingelassen. Er hat mir meine Schwester geschickt. *Habe ich dir dafür schon gedankt, Herr?* Ich bekomme zwar keine Antwort, werde aber von einem tiefen Frieden erfüllt, an den ich mich mit aller Kraft klammere. In den nächsten Tagen werde ich diesen Frieden brauchen. Hoffentlich kümmert sich Big Jim gut um Barry.

Herr, bitte lass Barry keine Angst haben.

„Und was machen wir jetzt?" Ob ich diese Frage an Duchess richte oder an Gott, weiß ich nicht, aber ich werde jeden Vorschlag, den einer von beiden macht, dankbar annehmen.

Duchess schließt ein Auge und grinst wie die Katze in Barrys Ausgabe von *Alice im Wunderland.* „Ich schlage vor, wir erzählen dem Sheriff, dass Barry entführt wurde. Wir müssen ihm ja nicht sagen, dass es Big Jim war. Das würde Jubal sowieso nicht glauben. Wir sagen einfach, dass eine Frau Barry gepackt und in ihr Auto gezerrt hat …" Mit einer gehobenen Augenbraue fügt Duchess hinzu: „Was ja auch der Wahrheit entspricht."

Meine Schwester ist in den wenigen Wochen, seit sie bei mir lebt, zu einer starken Frau geworden. Ich bewundere sie sehr. Aber ich muss zugeben, dass ich auch etwas neidisch bin. Erschöpft lehne ich mich zurück und schließe die Augen. Der lange Tag und das Gefühlschaos zehren an mir. Hoffentlich weiß mein kleiner Junge, dass seine Mama alles versucht, um ihn wieder nach Hause zu holen.

Eine Träne sickert durch die Wimpern meiner geschlossenen Augen und kullert mir über die Wange, doch ich habe keine Kraft, sie wegzuwischen.

***

Der nächste Morgen ist wolkenverhangen. Ich schlüpfe in meine Jacke und überlasse Duchess und Pinkie den Laden. Wie meine Schwester es vorgeschlagen hat, möchte ich heute den Sheriff aufsuchen. Das Gefängnisgebäude, in dem auch das Büro des Sheriffs untergebracht ist, liegt auf der anderen Straßenseite – unten an der Kreuzung von Main Street und Church Street. Es wurde in der Nähe des Saloons errichtet, damit der Sheriff schnell zur Stelle ist, um Betrunkene festzunehmen. Doch die einzigen Gewohnheitstrinker der Stadt sind Nellies Mann Harry und Asa Hopper, der Friseur. Das erklärt wahrscheinlich auch, warum Big Jim sich nie die Nasenhaare von Asa schneiden lässt.

Zögernd öffne ich die Tür zum Gefängnisgebäude. Das kleine Büro des Sheriffs liegt glücklicherweise außer Sichtweite der Zellen. Jubal sitzt an seinem Schreibtisch, außer ihm befindet sich niemand im Büro. Rivers End ist zu klein, als dass es weitere Polizeibeamte gäbe. Wenn nötig, holt sich Jubal die Unterstützung von Wade oder ein paar anderen Männern der Stadt.

Als ich eintrete, blickt der Sheriff auf. „Maggie? Was kann ich für Sie tun?"

Ich habe den Sheriff noch nie gut einschätzen können. Jubal hat ein gutes Pokerface – er verbirgt seine Gedanken hinter einer ausdruckslosen Miene. Das verunsichert mich. Als ich den Mund öffne, um zu sagen, dass Barry entführt wurde, fällt mir ein, dass der Sheriff fragen wird, wann das passiert sei und warum ich nicht früher gekommen sei. Dann werde ich ihm erzählen müssen, dass Big Jim beteiligt ist. Und eines weiß ich mit Sicherheit: Das Netzwerk der *Good Old Boys* ist hier im südlichen Georgia immer noch intakt und sehr aktiv. Jubal würde mir niemals glauben. Ernüchtert wende ich mich zum Gehen.

„Maggie!"

Der gebieterische Ton des Sheriffs lässt mich innehalten. Er steht auf und kommt um den Tisch herum. Dann legt er mir die Hand auf die Schulter. „Was bedrückt Sie?"

„Ich … " Schluckend setze ich erneut an: „Barry. Er … " Das ist es! Ich könnte sagen, dass er verschwunden ist, ohne weiter ins Detail zu gehen. Allerdings würde ich dann wie eine schlechte Mutter dastehen – als würde ich nicht auf meinen Sohn aufpassen. Und warum habe ich so lange gewartet, um es dem Sheriff zu melden? Wie ich es auch drehe und wende, Big Jim wird früher oder später zur Sprache kommen. Und dann habe ich verloren.

„Ich bin nur zufällig vorbeigekommen und wollte Ihnen sagen … " Was? Jubal ist nicht verheiratet, also gibt es keine Ehefrau, der ich etwas ausrichten könnte. Und da er in Nellie Taggarts Pension wohnt, kauft er auch keine Lebensmittel ein. Es gibt keinen Grund, warum ich … „Bitte richten Sie Nellie aus, dass ich Suppenfleisch im Angebot habe." Mit diesen Worten drehe ich mich um und eile aus seinem Büro.

Suppenfleisch? Nachdem wir so viele Schweine geschlachtet haben, sage ich ausgerechnet *Suppenfleisch*? Ratlos bleibe ich stehen. Was soll ich jetzt tun? Auf eigene Faust werde ich Barry nie finden. Ich weiß ja nicht einmal, wo ich anfangen soll. Ich brauche Hilfe. Die Sorge um meinen Sohn lastet so schwer auf mir, dass ich fast zusammenbreche.

Tränen steigen mir in die Augen und ich wische die Nase an meinem Ärmel ab.

Docs Frau, Clara, biegt um die Ecke. Schnell weiche ich zurück und drücke mich an die Hauswand der Bank. Glücklicherweise betritt Clara den Lebensmittelladen, ohne mich zu sehen. Wachsam blicke ich die Straße auf und ab. Es sind ein paar Leute unterwegs, aber niemand bemerkt mich. Das ist gut, weil ich gerade mit niemandem reden kann. Pinkie und Duchess werden eine Weile ohne mich auskommen müssen.

Meinem Instinkt folgend drehe ich mich um und laufe am Bahnhof sowie am Barackenviertel vorbei. Es zieht mich in den Wald, der mit seinen duftenden Amberbäumen und Sumpfkiefern mein besonderer Zufluchtsort ist. Immer, wenn ich nachdenken muss, gehe ich dorthin. Oder wenn ich das Bedürfnis habe, intensiv zu beten, und aufgewühlt bin. Und das bin ich momentan. Der Pfad verschwimmt vor meinen Augen, während ich meinen Tränen freien Lauf lasse.

Bei jedem Schritt über den Waldboden, der mit Piniennadeln und trockenen Blättern übersät ist, steigt der würzige Duft des Waldes zu mir auf. Ich knöpfe meine Jacke zu, um mich gegen die kühle Luft zu schützen. Nach kurzer Zeit erreiche ich meinen Lieblingsbaum. Nachdem ich die stacheligen Früchte des Amberbaums mit dem Fuß zur Seite gefegt habe, setze ich mich auf den Boden.

„Herr, meine Last ist zu groß, als dass ich sie allein tragen könnte. Ich brauche deine Hilfe.“

Der vertraute Stamm des Amberbaums stützt mich wie ein alter Freund. Hier hat Barry Pinkie gefunden. Stille umgibt mich. Nur die Geräusche des Waldes sind zu hören: Grillen, Vögel und Eichhörnchen, die an den Stämmen auf und ab laufen. Da ich nicht gehen will, ohne Gottes Antwort gehört zu haben, warte ich.

Doch das Einzige, was die Stille durchbricht, ist das Zwitschern eines Kiefernwaldsängers – eher ungewöhnlich, wenn der Himmel bedeckt ist wie heute. Meine Gedanken wandern zu Sadie, die alle möglichen Vogelstimmen nachahmen kann. Die Vögel antworten ihr sogar. Barry und ich gehen gern mit Sadie in den Wald und fordern sie heraus. Bisher haben wir noch keinen Vogel gefunden, den Sadie nicht nachahmen konnte. Neben meiner Schwester ist sie meine beste Freundin.

Angestrengt lausche ich nach Gottes leiser Stimme, aber meine Gedanken lassen mir keine Ruhe. Wie soll ich Barry finden? Warum hat Big Jim ihn mitgenommen? Warum hasst er mich so? Wer ist Miss Ferguson? Wenn doch Jimmy noch am Leben wäre!

Wieder werde ich von meinen Sorgen übermannt. „Ach, Herr, wie lang muss ich noch auf eine Antwort warten? Wo ist Barry?“ Mein geliebter Junge! Gedankenverloren nehme ich eine Handvoll Piniennadeln und lasse sie durch meine Finger rieseln.

Dann drehe ich das Handgelenk, um auf die Uhr zu schauen. Ich muss zum Laden zurück. Anscheinend gibt Gott mir heute keine Antworten.

Außerdem muss ich jetzt dieses Suppenfleisch suchen gehen, das ich vor dem Sheriff angepriesen habe.

***

Barry ist jetzt seit einer Woche weg und uns fehlt immer noch jede Spur. Jeden Morgen bitte ich Gott, mir zu helfen, meinen Sohn zu finden, und kämpfe gegen die düsteren Gedanken an, die mich herunterziehen wollen.

Heute Nachmittag sitzen Duchess, Sadie, Pinkie und ich an Mama Faylenes Esstisch, um gemeinsam darüber nachzudenken, was Big Jim im Schilde führen könnte. Was immer es ist, es kann nichts Legales sein. Bessie Mae bringt uns ein Tablett mit Kaffee und ihrem vorzüglichen Karamellkuchen. Ich habe in der letzten Woche kaum etwas gegessen, aber der Kuchen duftet wirklich himmlisch.

„Danke, Bessie Mae“, sagt meine liebe Schwiegermutter, während sie sich eine Tasse und ein kleines Stück Kuchen nimmt. „Wenn alle versorgt sind, nimm dir doch auch ein Stück und setz dich zu uns."

Bessie Mae blickt Faylene erstaunt an, setzt aber ihre Runde um den Tisch fort, ohne zu widersprechen. Als sie zu Sadie kommt, dreht sie das Tablett, damit Sadie das größte Stück bekommt. Zwischen Bessie Mae und Sadie herrscht immer schon eine besondere Verbundenheit, vermutlich, weil sie beide die hässliche Seite der Menschen kennengelernt haben. Sadie leckt sich die Lippen und schnappt sich den Teller mit dem großen Stück. Ein Kichern rumpelt in Bessie Maes Brust. Schlussendlich nimmt sie sich auch einen Teller, stellt das Tablett ab und setzt sich dann zwischen Sadie und Faylene.

Ich bin froh, dass sie dabei ist. Irgendwie bestärkt sie meinen Glauben. „Bessie Mae, wann war Big Jim zuletzt hier?"

Bessie Mae wirft Faylene einen fragenden Blick zu. Meine Schwiegermutter nickt. „Na ja, Miss Magnolia, kommt drauf an, was Sie mit *hier* meinen."

Weicht sie mir aus? „Ich meine hier zu Hause."

„Ach so. Das ist jetzt fünf Wochen und zwei Tage her. Aber ich weiß ganz sicher, dass er seitdem in der Stadt gewesen ist. Ich hab ihn letzten Donnerstag mit eigenen Augen in Sheriff Jubal Lees Büro gehen sehen."

Das ist keine große Hilfe. Ich weiß ja, dass Big Jim am Donnerstag da war, weil er an dem Tag Barry entführt hat. „Haben Sie ihn seitdem noch mal gesehen?"

„Ja, Miss Magnolia. Ich hab ihn schon oft gesehen, wenn er angeblich in Macon oder so war. Aber letzten Freitag hat er sich im Saloon rumgetrieben. Ich war unterwegs, um bei Beau Hampton Medizin für Miss Faylene zu holen mit dem Geld, das Sie mir gegeben haben. Ich wusste gleich, dass es Big Jim ist, aber um sicherzugehen, hab ich durchs Fenster gelugt. Da saß er und hat sich mit Cal Llewellyn gestritten." Bessie Mae schaut Faylene an, stützt die Hände auf den Tisch und steht auf. „So, ich muss jetzt das Geschirr spülen gehen."

Schade, dass Bessie Mae nicht entspannt mit uns am Tisch sitzen kann. Aber das ist Big Jims Schuld, nicht Faylenes. Rivers End ist doch wirklich eine seltsame Stadt, voller komplizierter Vorurteile. Sogar Sadies Umzug in Fannies Pension hat einen Aufschrei der Empörung ausgelöst. Man würde doch meinen, dass Nellie und die Leute in ihrer Pension froh wären, „dieses indianische Halbblut" los zu sein. Stattdessen regen sie sich darüber auf, dass Sadie zu Fannie zieht, weil Fannie und ihre Mieter schwarz sind. Mir kommt das alles sehr fragwürdig und unlogisch vor.

Schweigend essen wir unseren Kuchen.

Dann nimmt Sadie einen großen Schluck Kaffee, bevor sie ihre Tasse zurück auf die Untertasse stellt. „Wenn Barry nicht bei der Kinderschutzbehörde ist, dann hat Big Jim ihn möglicherweise bei sich untergebracht. Das bedeutet, dass Barry nicht zur Schule geht." Sie schüttelt den Zeigefinger in Duchess' Richtung. „Schreib das auf deine Liste, Duchess. Das ist ein Argument gegen Big Jim. Jetzt stellt sich nur noch die Frage, wo er den Jungen versteckt hält."

„Ich wusste, dass er Anfang letzten Monats irgendetwas im Schilde geführt hat", sagt Faylene, während sie ihre Serviette faltet und sie seufzend neben ihren Teller legt. „Ich wünschte nur, ich hätte eine Ahnung gehabt, was es ist. Vielleicht hätte ich Big Jim aufhalten können. Er hat mich gefragt, wo die Kleider wären, die ich für Barrys Geburtstag beiseitegelegt hatte. Angeblich wollte er gern sehen, was ich für den Jungen gekauft habe. Damals war ich froh, dass er endlich mal Interesse zeigt." Faylene rutscht unbehaglich auf ihrem Stuhl hin und her.

Ich beuge mich zu ihr und schüttle das Kissen in ihrem Rücken auf. „Besser so?"

„Ja. Danke, Liebes. Ich habe den Verdacht, dass Big Jim diese Kleider mitgenommen hat. Bessie Mae?"

Wir warten, bis Bessie Mae wieder da ist. „Ja, Ma'am?", fragt sie, während sie sich die Hände an einem Geschirrtuch abtrocknet.

„Würdest du bitte nachsehen, ob die Kleider, die wir für Barry geholt haben, noch in meiner Kommode sind?“

„Natürlich, aber warum sollten sie nicht da sein? Ich hab sie nicht angerührt, Miss Faylene.“

„Das weiß ich, Bessie Mae. Aber ich fürchte, dass Big Jim sie mitgenommen hat.“

Während Bessie Mae in Faylenes Zimmer schlurft, murmelt sie vor sich hin: „Was in aller Welt will der Mann mit Kinderkleidung? Er ist ein alter Halunke, so viel steht fest.“

Es tut mir sehr leid für Faylene, dass sie an Big Jim gebunden ist. Sie ist so lieb und er ist so … nicht lieb. Ein kratzendes Geräusch erklingt, als Bessie Mae eine Schublade in Faylenes Zimmer öffnet.

„Die Sachen sind weg, Miss Faylene. Sie hatten recht!“, ruft sie.

Ein Muskel in Faylenes Gesicht zuckt, als sie die Zähne zusammenbeißt. Dann legt sie die Hände auf den Tisch und presst die Fingerspitzen aufeinander. „Ich hege schon seit einer Weile den Verdacht, dass der Mann etwas Übles treibt. Der hier“, sagt sie, während sie auf die Armlehne ihres Rollstuhls klopft, „macht mich unsichtbar. Manchmal kann das auch von Vorteil sein.“

Das mag stimmen, aber es tut mir im Herzen weh. Vom ersten Tag an, als Jimmy mich als junge Braut nach Rivers End gebracht hat, wurde ich von seiner Mutter mit offenen Armen empfangen. Sie ist mir jeden Tag ein Vorbild an Güte und Liebenswürdigkeit.

„Big Jim scheint zu denken, dass ich durch die Polio auch mein Gehör verloren habe. In letzter Zeit war ich oft in meinem schönen Garten ...“ Faylene hält inne, um mir dankbar die Hand zu drücken. Dann sagt sie zu Sadie: „Maggie und Barry haben eine Rampe angebracht, damit Bessie Mae mich rausschieben kann. Wenn ich dort unter dem Blauregen sitze, bin ich außer Sichtweite, aber nicht außer Hörweite. Ich habe gehört, wie Big Jim und Cal über den Laden gesprochen haben. Es geht Big Jim gewaltig gegen den Strich, dass du Gewinn machst, Maggie.“

„Nicht mehr lang", sage ich bedrückt. Dann erzähle ich ihr widerwillig von meinen Schwierigkeiten mit den Lieferanten. Aber das spielt jetzt alles keine Rolle. Ich will nur meinen Sohn zurückhaben. „Pinkie, du hast gesagt, dass du Big Jim gesehen hast, nachdem er Barry mitgenommen hat, richtig?"

„Ja." Pinkie blickt kurz zu Bessie Mae hinüber. „Es war gleich am nächsten Tag. Wahrscheinlich bevor Bessie Mae ihn gesehen hat. Big Jim war an der Tankstelle."

„Und du bist sicher, dass er dich nicht gesehen hat?", fragt Faylene.

„Ganz sicher, Ma'am", erwidert Pinkie. „Er und Cal können mich nicht leiden. Deshalb halte ich mich von ihnen fern."

Faylene tätschelt Pinkies Hand. „Die beiden können sehr viele Leute nicht leiden."

Pinkie verzieht das Gesicht und sagt dann in meine Richtung: „Ich hab noch mal drüber nachgedacht, was ich mit angehört habe, und da ist mir was eingefallen. Big Jim hat gejammert, dass er jetzt kein Geld mehr bekommt. Denkst du, dass er Cal erpresst hat?"

Das wirft ein neues Licht auf die Angelegenheit. Könnte Big Jim Cals Diebstahl noch vor Duchess entdeckt haben? Wenn ja, wie? In meinem Kopf spielen sich verschiedene Szenarien ab. „Was, wenn Cal mich schon bestohlen hat, seit Jimmy gestorben ist? Vielleicht hat Big Jim ihn ertappt, aber weil er den Laden zurückhaben will, hat er mir nichts davon erzählt. Er könnte Cal angeboten haben, es nicht dem Sheriff zu melden, solang Cal das Geld, das er von mir klaut, an Big Jim weitergibt." Da Sadie und Faylene Big Jim am besten kennen, frage ich sie: „Haltet ihr das für möglich?"

Die beiden tauschen einen Blick, dann nickt Sadie. „Leider muss ich sagen, dass ich das durchaus für möglich halte, Maggie. Was denkst du, Faylene?"

„Ich würde es ihm auch zutrauen. Bevor Maggie angefangen hat, Bessie Mae zu bezahlen, hat Big Jim ständig etwas von ihrem Gehalt abgezogen – weil sie ein paar Eier hat fallen lassen oder aus anderen albernen Gründen. Ich fürchte, Big Jim ist völlig besessen von Geld. Aber er war nicht immer so. Erst, seit ich aus New York zurück bin." Faylene lächelt Pinkie an, die verständnislos dreinblickt, und erklärt: „Ich habe mir die Polio während der Epidemie in New York eingefangen. Ich musste achtzehn Monate dableiben, bevor ich nach Hause kommen konnte. Danach ist mir eine deutliche Veränderung an Big Jim aufgefallen. Ich konnte nicht genau sagen, wie er sich verändert hatte, aber er *war* anders."

Irgendetwas muss damals passiert sein. Aber ich kann mir beim besten Willen nicht vorstellen, was es sein könnte. „Angesichts von Big Jims Veränderung und der Tatsache, dass er seinen eigenen Enkel entführt hat, müssen wir sehr vorsichtig sein. Wer weiß, ob er uns oder Barry nicht etwas antun würde." Ich wende mich an Sadie. „Wie sollen wir Big Jim verfolgen? Du bist halb Yamasee, Pinkie ist schwanger und Faylene sitzt im Rollstuhl – ihr seid alle nicht besonders unauffällig."

Meine Schwester nimmt unsere Tassen und schenkt uns Kaffee aus der Kanne nach, die Bessie Mae auf den Tisch gestellt hat. „Du hast mich vergessen, Magnolia", sagt sie, während sie in aller Ruhe etwas Sahne in ihren Kaffee rührt. „Ich denke, wenn ich mir ein Tuch um den Kopf wickele und eine Latzhose anziehe, würde ich als Bauersfrau durchgehen."

Ihr Vorschlag bringt mich zum Lachen. Ich weiß nicht, ob es an meinen angespannten Nerven liegt oder an der Vorstellung von Duchess in einer Latzhose, aber ich kann eine ganze Weile nicht aufhören, zu kichern.

„Du lachst, aber Big Jim würde niemals auf die Idee kommen, dass ich es bin, die ihm folgt."

„Es könnte funktionieren, Maggie", sagt Sadie. „Es gibt nur ein Problem."

Nur eins? Mir fallen gleich mehrere ein. „Und das wäre?", frage ich, während ich mir die Augen mit meiner Serviette abtupfe.

„Big Jim wird wahrscheinlich die Stadt verlassen. Wir wissen ja, dass Barry nicht in Rivers End ist. Wir haben jedes Haus, jedes Geschäft und jeden Schuppen nach ihm abgesucht. Wade war sogar in der Barackensiedlung. Wir werden also ein Auto brauchen."

Kopfschüttelnd erwidere ich: „Ich bin die Einzige von uns, die eins hat – den Lieferwagen. Und Big Jim ist schon häufig damit gefahren. Er leiht ihn aus, so oft er kann. Und er kennt auch sonst jedes Auto und jeden Truck in Rivers End." Ratlos blicke ich in die Gesichter meiner Freundinnen, die mir so gern helfen möchten. Wir stecken in einer Sackgasse. „Big Jim ist klar im Vorteil."

„Nicht so schnell", sagt Sadie, während sie mit den Fingern auf dem Tisch trommelt. „Ich habe eine Idee." Sie steht auf. „Wir sehen uns morgen."

So ist Sadie – meistens verrät sie kein Wort, bis sie sich ihres Planes sicher ist. Obwohl ich nicht weiß, was Sadie vorhat, erhellt jetzt ein kleines Fünkchen Hoffnung die Dunkelheit in mir. Ich bin entschlossen, positiv zu denken. Plötzlich taucht wieder ein Bild vor meinem inneren Auge auf, das mich zum Kichern bringt. „Ich kann es kaum erwarten, Duchess mit Kopftuch und Latzhose zu sehen."

Faylene lacht. „Und ich kann es kaum erwarten, zu sehen, wie Big Jim von euch Mädels überlistet wird."

Haushaltstipp

Schimmel auf Textilien

Bei hartnäckigem Schimmel auf hellen Stoffen die Textilien in warmem Seifenwasser waschen. Dann eine Mischung aus Salz und Zitronensaft anrühren (Verhältnis 2:1) und auf die schimmlige Stelle auftragen. Die Textilien ein paar Stunden lang in die pralle Sonne legen, dann ausspülen. Wenn nötig, Vorgang wiederholen. Dieser Trick ist jedoch nicht für dunkle Stoffe geeignet, weil sie durch den Zitronensaft gebleicht werden.

24

Ein paar Sonnenstrahlen dringen durch die Jalousien und kitzeln meine Augenlider. Es ist Zeit aufzustehen, aber ich bleibe regungslos liegen. Jeden Morgen fällt es mir schwerer, aus dem Bett zu kommen, während eine Woche nach der anderen verstreicht, ohne dass ich meinen Jungen zurückhabe. Nachts kann ich nicht schlafen. Statt Laubfröschen und Nachtvögeln höre ich Barry nach mir schreien. Ich bin kurz davor, Big Jim mitzuteilen, dass er gewonnen hat. Das Einzige, was mich noch davon abhält, ist die Frage, was wir ohne den Lebensmittelladen machen werden. Wovon sollen wir leben? Und Sadie hat mir immer noch nichts von dem Plan erzählt, den sie ausheckt.

Von unten sind Geräusche zu hören. Duchess ist offenbar bereits in der Küche zugange. Da ich eine Tasse ihres frisch gebrühten Kaffees gebrauchen könnte, werfe ich die Decke zurück und stehe auf. Doch als ich in meinen Morgenmantel schlüpfe, bleibe ich mit den Fingern im Ärmel hängen und reiße ein großes Loch in das abgetragene Material. Na, das fängt ja gut an! Am liebsten würde ich das alte Ding zusammenknüllen und in die Feuertonne werfen, aber ich kann mir keinen neuen Morgenmantel leisten. Resigniert lasse ich mich aufs Bett fallen und kämpfe gegen den Drang an, mich heulend unter die Decke zu verkriechen.

In diesem Moment geht die Tür auf und Pinkie watschelt herein. „Maggie, ich …“ Als sie meinen Morgenmantel sieht, hebt sie ihn auf. „Was ist passiert?“

„Er ist so alt, dass er gerissen ist. Meine Finger haben sich einfach durch den Stoff gebohrt.“

Während ich Pinkie beobachte, die konzentriert den zerrissenen Ärmel begutachtet, verspüre ich in meinem Innern ein Fünkchen Freude. Wie gut, dass Sadie und ich Pinkie diese Brille besorgt haben. Will Gott mir vielleicht gerade sagen, dass ich Geduld haben soll? Dass es auch für Barry noch Hoffnung gibt?

Schlussendlich hängt sich Pinkie den Morgenmantel über den Arm. „Ich kann das nähen. Jetzt gehe ich Duchess ausrichten, dass sie noch ein paar Minuten mit dem Frühstück warten soll, damit du dich anziehen kannst." Pinkie öffnet die Tür, um nach unten zu gehen.

„Danke. Aber weshalb bist du eigentlich in mein Zimmer gekommen? Brauchst du etwas?"

Als Pinkie einen Moment innehält, um nachzudenken, muss ich unweigerlich schmunzeln – es ist schon komisch, wie bei Schwangeren das Gehirn manchmal auszusetzen scheint.

„Ach ja. Sadie ist hier und sagt, dass wir uns den morgigen Tag für einen Ausflug freihalten sollen. Sie erklärt uns alles beim Frühstück", sagt Pinkie und schließt die Tür.

Ein Tagesausflug? Ich will eigentlich nirgendwo hin. Vor allem will ich das Haus nicht verlassen. Was, wenn Barry sich befreit und nach Hause kommt? Oder wenn Big Jim einlenkt und Barry zurückbringt?

Nachdem ich mich schnell gewaschen habe, ziehe ich eins meiner drei Arbeitskleider an und eile in die Küche hinunter. Ich kann kaum erwarten, endlich zu hören, was Sadie vorhat.

Als ich eintrete, steht Duchess am Herd und brät Bauchspeck an. Eine Schüssel mit Eiern wartet nebendran auf dem Beistelltisch. Bei diesem Anblick muss ich daran denken, wie Jimmy mir den selbst gemachten Tisch zu unserem ersten Hochzeitstag geschenkt hat. Jimmy hat Rollen unter dem Tisch angebracht, damit ich ihn durch die Küche schieben kann. In manchen Dingen war mein Mann ein echter Visionär, in anderen leider ziemlich rückständig ...

Pinkie hat inzwischen das Flickzeug hervorgeholt und näht jetzt meinen Morgenmantel. Sadie steht neben Duchess und beobachtet jede ihrer Bewegungen. Als ich mich an den Tisch setze, blickt Sadie über die Schulter.

„In deiner Schwester schlummern ungeahnte Talente", erklärt Sadie. Dann holt sie zwei Tassen aus dem Regal über dem Herd, gießt Kaffee hinein und bringt sie an den Tisch. Nachdem Sadie mir eine Tasse zugeschoben hat, gibt sie Milch und Zucker in ihren Kaffee.

Sadie mag halb Yamasee sein, aber zur anderen Hälfte ist sie durch und durch Südstaatlerin: so listig wie eine Schlange und so süß wie Southern Sweet Tea. Sadie grinst und hebt eine Augenbraue.

„Erinnert ihr euch an unsern Plan?" Sadie nimmt ihre Tasse und trinkt gemächlich einen Schluck.

Ungeduldig wackele ich mit dem Fuß, während ich darauf warte, dass Sadie ihren Kaffee hinunterschluckt. Sogar Duchess nimmt die Pfanne vom Herd und dreht sich zu uns um. Als Sadie fortfährt, hören wir alle gespannt zu.

„Ich habe meinen Bruder angerufen." An Pinkie gewandt fügt Sadie hinzu: „Er lebt in Brunswick, arbeitet als Krabbenfischer … und … hat ein Auto. Einen schönen alten unscheinbaren Ford Modell T Tourenwagen von 1919. Das Auto ist schwarz und leicht verrostet, also nichts, womit man Aufmerksamkeit erregt." Sadie zwinkert mir zu und nimmt noch einen Schluck von ihrem Kaffee.

Duchess passt derweil die Luftzufuhr des Herds an und schiebt die Pfanne wieder auf die heiße Platte. Dann gibt sie einen Löffel Fett in eine zweite Pfanne und stellt diese auf eine andere Herdplatte. Als das Fett zu brutzeln beginnt, schlägt Duchess ein paar Eier in die Pfanne.

Ich deute Sadie, fortzufahren.

Sie lehnt sich in ihrem Stuhl vor. „Wir werden Barry nach Hause holen, Maggie. Mein Bruder hat gesagt, dass wir sein Auto ausleihen können."

Mithilfe eines Pfannenwenders lässt Duchess ein Spiegelei auf einen Teller gleiten. Pinkie legt zwei Scheiben Speck dazu und reicht mir dann den Teller.

Dankbar nicke ich Pinkie zu und nehme das Frühstück entgegen. „Und wie sollen wir das anstellen?", frage ich.

Nun bekommt auch Sadie einen Teller gereicht. Bevor sie mir antwortet, schiebt sie sich eine Scheibe Speck in den Mund und schließt genussvoll die Augen. „Köstlich. Also gut, der Plan sieht so aus: Wade leiht uns sein Auto und wir fahren damit zuerst nach Everett. Dort hat Wade eine Cousine, Justine Rowntree. Wir tauschen Wades Auto gegen ihres ein, sodass wir in Brunswick nicht erkannt werden. Dann lassen wir Justines Auto bei meinem Bruder stehen und fahren mit seinem Ford nach Rivers End zurück." Offenbar ist Sadie fertig mit ihrer Erklärung, da sie sich jetzt auf ihr Frühstück stürzt.

Ich tunke ein Stück Toast in mein Eigelb. Es saugt sich mit der goldenen Köstlichkeit voll. Während ich kaue, kommt mir ein neuer Gedanke. „Was, wenn wir Barry nicht so schnell finden? Wade braucht doch sein Auto."

Duchess zeigt mit ihrer Gabel auf mich und erwidert: „Er hat gesagt, dass wir uns darum keine Sorgen machen sollen. Er kann sich ein anderes Auto leihen." Dann streicht sie Butter auf ihren Toast und tunkt ihn in ihr Ei.

„Wade ist ein toller Mann." Pinkie verknotet den Faden und beißt ihn anschließend durch. „Fertig. So gut wie neu. Na ja, fast", sagt sie, bevor sie meinen Morgenmantel faltet und über ihre Stuhllehne hängt.

Während wir unser Frühstück beenden und über die Aufgaben des Tages plaudern, wird meine Hoffnung allmählich neu entfacht. Nach einem Blick auf meine Armbanduhr stehe ich auf. Es ist schon beinahe 7 Uhr. Ich stelle meinen Teller in die Spüle. „Ich muss jetzt den Laden aufschließen. Sadie, wann brechen wir … Moment, wie können wir eigentlich morgen unbemerkt verschwinden?" Ratlos bleibe ich an der Tür stehen. „Es fällt doch auf, wenn wir alle nicht zur Kirche gehen."

Sadie steht vom Tisch auf und bringt ihren Teller und ihre Tasse zur

Spüle. „Nicht, wenn wir heute gute Vorarbeit leisten." Sie kneift die Augen zusammen, kreuzt die Arme und umfasst mit einer Hand ihr Kinn. Plötzlich reißt sie die Augen auf und schnippt mit den Fingern.

„Ich hab's! Ich habe eine Cousine mütterlicherseits, die in Allenhurst lebt. Ihr Sohn ist seit Kurzem Pastor und wird morgen predigen. Allenhurst liegt zwar in der entgegengesetzten Richtung, aber es wär 'ne gute Ausrede für uns."

„Es gefällt mir aber gar nicht, zu lügen, Sadie."

Sie erwidert mit erhobenem Zeigefinger: „Das ist keine Lüge. Er *wird* morgen predigen. Wir werden nur nicht da sein, um ihm zuzuhören. Was kann ich dafür, wenn die Leute *annehmen*, dass wir dort sind?"

Ich denke eine Weile darüber nach. Gibt es in der Bibel Begebenheiten, bei denen Gott Menschen auf ähnliche Weise getäuscht hat? Dann fällt es mir ein. „Stimmt, genau das hat Gott im Alten Testament manchmal gemacht, um seinem Volk zu helfen. Er hat die Philister glauben lassen, sie seien von einem riesigen israelitischen Heer umzingelt. In ihrer Verwirrung haben sie sich gegenseitig getötet."

Sadie lacht. „Sehr gut, Maggie Parker. Was meinst du, woher ich die Idee habe?"

Nachdem ich in den Laden hinuntergegangen bin und die Tür aufgeschlossen habe, überprüfe ich die Regale. Anscheinend hat Pinkie sie gestern aufgefüllt, bevor sie abgeschlossen hat. Sie und Sadie kommen gerade durch den Lagerraum herein und beziehen hinter der Fleischtheke Posten – bereit für den Samstagsansturm. Duchess holt den Beutel mit dem Kleingeld aus dem Safe und legt es in die Kasse. Wenig später treffen die ersten Kunden ein, erst nur vereinzelt, dann in einem stetigen Strom. Glücklicherweise scheint es ein geschäftiger Tag zu werden.

Bis Mittag wissen die meisten Leute in der Stadt, dass wir morgen unterwegs sein werden. Pastor Gordon kommt vorbei und holt ein Viertelhähnchen, um eine Suppe für seine kranke Frau zu machen.

Bei dieser Gelegenheit weihe ich ihn in unsere Pläne ein. Er wünscht uns Gottes Segen für unser Vorhaben und betet dafür, dass wir Barry finden werden.

Bevor er geht, flüstert er mir zu: „Außerdem bete ich dafür, dass Big Jim Gottes gerechte Strafe für seine Taten bekommt."

Unser Pastor ist auch ein guter Mann.

***

Die Sonne ist bereits aufgegangen, wird aber noch von den Bäumen verdeckt, als Wade Pinkie lächelnd den Schlüssel für seinen Wagen reicht. Es ist ein ziemlich vertrautes Lächeln. Ich würde gern mit Wade über Pinkie reden, aber wir wollen aufbrechen, bevor der Gottesdienst beginnt. Meine Schwester nimmt den Autoschlüssel von Pinkie entgegen, stellt den Picknickkorb in den Fußraum der Rückbank und setzt sich dann auf den Fahrersitz. Drei von uns vier Frauen können fahren. Nachdem Wade für uns gebetet hat, verabschieden wir uns. Obwohl ich weiß, dass wir Barry heute noch nicht nach Hause bringen werden, bin ich voller Hoffnung. Endlich unternehmen wir etwas, statt nur herumzusitzen und zu grübeln.

Unser erster Halt ist bei Faylene. Sie hat diesen Ausflug am meisten von uns allen verdient. Faylene trägt ein fröhliches gelbes Kleid, das mit Sonnenblumen bedruckt ist. Es passt gut zu ihrer Stimmung. Bessie Mae, die nicht mitkommen wollte und stattdessen ihre Tochter besuchen wird, hilft uns, Mama Faylene auf den Rücksitz zu hieven und den Rollstuhl im Kofferraum festzuschnallen. Der „Kofferraum" ist eigentlich nur eine Holzkiste, die Wade gebaut und am Heck seines Autos befestigt hat, um Gepäck zu transportieren. Der Rollstuhl passt ziemlich genau hinein, nur die obere Hälfte ragt über die Wände der Kiste hinaus.

Faylenes Augen funkeln voller Vorfreude auf das Abenteuer. „Wenn der Rollstuhl nicht hineinpasst, Maggie, können wir immer noch ein

Abschleppseil holen und mich hinterm Auto herziehen. Das wäre ein Spaß!"

Ich halte inne, um Faylene entgeistert anzustarren. Das kann nicht ihr Ernst sein, oder? Offenbar hat man mir mein Entsetzen angesehen, denn Faylene lacht laut auf. „Ja, klar", erwidere ich grinsend.

Wenig später klettere ich zu Faylene auf den Rücksitz. Pinkie sitzt in unserer Mitte und Sadie auf dem Beifahrersitz. Ein paar Leute winken uns zu, als wir aus der Stadt hinausfahren. Glücklicherweise folgt uns niemand, sodass wir am Highway nicht nach Allenhurst abbiegen müssen, sondern direkt in Richtung Everett fahren können.

Während ich die vorbeiziehende Landschaft betrachte, bitte ich Gott, Barry zu bewahren.

„Maggie?" Pinkie stupst mich an. „Als du Duchess geholfen hast, das Auto zu beladen, hat Wade mir den Schlüssel gegeben und mich gefragt, ob ich nächste Woche mit ihm ins Kino gehen möchte."

„Nur du und er? Also ein richtiges Date? Wie findest … ?" Blöde Frage. An ihren strahlenden Augen kann ich sehen, dass sie begeistert ist. Ich tätschele ihr die Hand. „Das freut mich sehr für dich, Süße. Er ist ein guter Mann."

Im Gegensatz zu Pinkies Vater. Ich freue mich für Wade. Er hat sich nie für die Mädchen in Rivers End interessiert. Und dass er jetzt Interesse an Pinkie zeigt, obwohl sie schwanger ist, macht ihn in meinen Augen zu einem Helden. Pinkie sieht das anscheinend genauso.

Nach einer knappen Stunde Fahrt kommen wir in Everett an. Es ist ein kleiner, ländlicher Ort, der überwiegend aus Bauernhöfen und ein paar Wellblechhütten besteht. Das Dorf ist noch kleiner als Rivers End – es gibt nur einen Krämerladen und eine Tankstelle. Sadie liest Wades Wegbeschreibung vor. Wenig später erreichen wir Justines Haus. Die Tür fliegt auf und Justine kommt mit einem Taschentuch winkend herausgerannt. Sie ist spindeldürr und trägt ihr hellbraunes Haar in einem Dutt.

„Ich bin so aufgeregt, dass ich Ihnen dabei helfen darf, Ihren kleinen Jungen wiederzufinden", sagt sie. Ihr ganzer Körper ist in Bewegung, wenn sie spricht.

Wir geben uns die Hand. „Macht es Ihnen wirklich nichts aus, eine Weile auf Ihr Auto zu verzichten? Es könnte ein paar Wochen dauern." Hoffentlich nicht noch länger.

„Ganz und gar nicht. Das ist das Aufregendste, das ich seit Jahren erlebt habe." Justine zeigt auf ein altes weißes Haus im viktorianischen Stil mit verblassten himbeerroten Verzierungen. Einer der Fensterläden ist lose und hängt leicht schief. „Ich helfe meiner Mutter, die Pension zu führen." Justine verdreht die Augen. „Wie Sie sich vorstellen können, ist das nicht besonders spannend."

Dann führt sie uns an einem ehemaligen Kutschenhaus vorbei, wo ein alter motorisierter *Depot Wagon* im Schatten steht. Wirklich eine kluge Wahl, um Pensionsgäste und ihr Gepäck zu transportieren. Mit einer gehobenen Augenbraue frage ich Justine: „Wo haben Sie den denn gekauft?"

„Haben wir nicht. Der Wagen wurde von einem Mann zurückgelassen, den wir für einen Handelsreisenden hielten. Er hat sich als Schwindler entpuppt. Wir haben das Auto als Gegenleistung für die Miete behalten, die er uns geschuldet hat."

„Da drin haben wir mehr als genug Platz. Das Auto ist zwar ungewöhnlich, aber in Brunswick kennt uns außer Sadies Bruder ja niemand. Es wird uns gute Dienste erweisen", sage ich und nehme Justines Hände in meine. „Danke, Justine. Sie helfen mir wirklich dabei, meinen Sohn zurückzubekommen." Bevor ich in Tränen ausbreche, schlucke ich rasch die aufsteigenden Emotionen hinunter.

„Ach was, es ist mir ein Vergnügen. Ich fühle mich wie der Detektiv Ellery Queen – oder zumindest wie sein Assistent. Viel Glück, meine Damen!"

Nachdem wir die Schlüssel ausgetauscht, Faylene in den Wagen gehoben und ihren Rollstuhl verstaut haben, brechen wir auf.

Diesmal sitzt Sadie am Steuer. „Nach der Hälfte der Strecke halten wir an, um zu essen. Mein Bruder kommt sowieso erst am Nachmittag nach Hause."

Pinkie lehnt sich vor und tippt Sadie auf die Schulter. „Fischt Ihr Bruder eigentlich nur Shrimps?"

Sadie kichert. „Nein. Und man *fischt* Shrimps nicht im eigentlichen Sinn. Man zieht ein großes Netz, das ein bisschen wie eine Steinschleuder aussieht, hinter dem Boot her. Aber außerhalb der Shrimpsaison fängt mein Bruder alles, was er kriegen kann. Weißt du, wie man hier in Georgia Austern erntet?"

„Nein." Pinkie schüttelt den Kopf.

Sadie stellt den Rückspiegel richtig ein. „An der Küste und in der Flussmündung liegen die Austern zweimal am Tag frei, wenn Ebbe ist. R. W. – das ist mein Bruder – fährt bei Flut mit seinem Boot zur Austernbank und wartet dort." Sadie grinst Pinkie an. Es gefällt ihr, diese Geschichte zu erzählen. „Wenn das Wasser zurückgeht, steigt er aus seinem Boot und sammelt die Austern einfach ein. Dann wartet er, bis das Wasser zurückkommt und das Boot anhebt, damit er wieder nach Hause fahren kann."

Faylene verrät uns ihr Lieblingsrezept für Austernsuppe, woraufhin eine angeregte Diskussion entsteht, wie man Austern am besten aus der Schale löst. Bald sind wir alle hungrig und Sadie parkt das Auto am Straßenrand, damit wir essen können. Wir setzen uns auf eine schöne ebene Wiese. In der Nähe gibt es eine Baumgruppe, hinter der wir unsere Notdurft verrichten können. Da Bessie Mae nicht dabei ist, helfe ich Faylene. Sadie und Duchess packen derweil ein leichtes Picknick aus Käse, Brot und Obst aus.

„Wie ich meinen Bruder kenne", sagt Sadie, „wird er ein Festmahl für uns zubereiten."

Wenig später sind wir wieder unterwegs. Dieser Ausflug tut mir gut. Endlich kann ich etwas tun, statt nur zu warten. Das facht meinen Glauben und meine Zuversicht an. Gott weiß, dass ich eine Macherin bin. Eigentlich müsste ich lernen, geduldig zu sein und zu vertrauen, aber das fällt mir wahnsinnig schwer.

Eine Dreiviertelstunde später erreichen wir Brunswick. Sadie steuert das Auto so sicher durch den Straßenverkehr, als würde sie hier leben. Bald sind wir in Wassernähe, was nicht schwierig ist, da Brunswick an einer Flussmündung ins Meer liegt. Es ist von allen Seiten mit Wasser umgeben. Sadie fährt erst auf die *P Street* und dann auf die *Reynolds Street*. Schlussendlich biegt sie auf die dritte Auffahrt ab, wo ein kleines Häuschen zwischen ein paar Bäumen steht.

Als Sadie hupt, wird die Haustür geöffnet und ein Mann kommt herausgerannt. Er sieht Sadie so ähnlich, dass ich ihn sofort als ihren Bruder erkenne. Sie umarmen sich lange und innig. Dann führt Sadie ihn zu uns herüber.

R. W. verbeugt sich elegant. „Sadie hat mir viel von Ihnen erzählt, Maggie. Danke, dass Sie Ihre Freundin und Ihre Heldin sind."

Was hat sie ihm denn bloß alles erzählt? „Aber nein, Sadie ist *mein* großes Vorbild." R. W. ist mir sofort sympathisch.

„Na, nun lasst uns nicht quasselnd hier draußen rumstehen. Kommen Sie rein. Ich habe Pastete mit Austern und Speck vorbereitet." Mit diesen Worten verschwindet R. W. in dem kleinen Haus.

„Mein Bruder ist eine seltsame Mischung aus Yamasee und Redneck." *Das ist er wirklich.* Sadie lacht, während sie uns ins Haus führt.

Trotz der großen Fenster kommt durch die Bäume nur wenig Sonnenlicht ins Haus. Bei den heißen, schwülen Sommern hier in Georgia ist das vermutlich von Vorteil. Aufgrund der allgegenwärtigen Feuchtigkeit des Ozeans löst sich die meergrüne Tapete an den Rändern etwas von der Wand ab. Die Möbel sehen alt, aber gemütlich aus. An den Wänden hängen ein paar Bilder. Eins davon zeigt Sadie und R. W. als Jugendliche. Ich gehe näher heran und betrachte es, um ein besseres Gefühl für die Familie meiner Freundin zu bekommen.

„Ist dein Bruder verheiratet?", flüstere ich Sadie zu.

Sie nickt mit einem zärtlichen Lächeln.

„Doreen arbeitet im Lebensmittelladen in der Stadt."

R. W. ruft aus der Küche: „Sie versorgt mich ausreichend mit Fleisch und Konserven."

Überrascht schaue ich zu Sadie, die in das Lachen ihres Bruders einstimmt. „Er hat ein erstaunliches Gehör und ist ein unverbesserlicher Witzbold. Doreen wird jeden Augenblick zum Essen nach Hause kommen." Als wäre Sadies Bemerkung ihr Stichwort gewesen, kommt sie in diesem Moment herein. Sie ist klein und pummelig und hat ein heiteres, vergnügtes Gesicht. So würde ich mir die indianische Mrs Santa Claus vorstellen.

Die warme Austern-Pastete schmeckt vorzüglich und Doreens Brötchen sind die fluffigsten, die ich je gegessen habe. Aber trotz allem bin ich recht melancholisch und mir ist momentan nicht danach, mich an den Gesprächen zu beteiligen.

Als Sadie mich mustert, zucke ich kaum merklich mit den Schultern. Als wir fertig mit essen sind, nickt sie mir zu und steht vom Tisch auf. „So gern wir auch bleiben würden, wir müssen jetzt leider los. Schließlich müssen wir einen Schurken fassen und Maggies kleinen Jungen nach Hause holen."

***

Es ist bereits dunkel, als wir wieder in Rivers End ankommen. Sadie fährt das Auto hinter den Bahnhof, wo man es von der Stadt aus nicht sehen kann. Da wir nicht wollen, dass irgendjemand den Wagen zu Gesicht bekommt, wird Sadie ihn später über einen versteckten Pfad in den Wald fahren. Solang es nicht regnet, sollte es kein Problem sein, das Auto bei Bedarf aus seinem Versteck zu holen. Duchess und ich schieben Faylene im Rollstuhl nach Hause, während Pinkie bereits zu Bett geht. Sie ist ziemlich erschöpft.

„Ist es nicht etwas spät für einen Spaziergang, Maggie?", ertönt plötzlich Jubals Stimme hinter uns.

Erschrocken bleibe ich stehen und blicke über die Schulter. „Gibt es ein Problem, Sheriff?“

Er mustert mich mit verschränkten Armen. „Ja, gibt es. Wo ist Barry? Ich habe gehört, dass er seit über einer Woche nicht mehr in der Schule war.“

Panik macht sich in mir breit.

Duchess starrt mich an und Faylene verrenkt sich fast den Nacken, um über die Schulter blicken zu können.

„Also? Wo ist er, Maggie?“

Ich öffne den Mund, aber es kommt kein Ton heraus. Da wendet Faylene ihren Rollstuhl und erklärt: „Jubal, ich kann Ihnen nicht sagen, *wo* Barry ist, aber ich kann Ihnen sagen, *warum* er nicht hier ist. Mein Ehemann hat ihn entführt.“

Mama Faylene spricht das Wort *Ehemann* in einem so abfälligen Ton aus, dass Big Jim erschaudern würde.

„Wie bitte?“ Jubals Frage schallt wie eine Explosion durch die Dunkelheit. „Was genau werfen Sie Big Jim da vor? Und warum habe ich das nicht schon früher erfahren?“

In diesem Moment erwache ich aus meiner Angststarre. „Das kann ich Ihnen sagen, Sheriff. Wegen dem Netzwerk der *Good Old Boys*. Sie hätten mir nicht geglaubt.“

Jubal schiebt seinen Hut zurück, um sich an der Stirn zu kratzen. „Es wäre mir vielleicht schwergefallen, es zu glauben. Aber was Miss Faylene sagt, kann ich nicht einfach ignorieren.“

Gott sei Dank für meine Schwiegermutter.

Der Sheriff nimmt die Griffe ihres Rollstuhls und beginnt, Faylene in Richtung Haus zu schieben. Dann bleibt er stehen und wendet sich zu Duchess und mir um. „Kommen Sie? Miss Faylene sollte nicht so lange in der kalten Nachtluft sitzen. Vielleicht hat Bessie Mae noch etwas Kuchen für uns übrig. Und Kaffee. Ich habe das Gefühl, dass es sich hier um eine längere Geschichte handelt!“

25

Wenig später sitzen wir an Mama Faylenes Esstisch versammelt. Der Kaffee ist frisch aufgebrüht und auch der Apfelkuchen ist noch warm. Jubal schiebt sich einen riesigen Bissen in den Mund und genießt ihn mit geschlossenen Augen. Ich schaue zwinkernd zu Duchess hinüber.

„Bessie Mae, Sie backen immer noch den besten Kuchen in ganz Rivers End." Der Sheriff schluckt den Bissen hinunter und öffnet wieder die Augen. „In Ordnung. Schießen Sie los."

Wir beginnen alle gleichzeitig zu reden. Jubal hebt abwehrend die Hand und schaut dann mich an. „Sie zuerst."

„Big Jim bedroht mich schon seit Langem. Ich weiß nicht, warum. Pinkie denkt, dass er den Laden zurückhaben will. Des Geldes wegen. Die Frage ist, wofür er das Geld braucht."

Jubal wendet sich an Faylene: „Haben Sie Geldprobleme?"

Sie schüttelt den Kopf. „Nein. Maggie versorgt uns mit Lebensmitteln und bezahlt meine Medizin."

„Was ist mit den anderen Rechnungen? Der Hypothek? Bessie Mae?"

„Ich habe keine Hypothek. James hat die Leute zwar glauben lassen, dass wir das Haus gekauft haben, aber eigentlich war es ein Hochzeitsgeschenk meines Vaters. Es gibt also keine Hypothek. Und Maggie zahlt Bessie Maes Gehalt."

Zum ersten Mal, seit ich ihn kenne, wirkt der Sheriff überrascht. Big Jim hat wirklich alle glauben lassen, er habe das Haus gekauft.

Jubal runzelt die Stirn. „Na gut. Dann kommen wir jetzt zu Barry. Was ist passiert, Maggie?"

Ich erzähle ihm, wie Big Jim und diese Miss Ferguson – falls sie wirklich so heißt – Barry geschnappt haben. Duchess schaltet sich ein, um von Mrs Draves bei der Kinderschutzbehörde in Atlanta zu berichten.

Der Sheriff holt ein kleines Notizbuch aus der Tasche und notiert sich den Namen mit einem Bleistiftstummel. „Und sie konnte Barry in keinem der Kinderheime finden? Haben alle diese Häuser Telefone?"

„Ja", erwidert Duchess. „Mrs Draves hat uns erzählt, dass die Behörde bei der Einrichtung der Heime überall Telefone installiert hat."

„Hm. Ferguson ist also keine Angestellte der Kinderschutzbehörde. Was ist mit den Heimen? Könnte sie in einem der Heime arbeiten, ohne dass die Zentrale etwas davon weiß?"

Duchess schüttelt den Kopf. „Das bezweifle ich, Sheriff. Alle Angestellten arbeiten für den Staat und werden vom Staat bezahlt. Außerdem hat Mrs Draves gesagt, dass auch in den Heimen niemand etwas von einer Miss Ferguson wusste."

„Hat irgendjemand Big Jim gesehen, seit er Barry mitgenommen hat?"

Gott sei Dank scheint Jubal uns zu glauben. „Pinkie hat ihn am nächsten Tag gesehen, als er sich an Treys Tankstelle mit Cal unterhalten hat. Big Jim hat damit angegeben, dass das Auto, das gerade getankt wurde, ihm gehört. Aber er ist nicht in die Stadt gekommen."

„Ist er nach Hause gekommen, Miss Faylene?"

„Ich habe ihn schon seit Weihnachten nicht mehr gesehen."

Das überrascht Jubal. Mit zusammengekniffenen Augen fragt er: „Wollen Sie mir erzählen, dass Ihr Mann seit fast einem Monat nicht mehr hier gewesen ist?"

Faylene legt ihre Gabel auf den Teller und sieht Jubal direkt in die Augen. „Ja, so ist es. Ich habe schon Anfang Dezember bemerkt, dass Big Jim etwas im Schilde führt", sagt sie und legt ihre Hand auf meine. „Ich wünschte, ich hätte gewusst, wie niederträchtig er geworden ist." An Jubal gewandt fährt sie fort: „Anscheinend hatte er das Ganze lange geplant. Er hat nämlich die Kleider gestohlen, die ich für Barrys Geburtstag beiseitegelegt hatte."

„Wann war das?", fragt Jubal mit gezücktem Bleistift.

„Ich glaube, das war am dritten Dezember. Ja, genau. Bessie Mae und ich waren gerade dabei, die Weihnachtsdekorationen durchzusehen."

Bessie Mae kommt mit der Kaffeekanne herein und füllt unsere Tassen auf. Nachdem Jubal Sahne und Zucker in seinen Kaffee gegeben hat, rührt er ihn langsam um. Dann nimmt er einen Schluck und lehnt sich zurück. „Ich weiß, dass es einen engen Zusammenhalt zwischen den Männern in dieser Stadt gibt. Nach dem Bürgerkrieg mussten wir uns gegen die Nordstaatler zusammentun, die in Scharen hierherkamen. Diese Taugenichtse wollten alles stehlen, was wir Südstaatler noch hatten. Essen. Geld. Land. Es gab kein Gesetz außer dem, was diese Schurken beschlossen hatten. Mein Vater hat mir erzählt, dass er und die anderen damals nur überleben konnten, indem sie zusammenrückten und Geheimnisse bewahrten."

Nach diesen Worten holt der Sheriff tief Luft und atmet langsam wieder aus. „Damit will ich nicht sagen, dass es richtig oder falsch ist. Es ist einfach so. Aber ich kann Ihnen sagen, dass die *Good Old Boys* ein Verhalten wie das von Big Jim keinesfalls gutheißen würden."

Jubal steht vom Tisch auf. „Ich werde die Polizei in Jesup, Baxley, Uvalda und ein paar anderen Städten anrufen. Ich nehme nicht an, dass Pinkie sich das Nummernschild gemerkt hat, oder?"

„Nein, ich fürchte nicht. Sie hat vermutlich nicht dran gedacht. Außerdem hat sie sich versteckt. Big Jim und Cal mögen Pinkie nicht, deshalb hat sie etwas Angst vor ihnen." Ich schiebe meinen Stuhl zurück und stehe auf, um Jubal zur Tür zu begleiten. Kurzerhand beschließe ich, ihm von unserer Suche zu erzählen. „Meine Schwester und Pinkie haben Big Jim in Baxley gesehen, als sie bei Pinkies Arzt waren. Wir haben vor, dorthin zu fahren, um nach ihm Ausschau zu halten."

Jubal verzieht den Mund und denkt eine Weile schweigend nach. Schlussendlich nickt er. „Aber seien Sie vorsichtig und lassen Sie es mich sofort wissen, wenn Sie ihn finden. Eine Entführung ist eine ernst zu nehmende Straftat, auch wenn der Täter ein Angehöriger ist."

Ich lege ihm eine Hand auf den Arm. „Danke, Jubal. Es bedeutet mir unheimlich viel, dass Sie uns glauben."

Er lächelt schief. „Sie sind eine gute Frau, Maggie. Etwas unkonventionell, aber trotzdem eine gute Frau." Jubal öffnet die Tür und verabschiedet sich.

Als ich ins Esszimmer zurückgehe, erblicke ich Bessie Mae an der Küchentür. Tränen laufen ihr über die Wangen. Sind das Tränen der Erleichterung? Sie hat uns zugehört. Ich bleibe stehen und umarme sie.

„Ich weiß, dass Sie sich auch um Barry sorgen, Bessie Mae. Und ich liebe Sie dafür. Sie gehören zu unserer Familie. Kommen Sie doch mit und setzen Sie sich zu uns."

Bessie Mae nickt und folgt mir, während sie sich die Augen mit ihrer Weihnachtsschürze trocknet. Wir essen unseren Kuchen weiter und unterhalten uns dabei über den plötzlichen Wandel des Sheriffs.

„Jetzt verstehe ich, wie das Netzwerk der *Good Old Boys* entstanden ist", sagt Duchess. „Aber ich bin froh, dass Jubal die Fehlbarkeit darin gesehen hat. Ich hoffe, dass er in Zukunft allgemein etwas aufgeschlossener sein wird."

Mit einem ironischen Lächeln schüttelt Faylene den Kopf. „Ich würde nicht drauf wetten."

***

Als die Sonne aufgeht, sitze ich bereits bei meinem zweiten Kaffee in der Küche. Ein furchtbarer Albtraum hat mich heute früher als gewöhnlich geweckt. Als ich gestern schlafen ging, war ich noch voller Hoffnung, dass es nur noch eine Frage der Zeit wäre, bis wir Barry

finden würden. Aber in meinem Traum haben wir nur Big Jim angetroffen. Mein Junge und diese Frau waren verschwunden. Nachdem der Sheriff Big Jim festgenommen hatte, gestand mein Schwiegervater im Verhör, dass er die Frau gar nicht kannte. Dann sagte er, dass sie möglicherweise zu einem Ring gehöre, der Kinder stehle, um sie in anderen Ländern zu verkaufen. Was, wenn Barry in einem anderen Land ist? Oder schlimmer noch … was, wenn … ?
Als ich aus diesem Albtraum aufgewacht bin, habe ich panisch nach Luft gerungen.

Jetzt schwindet meine Hoffnung dahin. Es fällt mir schwer, an meinem Glauben festzuhalten. Ich weiß ja, dass Gott mir keine Antworten schuldet. Vielleicht werde ich die Gründe für das alles nie erfahren. Aber … Was, wenn ich Barry nie finden werde?

Ein Vers aus Hiob kommt mir in den Sinn. „Der Herr hat's gegeben, der Herr hat's genommen; der Name des HERRN sei gelobt!" Aber kann ich Gott wirklich von Herzen loben? Es geht nicht um mich, sondern um Barry. Wie bekümmert und verängstigt muss er mittlerweile sein!

Ein leises Klopfen an der Hintertür reißt mich aus meinen Gedanken.

Es ist Sadie. Sie öffnet die Tür und tritt ein. „Ich hab dein Licht von der anderen Seite des Hofs aus gesehen und mir gedacht, dass du mich vielleicht brauchst."

Ich seufze und schaue sie fragend an: „Sadie, wie schaffst du es nur, an deinem Glauben festzuhalten? Ich bin wütend auf Gott, weil er das alles zugelassen hat. Mein armer Barry! Es bricht mir das Herz und ich habe jegliche Willenskraft verloren. Ich kann kaum noch atmen. Alles, was ich höre oder sehe, ist mein kleiner Junge, der nach mir ruft. Er ist bestimmt verängstigt und ganz allein." Ich erzähle Sadie von meinem Traum.

„Maggie." Sadie steht auf und geht zum Herd, um den Kaffee zu holen. „Als Sam Hardee mich aufgenommen hat, bin ich davor jahrelang auf mich allein gestellt gewesen – ein kleines Mädchen, das den Abfall nach Essen und Kleidung durchstöbert, sich nachts irgendwo verkrochen und gegen Männer angekämpft hat, die versucht haben, sich an ihm zu vergreifen. Jahre später habe ich daran zurückgedacht, wie Gott mich damals beschützt hat, obwohl ich ihn noch gar nicht kannte. Da habe ich erst erkannt, wie sehr Gott uns liebt und wie er auf mich aufgepasst hat."

Sadie schenkt uns Kaffee ein, stellt die Kanne ab und nimmt dann meine Hand. „Gott passt auch auf Barry auf. Dein Sohn hat einen sehr starken Glauben für sein Alter. Du hast ihm so viel beigebracht. Jetzt nimm dir Barry zum Vorbild und glaube, Maggie!"

Ein Hoffnungsschimmer glimmt wieder in mir auf und ein kleines Lächeln umspielt meinen Mund. Meine Freundin hat recht. Die liebe, hübsche Sadie mit ihrer faltigen Haut und ihren weisen Ratschlägen. Ich bin Gott so dankbar für sie.

„Du bist eine gute Freundin, Sadie. Du hast recht", sage ich. Dann trinke ich meine Tasse aus, stehe auf und hole eine gusseiserne Pfanne aus dem Schrank. „Ich habe mich von einem Albtraum überwältigen lassen. Aber jetzt werde ich auf Gott vertrauen." Entschlossen öffne ich den Kühlschrank und hole eine Schüssel mit Eiern heraus. „Eins oder zwei?"

„Zwei, bitte. Übrigens denke ich darüber nach, heute nach Allenhurst zu fahren. Ich hab da eine Theorie. Wenn Big Jim in einer anderen Stadt lebt, was er mit Sicherheit tut, versucht er wahrscheinlich, wie ein guter aufrechter Bürger zu wirken. Einer, der jeden Sonntag in die Kirche geht. Deshalb werde ich bei meinem Neffen anfangen. Ich werde ihm unsre Geschichte erzählen und ihn nach Big Jim Ausschau halten lassen. Faylene hat mir ein Foto geliehen, das ich meinem Neffen geben kann. Und so werden wir es in allen umliegenden Städten machen, bis wir den Kerl gefunden haben."

Ich schneide eine dicke Scheibe Schinken ab und lege sie in die Pfanne. Es brutzelt und duftet köstlich. „Das ist eine sehr gute Idee."

Da heute Freitag ist, könnte sich Sadies Neffe schon übermorgen in der Kirche umhören. „Du kannst den Wagen deines Bruders nehmen. Wir haben geplant, dass Duchess morgen verkleidet nach Baxley fährt – dahin, wo sie und Pinkie Big Jim zuletzt gesehen haben."

„Wen hab ich gesehen?" Pinkie watschelt verschlafen in die Küche, gefolgt von Duchess.

„Wir sprechen gerade über Big Jim. Und übers Frühstück. Wie viele Eier?"

„Eins", antwortet Duchess, während sie sich Kaffee einschenkt.

Pinkie rümpft die Nase. „Ich hab Heißhunger auf Pancakes mit Ahornsirup."

Mit einer Serviergabel hole ich den Schinken heraus und lege ihn auf einen Teller, dann schlage ich die Eier in die Pfanne. An unserer werdenden Mutter ist irgendetwas anders. Aber was? Ich mustere sie, während sie am Kühlschrank steht und die Hand auf ihrem Bauch ruhen lässt. Das ist es! Ihr Bauch hat sich gesenkt. O weh! Es scheint nur mir aufzufallen. Aber das überrascht mich nicht. Sadie und Duchess haben nie ein Kind bekommen.

„Wann ist dein nächster Termin beim Frauenarzt, Pinkie?"

„Äh, irgendwann nächste Woche, glaub ich. Warum?"

„Weil es so aussieht, als würdest du das Baby sehr bald bekommen. Es ist in die Geburtsposition gerutscht."

„Oh", sagt Pinkie und wird ein wenig grün. Dann stellt sie den Sirup zurück ins Regal.

„Keine Sorge, Süße. Dein Kind wird nicht heute kommen. Es kann sogar noch ein paar Wochen dauern. Aber das Baby denkt, dass es bereit ist." Ich nehme einen Pfannenwender und hole die perfekt angebratenen Spiegeleier aus der Pfanne. Nachdem ich den Schinken geschnitten habe, verteile ich ihn ebenfalls auf den Tellern. „Lasst uns essen."

Während wir frühstücken und Pinkie an einer Scheibe Toast knabbert, hecken wir einen Plan für unsere Nachforschungen aus. Sadie wird heute nach Allenhurst fahren und Duchess morgen nach Baxley. Sadie hat die einfachere Aufgabe. Sie wird ihren Neffen besuchen, ein Foto dalassen und wieder zurückkommen. Duchess hingegen wird einen Platz finden müssen, an dem sie abwarten und alles beobachten kann … ohne aufzufallen. Vielleicht könnte sie Geldeintreiberin spielen – ein Foto von Big Jim herumzeigen und fragen, ob jemand diesen Mann gesehen hat. Aber dann könnte sie natürlich nicht in Latzhose und Turban gehen – und ich weiß, dass sie das gern möchte.

Nachdenklich lege ich meine Gabel ab und starre auf meinen Teller. Was Barry heute Morgen wohl zum Frühstück isst?

„Guten Morgen, die Damen!"

Wade steht an der Tür. Seine Uniform verleiht ihm ein vertrauenswürdiges Aussehen. Pinkie wird rot, als sie seine Stimme hört.

„Guten Morgen. Kaffee?"

„Sehr gern. Da ist ein Anruf für dich, Maggie. Ein Mr Evans aus Lawrenceville."

Sofort springe ich auf. Ich will Mr Evans nicht warten lassen. Anrufe sind teuer. Hoffentlich hat er seine Meinung über meine Geschichten oder die Kolumne nicht geändert. Ich eile zum Bahnhof hinüber, während Wade eine Tasse Kaffee mit Pinkie genießt.

Nachdem ich die Tür des Bahnhofsbüros geschlossen habe, nehme ich den Hörer in die Hand. „Hallo, Mr Evans?"

„Bitte, nennen Sie mich Simon. Hören Sie gut zu, Maggie. Ich habe Ihre Arbeit einem Freund gezeigt, der Lektor bei *Lippincott* in Philadelphia ist. Er ist von Ihren Ansichten fasziniert und möchte Ihren Roman sehen. Wie weit sind Sie damit?"

Ein großer Verlag wie *Lippincott* hat Interesse an mir? „Ich habe etwa drei Viertel geschrieben."

„Bis wann könnten Sie fertig sein? Und würden Sie mir die Seiten schicken, die Sie bisher haben? Ich werde meine Sekretärin eine Kopie abtippen lassen und sie an Grey schicken."

Wenn ich meinen Sohn wiederhätte, könnte ich mich ganz auf meine Geschichte konzentrieren und hätte sie im Nu fertig. „Mr Evans, wir haben uns schon länger nicht mehr unterhalten. Mein Sohn ist vor Kurzem von seinem Großvater entführt worden und momentan kann ich an nichts anderes denken."

„Was?", ruft Simon mit so lauter Stimme, dass ich den Hörer von meinem Ohr weghalte. „Das ist ja furchtbar! Wann ist das denn passiert?"

Ich erzähle ihm die Einzelheiten.

„Das wusste ich nicht, Maggie. Ihre Kolumnen kamen immer rechtzeitig."

„Die sind ja auch kurz und sachlich, deshalb kann ich sie schreiben. Aber sobald ich mich an meinen Roman setze, kehren meine Gedanken durch die Emotionen der Hauptfigur wieder zu Barry zurück."

„Das kann ich mir vorstellen. Nun, Grey ist wirklich sehr interessiert. Ich werde ihm alles erklären, dann wird er sicherlich warten. Er liebt Ihre Gutenachtgeschichten und denkt sogar darüber nach, sie als Buch zu veröffentlichen. In der Zwischenzeit bete ich dafür, dass Sie Ihren Sohn bald finden."

Seine Worte sind Balsam für meine Seele. „Danke, Simon." Ich lege auf.

Die Traurigkeit schnappt wie ein hungriger Hund nach meinen Fersen, als ich die Straße überquere. Eigentlich müsste ich mich freuen, dass ein so großer Verlag wie *Lippincott* Interesse an meinem Roman hat. Aber alles, wonach sich mein Herz sehnt, ist Barry. Ich würde alles andere aufgeben, um ihn zurückzubekommen. Wenn Big Jim in diesem Moment in Rivers End aufkreuzte, würde ich ihm sagen, dass er gewonnen hat.

Haushaltstipp:

Abfluss verstopft?

Schütten Sie erst ½ Tasse Backnatron und dann 1 Tasse weißen Essig in den Abfluss. Lassen Sie die Mischung ein paar Minuten lang sprudeln, dann gießen Sie einen Liter heißes Wasser nach. Wenden Sie diesen Trick einmal in der Woche an, damit Ihre Abflüsse immer schön frei bleiben.

26

Ich öffne die Vorhänge und spähe zum Fenster hinaus. Ein leichter Nieselregen tröpfelt gegen die Scheibe. Umso besser für meine Schwester – dann kann sie sich unter einem Regenschirm verstecken. Heute Morgen riecht es nicht nach Kaffee. Wie spät mag es wohl sein? Ich hole meine Armbanduhr von der Kommode. O weh, schon nach sieben! Ich habe verschlafen.

Schnell spritze ich mir etwas Wasser aus der Waschschüssel ins Gesicht, trockne mich ab, schnappe mir ein Arbeitskleid aus dem Schrank und schlüpfe hinein. Zum ersten Mal seit zwei Wochen wage ich, wieder zu hoffen. Vielleicht werden wir Barry heute finden. Bitte, Herr!

Wenig später eile ich ins Zimmer von Duchess und Pinkie, um sie zu wecken. Wir müssen einen Zahn zulegen, sonst schaffen wir es nicht, den Laden rechtzeitig zu öffnen. Doch die Betten sind leer und ordentlich gemacht. Wo sind die beiden bloß? Ich renne in die Küche hinunter.

Als ich eintrete, blickt Duchess auf. „Guten Morgen. Ich hoffe, wir haben dich nicht geweckt." Sie trägt die Latzhose, die ich ihr gekauft habe.

„Nein, aber ihr hättet mich wecken sollen. Wir sind spät dran."

„Sadie hat gesagt, dass sie den Laden aufschließt und sich um die frühen Kunden kümmert. Niemand wagt es, ihr Schwierigkeiten zu machen."

Ich muss lachen. Duchess hat recht. Sadie könnte jederzeit eine wütende Meute bändigen. Ein strenger Blick von ihr würde genügen, damit alle sich wie Schulkinder in einer Reihe aufstellen und geduldig warten.

Duchess reicht Pinkie die Kaffeekanne. „Kochst du bitte den Kaffee, damit Maggie mir mit dem Turban helfen kann?" Sie wirft mir die gefaltete Stoffbahn zu.

„Haben wir nicht einen fertigen Turban gekauft?", frage ich, während ich das Tuch auseinanderfalte. Wo ist hier der Anfang? Die lange Stoffbahn bildet einen Haufen zu meinen Füßen.

„Ähm … Ja, eigentlich schon."

„Und wo ist der? Ich habe noch nie einen Turban selbst gebunden." Frustriert knülle ich den Stoff zusammen und werfe ihn auf den Tisch.

„Na ja … Das ist er."

„Wie bitte?"

„Ich … ich habe ihn … aufgemacht. Um zu sehen, wie er gebunden ist. Aber dann habe ich ihn nicht mehr zusammenbekommen. Tut mir leid, Maggie."

Oh, um Himmels willen! Meine Schwester hat schon einige dumme Sachen angestellt, aber das ist nun wirklich die Krönung. Als ich mir vorstelle, wie sie den Turban auseinanderwickelt und dann voller Entsetzen feststellt, dass sich die kleine Kopfbedeckung in eine ziemlich lange Stoffbahn verwandelt, steigt ein Kichern in mir auf.

Duchess starrt mich an. Dann grinst sie vorsichtig. Ich deute ihr, sich zu setzen. Während ich versuche, mich zu sammeln, nehme ich ein Ende des langen blauen Tuchs in die Hand.

„Ich hab das noch nie gemacht, aber … ach, Pinkie, würdest du mir bitte mal die neue *Woman's Way* holen? Da ist ein Artikel drin, in dem erklärt wird, wie man einen Turban bindet." Pinkie nickt und watschelt zur Tür hinaus. Sie hat in letzter Zeit viel gesessen, etwas Bewegung tut ihr sicherlich gut.

„Ich hab neulich noch gedacht, dass wir lernen sollten, wie man so etwas bindet. Es ist günstiger, eine Stoffbahn zu kaufen als einen fertigen Turban", sage ich, während ich ein Ende des Tuchs an Duchess' Haaransatz halte.

Als sie mich über die Schulter ansieht, verrutscht der Stoff.

„Halt still, Duchess! Ich versuche, anzufangen. Soweit ich weiß, muss man ein Ende an der Stirn anlegen. Oder war es am Hinterkopf?“ Ich halte das Ende auf der anderen Seite an. „Scheibenkleister. Ich warte besser, bis Pinkie mit der Zeitschrift zurückkommt“, sage ich und lasse den Stoff auf Duchess’ Schoß fallen. „Möchtest du auch Kaffee?“

Fünf Minuten später liegt das Magazin aufgeschlagen vor uns. Pinkie liest vor, während ich die Anweisungen ausführe.

„Nein, Maggie, du musst andersrum wickeln. Entgegen dem Uhrzeigersinn.“

„Aber warum? Das müsste doch egal sein.“ Trotzdem wickele ich das letzte Stück wieder auf und drehe es um. „So, lass mal sehen“, sage ich und betrachte mein Werk von vorne. Der Turban sitzt krumm und schief. Duchess’ rechtes Auge ist verdeckt und der Stoff droht ihr jeden Moment vom Kopf zu rutschen. Pinkie prustet los, während Duchess die Augen verdreht – zumindest das Auge, das ich sehen kann. Jetzt muss ich auch kichern. Es fühlt sich gut an, zu lachen. Ich hatte kaum Grund dazu, seit Barry … Urplötzlich zieht sich mein Herz zusammen und mein Lachen geht über in ein Schluchzen. Duchess und Pinkie verschwimmen vor meinen Augen.

Werde ich meinen Jungen je wiedersehen?

Kraftlos lasse ich mich auf einen Stuhl fallen und schlage die Hände vors Gesicht. Sofort werde ich von meinen Freundinnen in die Arme geschlossen. Tröstend flüstert Duchess mir ins Ohr: „Ist ja gut, Maggie. Nicht weinen. Wir werden Barry finden. Das verspreche ich dir! Und ich habe noch nie ein Versprechen an dich gebrochen, oder?“

„N-nein.“ Stockend hole ich Luft. „Aber wie kannst du mir das versprechen?“ Ich lasse die Hände sinken und nehme das Taschentuch an, das Pinkie mir reicht.

Duchess nimmt mein Gesicht in beide Hände und schaut mir in die Augen. „Weil ich es vorletzte Nacht im Traum gesehen habe.“

Meine Tränen versiegen. So verrückt es klingt – manche Träume meiner Schwester sind Visionen von Gott. „Warum hast du mir das nicht erzählt?"

„Weil ich nicht weiß, wann es passieren wird, aber" – sie tritt zurück und stemmt die Arme in die Hüften – „ich weiß, *dass* es passieren wird."

Herr, ich brauche ihren Glauben! Während ich mir die Augen trockne, schicke ich ein Gebet zum Himmel. Hoffentlich erhalte ich diesmal eine Antwort. Dann straffe ich die Schultern und nehme die Zeitschrift in die Hand. „Wie wäre es, wenn ich vorlese und Pinkie dir den Turban bindet?"

Unsere werdende Mama nimmt das Tuch an sich. Diesmal klappt es viel besser. Bald sieht Duchess wie das Foto in der Zeitschrift aus – bereit, nach Baxley zu fahren. Nachdem ich ihr ein Sandwich zum Mittagessen eingepackt habe, zieht sie los, um das geliehene Auto aus seinem Versteck im Wald zu holen. Wade hilft ihr dabei.

„So, Miss Pinkie, jetzt bist du an der Reihe. Wir werden deine Haare waschen und dir für dein Date heute Abend Locken machen."

Ich stelle einen kleinen Bottich auf den Tisch und fülle ihn mit warmem Wasser aus dem Wasserschiff. Nachdem ich Pinkie ein Handtuch um die Schultern gelegt habe, beugt sie sich über den Bottich. Mit einem Krug nehme ich etwas Wasser aus der Schüssel und gieße es über Pinkies Kopf. Dann gebe ich etwas von dem Kokosöl-Shampoo, dessen Duft ich so mag, auf meine Hand und massiere es in ihre Haare ein.

„Aah, das fühlt sich so gut an, Maggie."

„Wir sollten uns öfter gegenseitig die Haare waschen." Ich spüle das Shampoo aus und seife Pinkies Haare noch einmal ein. Schlussendlich gieße ich ihr einen Krug mit warmem Wasser über, um alles Shampoo auszuwaschen. Dann wickele ich ihr ein Handtuch um den Kopf.

Als Pinkie sich gesetzt hat, rubbele ich ihre Haare rasch mit einem Handtuch durch. „So, jetzt werde ich etwas ausprobieren, das ich von einer Leserin meiner Haushaltskolumne weiß. Sie hat *mir* einen Tipp geschickt", erkläre ich, während ich das Backfett von *Crisco* öffne und mit dem Finger ein kleines bisschen herausnehme. Dann verteile ich es in den Handflächen und massiere das Pflanzenfett in Pinkies Haare ein. „Wenn ich zu viel nehme, müssen wir deine Haare noch mal waschen. Aber wenn es funktioniert, werden sie ganz leicht kämmbar sein", erkläre ich und schnappe mir den Kamm.

„Ich bin aufgeregt wegen heute Abend. Ich hatte noch nie ein echtes Date."

„Noch nie?", frage ich, während ich beginne, Pinkie zu kämmen. Anscheinend habe ich die richtige Menge *Crisco* genommen, denn der Kamm gleitet mühelos durch ihre Haare und entwirrt sie. Während Pinkie plaudert und ich sie weiter kämme, wandern meine Gedanken zu Duchess. Hoffentlich findet sie Big Jim. Sie hat etwas Kleingeld mitgenommen, damit sie den Sheriff anrufen kann, falls sie meinen Schwiegervater entdeckt.

Pinkie beobachtet mich durch den Handspiegel. „Wow, das funktioniert echt gut mit dem *Crisco*!" Sie legt den Spiegel zurück auf ihren Schoß. „Wade hat gesagt, dass wir nach Uvalda ins Kino gehen. In den Film *Der Mann aus Virginia* mit Gary Cooper." Seufzend fügt sie hinzu: „Er ist so attraktiv."

Ich kann nicht anders, als sie zu necken. „Wer? Gary Cooper oder Wade?"

Pinkie wird rot. „Na, Gary Cooper. Aber Wade sieht auch gut aus, oder? Ich hab ehrlich gesagt noch nicht drüber nachgedacht. Was mir an Wade gefällt, ist seine freundliche Art."

Wade ist einer der wenigen heiratswürdigen Junggesellen in der Stadt. Nach dem Tod seiner Frau standen die Frauen der Umgebung vor seiner Tür Schlange. Aber Pinkie hat recht, Wade hat nicht die Attraktivität eines Filmstars. Trotzdem sieht er gut aus.

„Aber gutes Aussehen vergeht, ein freundlicher Charakter stattdessen wird mit der Zeit immer besser."

Das ist ziemlich tiefgründig. „Wo hast du das denn aufgeschnappt?"

„Nirgends, ist mir nur aufgefallen. Mein Grandpa war kein gut aussehender Mann, aber er war sehr nett. Ich habe mal eine Fotografie – beziehungsweise eine Daguerreotypie – von ihm als jungem Mann gesehen." Pinkie unterdrückt ein Kichern. „Auch damals hat er schon nicht gut ausgesehen. Mein Daddy kommt also nicht nach ihm, sondern nach seiner Mutter – er war ein richtiger Hingucker, als er jung war. Aber er ist nicht freundlich. Also finde ich freundlich wichtiger als gut aussehend."

Als ich Pinkies Haare durchgekämmt habe, deute ich ihr, sich auf den Stuhl am Herd zu setzen. Dann öffne ich die Feuerkammer und lege Holz nach, damit Pinkies Haar noch ein wenig trocknen kann, bevor ich es eindrehe. Das sollte nur wenige Minuten dauern. Währenddessen schenke ich uns noch eine Tasse Kaffee ein. Nachdem wir ihn getrunken haben, ist Pinkies Haar bereit.

Pinkie reicht mir einen der Stoffstreifen. Ich würde uns gern ein paar dieser neuen Lockenwickler aus Metall oder Leder kaufen, aber die können wir uns leider nicht leisten. Vorerst müssen wir also mit den Stofffetzen vorliebnehmen. Ich wickele eine dicke weiße Strähne um den Stoffstreifen und binde dann die Enden zusammen.

Während Pinkie mir den nächsten Lockenwickler reicht, fragt sie: „Denkst du, dass Duchess Big Jim heute finden wird?"

Nachdem ich eine weitere Strähne aufgerollt habe, nehme ich den nächsten Stoffstreifen entgegen. „Ich bete dafür. Es kann für mich gar nicht schnell genug gehen." Als ich fertig bin, strecke ich die Hand nach dem nächsten Lockenwickler-Ersatz aus. Ein paar Minuten später ist Pinkies Haar fertig eingedreht.

„Danke, Maggie. Ich geh mich jetzt anziehen."

„Komm danach aber direkt wieder nach unten und setz dich ans Feuer, bis dein Haar trocken ist. Du willst dich ja nicht erkälten. Ich gehe in der Zwischenzeit Sadie helfen."

Im Laden ist inzwischen etwas mehr los, aber Sadie hat alles im

Griff. Es scheint ihr Spaß zu machen – jedenfalls scheucht sie mich mit einer Handbewegung fort. Dann werde ich die Zeit eben nutzen, um an meinem Roman weiterzuschreiben, damit ich ihn bald an Mr Edwards vom *Lippincott*-Verlag schicken kann.

Ich gehe ins Büro und hole mein Manuskript hervor. Während ich das letzte Kapitel noch einmal durchlese, tauche ich sogleich in meine erfundene Welt ein und lasse die Realität hinter mir. Die Worte sprudeln nur so aus mir heraus. Meine Hauptfigur sucht gerade nach den letzten Hinweisen, um das Geheimnis um den cleveren Kunstdieb zu lüften, dem sie auf der Spur ist.

„Maggie!“ Sadies Stimme reißt mich aus meinen Gedanken. Sie winkt mich durchs Fenster zu sich.

Ich springe auf und … – o nein! Ich habe versehentlich mein Tintenfässchen umgestoßen. Die dicke schwarze Flüssigkeit läuft über die Seiten, die ich geschrieben habe, und zerstört dabei die Arbeit des ganzen Vormittags. Eilig schnappe ich mir ein Tuch, um die Tinte aufzusaugen.

„Maggie, komm schnell!“, höre ich erneut Sadies Stimme. „Jemand hat Barry gesehen!“

Augenblicklich lasse ich das Tuch fallen und eile aus dem Büro. Die Seiten kann ich ein anderes Mal neu schreiben. „Wo? Wer? Wann?“

„Ein Anruf am Bahnhof“, sagt Sadie bloß, während sie mich zur Tür schiebt. „Los!“

An der Straße werfe ich einen raschen Blick nach links und rechts. Es gibt zwar nicht viele Autos hier, aber momentan will ich nichts riskieren. Jemand hat meinen Sohn gesehen! Hastig überquere ich die Straße und betrete den Bahnhof. Wade reicht mir das Telefon.

„Hallo?“

„Mrs Parker?“, fragt eine junge Männerstimme.

„Ja. Haben Sie meinen Sohn gesehen?“ *Bitte, Gott!*

„Hier ist die Polizei von Reidsville.“

Wie … ? Anscheinend hat Jubal die Nachricht schneller verbreitet, als ich dachte. Reidsville ist eine gute Dreiviertelstunde von Rivers End entfernt.

„Eine Frau hat angerufen und behauptet, Ihren Jungen hier in der Stadt gesehen zu haben. Wir gehen jetzt von Tür zu Tür, um nach ihm zu suchen."

„Wer ist die Frau?"

„Das darf ich Ihnen leider nicht sagen."

„Ach so. In Ordnung. Das tut vermutlich ohnehin nichts zur Sache. Ich mach mich sofort auf den Weg!"

„Gut. Melden Sie sich bei der Polizei, sobald Sie hier sind."

Hastig lege ich auf und renne zum Laden zurück. Hoffentlich schafft unser Lieferwagen die weite Strecke. Was hat Big Jim bloß in Reidsville zu suchen? Es gibt dort nichts, woran er je ein Interesse bekundet hätte. Aber ich werde nicht auf Antworten warten. Wenn ich doch nur Duchess erreichen könnte! Sie ist mit dem besseren Auto unterwegs. Ich eile ins Büro, um den Schlüssel des Lieferwagens zu holen.

„Ich fahre nach Reidsville", rufe ich Sadie zu. „Sag bitte Pinkie Bescheid und bete, dass wir Barry finden."

Sadie scheucht mich zur Tür hinaus. „Mach ich!"

So schnell ich kann, laufe ich zum Truck und steige ein. Der Motor knirscht und stottert ein paarmal. „Spring schon an, du alte Schrottkiste!" Nach einigen Versuchen klappt es endlich.

Um nach Reidsville zu gelangen, muss ich in Richtung Henderson fahren, an Faylenes Haus vorbei. Kurzerhand beschließe ich, anzuhalten und sie zu bitten, für mich zu beten. Ich lasse den Motor laufen und eile ins Haus. Nachdem ich Faylene erzählt habe, was los ist, fahre ich sogleich weiter.

Der alte Lieferwagen kann nicht schneller als 50 km/h fahren, also werde ich mindestens anderthalb Stunden brauchen. Wenn ich doch nur fliegen könnte! *Halte durch, Barry, deine Mama kommt.*

Da es außer Bäumen, Bächen und hin und wieder einem Bauernhof nicht viel zu sehen gibt, ist die Fahrt monoton und zäh. Schade, dass Duchess ausgerechnet heute Detektivin spielen muss. Mit dem geliehenen Wagen wäre ich schneller bei Barry.

So ein Mist! Wenige Meter vor mir führt ein Rancher gerade eine Rinderherde über die Straße. Ich bremse scharf und halte das Auto an. *Beeilt euch doch!* Der Rancher lächelt mich an und zieht den Hut. Gut, wenigstens ist er höflich, aber kann er sich nicht etwas beeilen? Das Ende seiner Herde ist noch nicht einmal in Sicht. Ach doch, da ist es! Ein Hund läuft bellend hinter den Kühen her und zwickt ihnen ab und zu in die Hinterbeine. Gott sei Dank! Der Cowboy gibt seinem Pferd einen Klaps auf die Flanke und winkt mir zu.

Vorsichtig lege ich den Gang ein und … – der Wagen stottert bloß und geht wieder aus. „O nein! Komm schon, du altes Ding, spring an!" Aber der Motor streikt. Verzweifelt drehe ich den Schlüssel noch einmal um und trete aufs Gaspedal. Dieses Knirschen hört sich gar nicht gut an. Warum ausgerechnet jetzt? „Bitte, lass mich jetzt nicht im Stich!"

Verzweifelt öffne ich die Tür und schaue den Pfad entlang, den der Rancher eingeschlagen hat. Inzwischen ist nur noch eine Staubwolke zu sehen. „Hallo? Kann mich jemand hören?"

Stille. Das darf doch nicht wahr sein! Ich drehe mich im Kreis. Tränen steigen mir in die Augen. Jetzt war ich so nah dran, Barry zu finden. Wütend trommele ich mit den Fäusten gegen die Motorhaube.

„Das ist alles deine Schuld!", schreie ich den Truck an. Meine Tränen vermischen sich mit dem Staub in der Luft, sodass sich eine Kruste auf meinem Gesicht bildet. Ich habe keine Ahnung, wo ich bin – irgendwo am Ende der Welt. Mir bleibt nichts anderes übrig, als nach dem Rancher oder einer Farm zu suchen. Resigniert hole ich die Schlüssel und meine Handtasche aus dem Wagen.

Während ich die breite Schneise zwischen den Bäumen entlanglaufe, durch die der Rancher seine Herde getrieben hat, bete ich, dass dieser Pfad zu seinem Haus führt – und dass ich dort Hilfe bekomme. Die Erde ist aufgewühlt und weich von den Hufen der Kühe. Es ist nicht leicht, darauf zu laufen. Meine hochhackigen Schuhe sind eindeutig nicht dafür gemacht.

„Wenn ich gewusst hätte, dass ich durch einen Wald wandern muss, hätte ich Stiefel angezogen." Ich weiß nicht, ob ich mit Gott rede oder mit mir selbst, aber die absolute Stille hier draußen ist mir ein wenig unheimlich. Außerdem erinnert mich mein knurrender Magen daran, dass ich heute Morgen nur einen Kaffee zum Frühstück hatte. „Warum tust du mir das an, Gott? Ich versuche ja, dir zu vertrauen, aber jedes Mal, wenn ich Barry einen Schritt näherkomme, stellst du mir ein neues Hindernis in den Weg. Was habe ich getan, um dich so zu verärgern?", klage ich laut vor mich hin.

Na toll, jetzt teilt sich der Weg auch noch. Ratlos bleibe ich an der Gabelung stehen. „Was nun, Herr? Ich könnte hier wirklich etwas Hilfe gebrauchen."

Links ist die Erde so weich wie auf dem Pfad, den ich bis hierher gegangen bin. Aber rechts … Moment mal! Ich kneife die Augen zusammen und schaue in die Ferne. Tatsächlich, da vorne schwebt eine Staubwolke über dem rechten Pfad. Es kann nicht mehr weit sein. *Danke, Herr!*

Wenn ich renne, müsste ich den Rancher bald eingeholt haben. In diesen Schuhen würde ich mir dabei jedoch die Knöchel verstauchen. Und wenn ich sie ausziehe, ruiniere ich mein letztes Paar Strümpfe. Aber ich muss mich beeilen – Barry wartet auf mich! Also reiße ich mir die Schuhe von den Füßen und renne los.

Kühe sind offenbar keine besonders schnellen Tiere, denn die Staubwolke kommt schon bald immer näher. Wenn ich diese Geschwindigkeit beibehalte, habe ich sie bald eingeholt. Nachdem ich ein paar Minuten so schnell gerannt bin, wie ich kann, ohne mit dem Fuß umzuknicken oder in einen Kuhfladen zu treten, bin ich völlig außer Atem. Ich biege um eine Kurve und bleibe keuchend stehen. Welch wundervoller Anblick! Da steht ein Haus und nur wenige Meter vor mir steigt gerade der Rancher von seinem Pferd.

„Sir, bitte helfen Sie mir!"

Der Mann dreht sich um. „Ma'am?", fragt er, während er sich verwirrt umschaut. „Habe ich Sie nicht vor einer Weile oben an der Straße gesehen? Wie sind Sie hierhergekommen?"

„Ja, vor einer halben Stunde etwa. Ich bin Ihnen gefolgt. Ich heiße Maggie Parker. Mein alter Truck ist liegen geblieben und ich muss unbedingt nach Reidsville, weil mein Sohn entführt wurde und jemand ihn dort gesehen hat."

Der Rancher – ich schätze ihn auf etwa dreißig – neigt den Kopf zur Seite und starrt mich perplex an.

„Können Sie mir helfen? Oder darf ich vielleicht Ihr Telef... Haben Sie überhaupt eins hier draußen?"

Er nimmt seinen Cowboyhut ab und klopft ihn an seinen Beinen aus. Eine kleine Staubwolke steigt daraus auf. Dann kratzt er sich am Kopf. „Hört sich nach 'ner ganzen Menge Probleme an", sagt er und bläst nachdenklich die Wangen auf. „Ich hab zwar kein Telefon, aber kann mal nach Ihrem Truck schauen." Er streckt die Hand aus. „Jeff McCarthy ist mein Name."

„Oh, danke, Mr McCarthy. Schön, Sie kennenzulernen. Ich weiß nicht, warum mein Auto nicht mehr fährt. Getankt ist es."

„Gut, lassen Sie uns einen Blick drauf werfen. Und nennen Sie mich ruhig Jeff." Der Rancher mustert meinen langen, schmalen Rock. „So können Sie aber nicht reiten. Sie sollten sich eine Hose von meiner Frau leihen."

Verzweiflung überkommt mich. „Haben Sie denn keinen Truck oder anderen Wagen?"

„O doch, Ma'am. Haben wir."

„Können wir nicht damit fahren?"

„Wenn wir reiten, sind wir schneller. Die Straße verläuft bis zur nächsten Kreuzung in die entgegengesetzte Richtung. Mit dem Auto würden wir eine Stunde brauchen. Mit dem Pferd sind es nur fünfzehn Minuten."

Das ist kein Vergleich. „Dann nehmen wir die Pferde", stimme ich zu. Ich freue mich schon darauf, Barry von diesem Abenteuer zu erzählen.

Nachdem ich Jeffs Frau kennengelernt habe, erkläre ich ihr, warum ich hier am Ende der Welt bin, und bitte sie, mir eine Hose zu leihen.

„Ach, du liebe Güte!", sagt sie. „Dann kommen Sie mal mit. Das wird nicht lange dauern." Sie wendet sich an ihren Ehemann. „Jeff, sattle Chloe für Mrs Parker." Dann nimmt sie mich am Arm und führt mich in ihr Schlafzimmer. „Chloe ist mein Pferd. Sie ist eine sehr gutmütige Stute."

„Ich kann Ihnen gar nicht genug danken", erwidere ich. Aber ich wünschte, sie hätten ein Telefon.

Angesichts der Tatsache, dass ich seit über zwölf Jahren nicht mehr geritten bin, halte ich mich ganz gut im Sattel. Jeffs Frau – ich habe ihren Namen nicht mitbekommen – hatte recht. Chloe ist sanft und geduldig. Fünfzehn Minuten später erreichen wir den Lieferwagen. Und Jeff braucht nicht lange, um herauszufinden, wo das Problem liegt.

Er zeigt unter die Motorhaube. „Der Verteiler ist hinüber. Dieser Truck fährt heute nirgendwo mehr hin."

„Aber was soll ich denn jetzt machen? Ich muss dringend nach Reidsville oder wenigstens die Polizei dort anrufen."

Jeff wischt sich die Hände an seiner Jeans ab. „Kein Problem. Etwa zehn Minuten von hier gibt's ein Geschäft. Es gehört meinem Schwager. Wir werden hinreiten, dann können Sie in Reidsville anrufen."

Ein Klumpen bildet sich in meinem Hals. Ich bin es so satt, ständig zu weinen, aber Jeffs Freundlichkeit und meine Enttäuschung machen es mir unmöglich, die Tränen zurückzuhalten. Schnell drehe ich mich weg, um sie vor Jeff zu verbergen, und klettere wieder auf Chloes Rücken. „Danke schön."

Sobald wir beim Laden angekommen sind, rutsche ich aus dem Sattel und eile hinein. Nachdem Jeff meine Lage geschildert hat, lässt mich der Inhaber, den Jeff als Davey vorstellt, nicht nur telefonieren, sondern er holt sogar sein privates Telefon unter der Ladentheke hervor.

„Nehmen Sie das hier statt des Münztelefons."

„Vielen herzlichen Dank." Ich teile der Telefonistin mit, dass ich die Polizei von Reidsville sprechen möchte. Wenig später werde ich durchgestellt.

„Hier ist Mrs Parker. Sie suchen nach meinem kleinen Sohn, Barry. Mein Wagen ist liegen geblieben, deshalb kann ich nicht kommen. Haben Sie Barry schon gefunden?"

„Nein, Ma'am. Tut mir leid. Der Hinweis hat sich leider als Irrtum entpuppt. Das betreffende Kind ist der Sohn des Methodistenpredigers von Claxton. Der Junge sieht Ihrem Sohn zum Verwechseln ähnlich, darum ist es verstän–"

Ich kann nicht länger zuhören. Enttäuscht lege ich auf und breche in Tränen aus.

27

Während ich weine, klopft Jeff mir in einem endlosen, gleichmäßigen Rhythmus den Rücken. Wenn er sein Gewicht verlagert, bewegt sich seine Hand von meinem Schulterblatt in Richtung Wirbelsäule und wieder zurück. Jeffs Getätschel ist zwar lieb gemeint, aber es tröstet mich kein bisschen. Schlussendlich hole ich mein Taschentuch hervor und zwinge mich aufzuhören. Es bringt nichts, zu weinen. Entschlossen hebe ich den Kopf und wische die Tränen weg.

„Es war nicht mein Sohn, Barry, sondern nur ein Kind, das ihm ähnlich sieht."

Glücklicherweise hört Jeff nun auf, mir den Rücken zu klopfen und tritt einen Schritt zurück. Als ich sein erleichtertes Gesicht sehe, muss ich fast lachen. Je näher man der Hysterie kommt, desto schmaler ist anscheinend der Grat zwischen Lachen und Weinen.

„Es tut mir sehr leid, Miss Maggie. Was werden Sie jetzt tun?"

Ich wende mich an den Ladenbesitzer. „Dürfte ich noch einen Anruf tätigen? Jemand muss mich abholen kommen." Plötzlich fällt mir auf, dass ich keine Ahnung habe, wo ich hier bin. „Und ich bräuchte Ihre Adresse."

Sogleich schaltet sich der allzeit galante Jeff wieder ein: „Sie können bei uns zu Hause warten. Jenny würde mir was erzählen, wenn ich Sie hier zwei oder drei Stunden sitzen ließe."

So heißt sie also – Jenny. „Das wäre nett, aber es wird nicht nötig sein."

Nun rufe ich Wade an. Nachdem ich ihm erzählt habe, was passiert ist, bitte ich ihn, mich abzuholen, sobald Duchess aus Baxley zurück ist. Als ich gerade auflegen will, fällt mir etwas ein.

„Ach, Wade! Ich habe total dein Date mit Pinkie vergessen." Ich werfe einen Blick auf die Armbanduhr. „Wenn du mich holen kommst, verpasst du den Film. Aber vielleicht könntest du Sadie fragen, ob sie ein Auto von Trey leihen kann?"

„Natürlich, Maggie. Ich kümmere mich drum und rufe dich zurück, sobald ich weiß, wer dich abholt und wann."

„Danke dir. Ich will wirklich nicht, dass du dein Date verpasst", sage ich und lege auf. Dann drehe ich mich zu Jeff um. „Nun, anscheinend hänge ich hier fest, bis meine Freunde ein Auto aufgetrieben haben, um mich abzuholen. Sie haben schon genug Zeit wegen mir verschwendet, Jeff. Richten Sie Jenny meinen Dank für … " Ich blicke an mir herab auf die Hose. „O nein! Ich habe meinen Rock bei Ihnen liegen lassen. Und diese Hose", sage ich, während ich an den Hosentaschen ziehe, „gehört Jenny."

Was für ein verzwickter Tag! Meine Situation ist so verfahren, dass ich schon wieder heulen könnte.

Jeff schiebt den Hut zurück und grinst. „Nun ja, Miss Maggie, ich hätte da einen Vorschlag." Er sieht zum Ladenbesitzer hinüber. „Davey, du könntest auf ihren Anruf warten und danach zu uns zum Abendessen kommen. Jenny würde sich freuen. Dann kannst du Miss Maggie mitteilen, wer sie wann abholen kommt." Grinsend fährt Jeff fort: „Und ich werde nicht Jennys Zorn auf mich ziehen, indem ich Sie hier zurücklasse, Miss Maggie."

Das ist auf jeden Fall besser, als stundenlang hier im Laden herumzusitzen. Um mich zu beschäftigen, würde ich wahrscheinlich Daveys Regale umräumen. Sie hätten es dringend nötig. Außerdem macht Davey den Fehler, alle Waren hinter der Verkaufstheke aufzubewahren. Ich bedanke mich, dass ich das Telefon nutzen durfte, und lege ein Zehncentstück auf die Theke, um für die beiden Anrufe zu bezahlen. Davey schüttelt den Kopf und schiebt die Münze zu mir zurück.

Männer sind eigenartig. Einerseits haben sie ihr *Good-Old-Boy-*

Netzwerk, das eine Frau zur Verzweiflung bringen kann, aber andererseits sind sie auch galant und heldenhaft.

Draußen vor dem Laden hilft mir Jeff aufs Pferd.

„Sie kommen gut zurecht mit Chloe", bemerkt er, während er seinem Pferd die Fersen in die Seiten drückt. Chloe folgt ihm.

„Ich bin auf einer Farm etwa 30 Meilen von Rivers End aufgewachsen. Früher bin ich ständig geritten, aber in den letzten Jahren gar nicht mehr. Es wäre toll, wenn ich meinem Sohn mal Ihre Ranch zeigen könnte."

Als ich den Blick vom Pfad hebe, sehe ich, wie Jeffs Gesicht sich aufhellt. „Wir würden Ihren Barry sehr gern kennenlernen. Er könnte hier reiten lernen. Wir haben uns dafür extra ein paar Ponys zugelegt." Seine Worte haben einen sehnsüchtigen Unterton und seine Großzügigkeit rührt mich.

„Ich werde darauf zurückkommen", sage ich.

Ein paar Minuten später kommt sein Haus in Sicht. Jenny ist gerade draußen und hängt die Wäsche auf. Sie winkt uns zu. Als wir abgestiegen sind, führt Jeff die Pferde in den Stall.

Während ich Jenny auf den neuesten Stand bringe, hängt sie das letzte Laken auf. Dann sagt sie: „Zeit, das Abendessen vorzubereiten. Sie können mir helfen, wenn Sie möchten."

„Sehr gern, danke. Es würde mir viel besser gehen, wenn ich etwas zu tun hätte."

Als das Abendessen fertig ist, kommt Davey mit der Nachricht, dass Sadie unterwegs ist und gegen 19 Uhr da sein müsste.

„Würden Sie gern über Nacht bleiben? Es ist ein bisschen spät, um die Rückfahrt anzutreten, oder?", fragt Jenny, während sie zwischen mir und ihrem Mann hin und her schaut. „Um diese Jahreszeit geht die Sonne bereits um halb acht unter."

Ich weiß nicht, wie sie darauf reagieren werden, dass Sadie halb Yamasee ist. Außerdem haben Sadie und ich kein Problem damit, im Dunkeln nach Hause zu fahren.

„Danke, aber ich möchte gern nach Hause. Wir kommen schon zurecht."

***

Meine Bedenken waren unbegründet, was Jeff und Jenny betraf. Die beiden haben sich beim Essen zwar etwas unwohl gefühlt, aber ich glaube, dass es an Davey lag. Er hat Sadie die ganze Zeit angestarrt und kein Wort mit ihr geredet. Da Sadie ein solches Verhalten gewohnt ist, hat sie Davey einfach ignoriert. Nach dem Essen bot Jenny uns eine Thermoskanne Kaffee für die Heimfahrt an, die wir gerne angenommen haben. Davey versprach uns, einen neuen Verteiler für den Truck zu bestellen. Und Jeff meinte, dass er ihn für mich einbauen würde. Mit der Aussicht auf ein baldiges Wiedersehen verabschiedeten wir uns schließlich.

„Ich bin froh, auf dem Heimweg zu sein. Jeff und Jenny sind nette Leute und haben mir sehr geholfen, aber nach der Enttäuschung wegen dieser Verwechslung in Reidsville ist es mir schwergefallen, mit ihnen zu plaudern."

Sadie wirft mir einen kurzen Blick zu, bevor sie wieder auf die Straße schaut. „Duchess hatte auch nicht mehr Glück als du. Sie hat Big Jim nicht zu Gesicht bekommen."

„Ach, Herr, hilf uns doch!", murmle ich vor mich hin. Dann blicke ich zu Sadie. „Ich komme einfach nicht aus diesem Loch heraus. Mein Junge ist weg, in ein paar Monaten ist die nächste Steuer fällig und jetzt ist auch noch der Truck kaputt. Wenn ich keine Lieferungen mehr ausfahren kann, werde ich noch mehr Kunden verlieren, oder?" Seufzend lasse ich die Schultern hängen.

Wo bist du, Gott?

„Nun, *ein* Problem kann ich lösen. Das Geld von Jimmy, das du noch auf der Bank hast, wird fast für die Steuern reichen. Den Rest kann ich beisteuern."

Nur über meine Leiche! Ich drehe mich zu ihr um. „Sadie, du arbeitest für mich und ich darf dich nicht mal bezahlen. Wie könnte ich da guten Gewissens auch noch Geld von dir annehmen?"

Sadie bremst den Wagen, um an einem Stoppschild zu halten. Dann sieht sie mich an. „Als ich mir 1918 die Spanische Grippe eingefangen habe, hast du mich ohne zu zögern aufgenommen und gesund gepflegt. Alle anderen hätten mich einfach verrecken lassen. Nellie hat mich beim ersten Anzeichen von Krankheit vor die Tür gesetzt." Sadie fährt über die leere Kreuzung.

„Es hat mich überrascht, dass du danach in ihre Pension zurückgekehrt bist."

Sadie grinst verschmitzt. „Ich wollte ihr unter die Nase reiben, dass ich überlebt habe. Was ich eigentlich sagen möchte, ist aber, dass du mir das Leben gerettet hast. Was ist da schon ein bisschen Geld? Außerdem", fährt sie fort, während sie mir das Knie tätschelt, „bist du die einzige Familie, die ich habe. Wer sollte sonst mein Geld bekommen?"

Obwohl Sadie hoffentlich noch viele Jahre zu leben hat, in denen sie ihr Geld brauchen wird, überzeugen mich ihre Argumente. „In Ordnung. Wenn – die Betonung liegt auf *wenn* – ich das Geld brauche, werde ich deine Hilfe annehmen. Aber momentan gilt unsere größte Sorge immer noch Barry."

***

Es ist halb zehn, als wir Treys Tankstelle erreichen. Da sie inzwischen geschlossen ist, legen wir den Schlüssel des Leihwagens unter den Fahrersitz. Sadie wünscht mir eine gute Nacht und geht dann weiter zu Fannys Pension, während ich mit bleiernen Füßen die Treppe zu meiner Wohnung hinaufsteige. Der ganze Tag war für die Katz'.

Duchess wartet bereits an der Tür auf mich und nimmt mich in den Arm. „Ach, Süße. Ich habe gehört, was passiert ist. Es tut mir so leid, dass deine Hoffnungen enttäuscht wurden. Und ich war nicht mal da, um dir beizustehen. Es ist einfach furchtbar."

Kraftlos stütze ich mich auf die Liebe und Stärke meiner großen Schwester. Ich bin müde und erschöpft. Es fällt mir immer schwerer, die nötige Willenskraft aufzubringen.

Duchess führt mich zum Sofa. Zwei Tassen mit dampfendem Tee stehen auf dem Couchtisch.

„Woher hast du gewusst, wann ich nach Hause komme?"

„Wade hat es für mich ausgerechnet: Wenn Sadie und du aufbrecht, kurz nachdem sie dort angekommen ist, und ihr unterwegs keine Schwierigkeiten habt, müsstet ihr gegen halb zehn hier sein. Er hatte recht", erklärt sie, während sie mir eine Tasse reicht.

Dankbar nehme ich einen Schluck. „Mmh, das tut gut. Hast du Honig statt Zucker genommen?"

Meine Schwester nickt. „Schmeckt dir der Tee?"

„Ja. Erinnert mich an zu Hause." Eine Weile sitzen wir in behaglicher Stille da und schlürfen unseren Tee. Ich bin kurz davor, einzuschlafen. Nachdem ich meine leere Tasse neben mich gestellt habe, lehne ich mich zurück und schließe die Augen.

Sanft legt mir Duchess eine Hand auf die Schulter. „Denk an meinen Traum, Maggie. Gib die Hoffnung und deinen Kampfgeist nicht auf. Wir werden Barry finden." Sie stellt meine Tasse auf den Couchtisch.

Ich weiß nicht, ob es daran liegt, dass ich endlich wieder zu Hause bin, oder daran, dass meine Schwester bei mir ist, aber allmählich schöpfe ich neue Hoffnung. „Erzähl mir von deinem Tag. Hat es dir Spaß gemacht, Detektivin zu spielen?"

Naserümpfend berichtet Duchess: „Ich bin kreuz und quer durchs Zentrum von Baxley gelaufen. Jetzt weiß ich ganz genau, wo welches Geschäft ist. Danach habe ich ein paar der umliegenden Straßen erkundet. Ich habe versucht, in die Häuser hineinzuschauen, aber vom Gehweg aus konnte ich nur mein Spiegelbild sehen. Näher ran habe ich mich nicht getraut." Sie seufzt. „Es war so frustrierend. Ich bin mir sicher, dass Pinkie und ich Big Jim dort neulich gesehen haben."

Ich ziehe meine Füße an und setze mich drauf. „Das muss nicht heißen, dass er in Baxley wohnt. Vielleicht hatte er dort nur etwas zu erledigen, auch wenn ich nicht weiß, was das sein könnte."

Als Duchess schnaubt, muss ich lachen. „Was wohl? Irgendeine krumme Tour natürlich."

In diesem Moment öffnet sich die Tür und eine strahlende Pinkie tritt herein, gefolgt von Wade. Nachdem er uns kurz gegrüßt hat, geht er wieder und schließt die Tür hinter sich. Pinkie stößt einen langen Seufzer aus und lehnt sich theatralisch an die Wand. Sie sieht so glücklich aus, dass ich meine Gefühle zurückhalte, um ihr nicht die Laune zu verderben.

„Ich nehme an, dass dein Date erfolgreich war?", fragt Duchess.

In Anbetracht von Pinkies entzücktem Lächeln ist diese Frage überflüssig. Und Wade sah nicht weniger hingerissen aus.

„Komm, setz dich zu uns und erzähl uns alles", fordere ich sie auf. Vielleicht komme ich so auf fröhlichere Gedanken.

Pinkie lässt sich erst aufs Sofa fallen und springt dann gleich wieder auf, um beim Reden auf und ab zu laufen. „Es war großartig! Zuerst hat er mich ins Café gegenüber eingeladen. Wir haben Burger gegessen. Habt ihr gewusst, dass ich noch nie in einem Restaurant gegessen habe? Es war köstlich. Dann, im Kino, hat Wade mitten im Film meine Hand genommen und sie nicht mehr losgelassen, bis wir wieder zu Hause waren." Pinkie seufzt verzückt.

O Mann, unser Mädchen ist wirklich bis über beide Ohren verliebt. Aber ich bin froh, dass sie sich in jemanden wie Wade verguckt hat.

Duchess, die ewige Romantikerin, beugt sich vor und fragt: „Und hat er dich auch geküsst?"

„Nein! Das wäre doch falsch. Nicht beim ersten Date", erwidert Pinkie und nickt in meine Richtung. „Das hat Maggie mir gesagt."

28

Die letzten beiden Wochen waren ein Durcheinander aus erfolglosen Spionageausflügen meiner Schwester und Dates zwischen Wade und Pinkie. Wade treibt den Kennenlernprozess möglichst schnell voran, da Pinkies Baby bald kommt und Wade entschlossen ist, seinen Namen auf die Geburtsurkunde zu setzen. Meine Emotionen fahren Achterbahn – mal bin ich traurig und bedrückt wegen Barry, dann freue ich mich für Pinkie und Wade. Aber bevor ich mich von ihrer Begeisterung anstecken lassen kann, kehren meine Gedanken schon wieder zu Barry zurück.

„Hier, Maggie. Nimm die mit etwas Kaffee ein.“ Duchess reicht mir eine Tablette. „Der Doc hat gesagt, dass ich dir jeden Morgen eine geben soll, damit du mehr Energie hast.“

Ich starre auf die Tablette in ihrer Hand. Ein kleines Wunder der modernen Medizin? Da meine Schwester jedoch allmählich eine Sorgenfalte auf der Stirn bekommt, nehme ich die Tablette und spüle sie mit Kaffee hinunter.

„Fährst du heute wieder nach Baxley?“, frage ich Duchess, die in Latzhose und Turban gekleidet ist.

Sie schüttelt den Kopf. „Heute fahre ich nach Surrency und Jubal nach Hazlehurst. Er hat aus beiden Orten Anrufe von Leuten erhalten, die Big Jim gesehen haben wollen.“ Duchess stellt die Kaffeekanne auf eine heiße Herdplatte. „Aus irgendeinem Grund scheint Big Jim Bauernmärkte zu besuchen. Da wurde er zumindest gesichtet. Darum werden wir heute diese beiden Städte auskundschaften.“

Pinkie betritt die Küche. Duchess schaut zwischen ihr und mir hin und her, während Pinkie den Kühlschrank öffnet, die Milchflasche herausholt und sich ein Glas einschenkt.

Meine Schwester runzelt die Stirn und zieht die Mundwinkel nach unten. „Maggie, du musst etwas essen! Du lässt dir von deinen Sorgen den Appetit verderben und bist richtig abgemagert. Wenn wir Barry finden, wirst du zu schwach sein, um dich um ihn zu kümmern."

„Sie hat recht, Maggie. Hier!" Pinkie schenkt etwas Milch in meine leere Tasse und setzt sich zu mir. „Trink wenigstens ein Glas Milch."

„Und vertraue!", fügt Duchess hinzu.

Wohl wissend, dass die beiden recht haben, trinke ich die Milch aus. Ich bin nicht blind für die blühende Gesundheit, die Pinkie ausstrahlt. Neben ihr sehe ich wie ein bettelarmes, unterernährtes Bauernkind aus.

Herr, bitte stärke meinen Glauben. Ich zwinge mich zu einem Lächeln. „Ich versuche es ja. Wirklich." Die Liebe meiner Freundinnen hilft. Entschlossen stehe ich auf. „Ich sollte jetzt arbeiten gehen."

„Nicht, bevor du etwas gegessen hast. Etwas Haferbrei zum Beispiel", sagt Pinkie und springt auf, so schnell es ihr runder Bauch erlaubt. Dann gibt sie eine Portion Haferbrei in eine Schüssel. „Granny Belle hat uns neulich ein Glas Honig von ihren Bienen vorbeigebracht." Pinkie taucht einen Löffel in den Honig und verteilt ihn großzügig auf dem Haferbrei. „Ich esse zwar sehr gern Honig, aber ich stelle es mir seltsam vor, Bienen zu halten. Das wäre nichts für mich."

„Unser Gärtner hatte Bienen auf unserem Grundstück in Atlanta", erzählt Duchess, während sie den Löffel in ihren Haferbrei taucht. „Das ist gar nicht so ungewöhnlich. Zwischen unseren Freunden herrschte ein Wettstreit darum, wer den besten Honig macht."

Während Pinkie meine Schwester mit großen Augen ansieht, esse ich einen Happen. Ich weiß nicht, ob es am Honig liegt oder an der Liebe dieser beiden Frauen, aber ich werde plötzlich hungrig und schiebe mir noch einen Löffel in den Mund. Als ich sehe, wie Pinkie und Duchess sich einen zufriedenen Blick zuwerfen, zieht sich mein Herz zusammen. Was würde ich nur ohne die beiden tun? Ich gebe mir einen Ruck und esse weiter. Meinen Freundinnen und Barry zuliebe muss ich stark bleiben.

Duchess legt ihre Hand auf meine. „Stütz dich auf den Herrn, Maggie. Er hat genug Kraft für uns alle. So", sagt sie, während sie aufsteht, „ich muss jetzt los. Bis heute Nachmittag."

Es ist verblüffend, wie Duchess meine Gedanken lesen kann. Ich schaue zu Pinkie hinüber und hebe eine Augenbraue, doch sie lächelt nur. Nachdem wir den Tisch abgeräumt und das Geschirr gespült haben, gehen wir in den Laden. Sadie ist bereits damit beschäftigt, die Regale aufzufüllen.

„Wird auch langsam Zeit, dass ihr zwei kommt. Pinkie, Wade hat dich zum Mittagessen drüben im Bahnhof eingeladen. Maggie, du kannst an deinem Roman weiterschreiben. Heute ist nicht viel los im Laden. Ich rufe dich, wenn wir dich brauchen."

„Danke, Sadie. Das kommt mir sehr gelegen. Ich bin fast fertig."

Als ich in mein Büro trete und die Tür schließe, lasse ich die Welt für eine Weile hinter mir. Es dauert nicht lange, bis ich wieder ganz in die chaotische Welt meiner Heldin eingetaucht bin. Mein Gefühlschaos von heute Morgen hilft mir, ihre Geschichte zu schreiben. Bald befinde ich mich in ihrem Kopf. Es ist, als würde ich einen Film anschauen. Meine Finger fliegen nur so über die Tasten der Schreibmaschine. Die Freunde meiner Heldin versammeln sich gerade, um ihr nach einem verheerenden Hochwasser zu helfen. Einen Moment lang halte ich inne. Gott hat auch mir starke Frauen zur Seite gestellt, die mir durch diese schwere Zeit helfen. Ich nehme mir einen Augenblick Zeit, um Gott dafür zu danken. In meinem tiefsten Innern weiß ich jetzt, dass Barry und ich es schaffen werden, egal was passiert.

***

Die Bürotür geht auf und Sadie streckt den Kopf herein. „Bist du an einer Stelle, an der du eine Pause einlegen kannst?", fragt sie, während sie mir ein Sandwich hinhält. Mein Magen knurrt.

Ich strecke meinen Rücken, um die Verspannungen zu lösen, nachdem ich mich stundenlang über die Schreibmaschine gebeugt habe. „Ja. Stell dir vor – ich bin gerade mit dem Roman fertig geworden."

Sadie tritt hinter mich und schaut mir über die Schulter. Dann stellt sie das Sandwich auf dem Tisch ab. „Wirklich? Darf ich es lesen?"

Sadie hat bisher jedes Kapitel gelesen, sobald ich es geschrieben hatte. Jetzt ziehe ich die letzte Seite aus der Schreibmaschine und lege sie auf den Stapel neben mir. „Ja, gern. Es ist nur der erste Entwurf. Ich werde ein paar Anmerkungen machen und es dann noch mal abtippen, aber ich bin schon ziemlich zufrieden damit." Verstohlen schiele ich auf den Schinken, der zwischen den Brotscheiben herauslugt. Wieder knurrt mir der Magen.

„Ich werde die Seiten heute Abend mit nach Hause nehmen und sie dir morgen früh zurückbringen. Wenn du dein Sandwich gegessen hast, könnte ich deine Hilfe gebrauchen."

Rasch beiße ich in das Brot mit Schinken, Salat und Tomaten. Etwas Senf verfeinert den Geschmack. „Das schmeckt großartig. Danke, Sadie. Ich werde es essen, während ich den Kunden helfe."

Im Laden herrscht jetzt deutlich mehr Betrieb. An Sadies bevorzugtem Arbeitsplatz, der Fleischtheke, warten bereits vier Kunden auf sie. Ich übernehme die Kasse und helfe zwischendurch den Kunden bei anderen Dingen. Pinkie ist mit Wade zum Mittagessen gegangen.

In einem ruhigen Augenblick spähe ich durch das Schaufenster zum Café neben dem Bahnhof hinüber.

Sadie stellt sich neben mich. „Glaubst du, dass er sie schon gefragt hat?"

Ohne die Augen vom Café abzuwenden, antworte ich: „Nein. Er wird sicherlich noch warten. Oh, sieh mal! Da sind sie."

Wade hält Pinkie die Tür auf und nimmt sie dann bei der Hand. Gemeinsam laufen sie am Bahnhof vorbei und steuern auf den Wald zu.

Grinsend sage ich zu Sadie: „Ich glaube, er wird sie jetzt fragen." Wir wenden uns vom Fenster ab. „Sadie, bereust du es manchmal, nie geheiratet zu haben?"

Meine Freundin antwortet nicht sofort, sondern holt erst ihre Nelkendose hervor. Nachdem sie sich eine Nelke in den Mund geschoben hat, lächelt sie. „Ich habe nie einen Mann kennengelernt, der mich auch nur annähernd in Versuchung gebracht hätte, meine Unabhängigkeit aufzugeben." Sadies Blick wird sanft. „Nachdem du mir das Leben gerettet hast, ist mir klar geworden, dass du meine Familie bist. Nach Jimmys Tod hab ich gewusst, dass du mich mehr denn je brauchst. Und dann kam Barry. Er ist die Freude meines Lebens. Nein, Maggie, ich habe eine Familie *und* bin unabhängig. Warum sollte ich mehr wollen?"

Ja, warum?

Ida Clare und Alice kommen in den Laden geschlendert. Während Alice uns zuwinkt und dann in Richtung Fleischtheke geht, bleibt Ida Clare stehen, um mit mir zu plaudern.

„Habe ich gerade Pinkie und Wade Hand in Hand gesehen?" Ihre Worte klingen nicht verurteilend, sondern voller Hoffnung. Ida Clare hat die aufkeimende Liebe zwischen den beiden von Anfang an unterstützt.

Lächelnd erwidere ich: „Deine Augen haben dich nicht getäuscht."

„Dann hoffe ich, dass Wade ihr bald einen Antrag macht. Das Baby braucht einen Vater und einen Namen. Außerdem hab ich gesehen, wie er Pinkie anschaut." Ida Clare kichert. „Es ist offensichtlich, was er für sie empfindet."

Während Ida Clare zu den Regalen mit den Putzsachen schlendert, schaue ich noch einmal zum Fenster hinaus. Ja, ich habe Wades Gefühle auch an seinen Augen ablesen können. Das hat eine neue

Sehnsucht nach einer Liebesbeziehung in mir geweckt. Aber so wie Sadie will auch ich meine Unabhängigkeit nur ungern aufgeben. Dafür wäre schon ein ganz besonderer Mann nötig – einer, der arbeitstätige Frauen unterstützt. Wade befürwortet Pinkies Traum, für das Parlament von Georgia zu kandidieren. Es gibt aber nur einen Wade. Eigentlich komisch, dass ich nie romantische Gefühle für ihn entwickelt habe. Er ist so perfekt, wie ein Mann nur sein kann. Und er ist perfekt für unsere Pinkie.

Aber ich muss zugeben, dass ich nachts manchmal wach liege und mich frage, ob Gott irgendwo da draußen noch einen Mann für mich bereithält. Als Ida Clare und Alice an die Kasse kommen, reiße ich mich aus meinem Tagtraum. Die beiden zahlen, verabschieden sich aber nicht sofort.

Alice stellt ihre Kiste mit Lebensmitteln auf der Theke ab und tut so, als würde sie die Waren noch einmal durchgehen. „Wie kommst du so mit deinem Roman voran, Maggie?“

Ich weiß, dass sie nur Zeit schindet, um zu erfahren, ob Wade Pinkie einen Antrag gemacht hat. Da ich aber selbst genauso neugierig bin, gehe ich auf ihre Frage ein. „Ich bin fertig. Ich muss das Manuskript noch überarbeiten, aber ich denke, dass ich es in zwei Wochen an den Verlag schicken kann.“

Erstaunt wendet Alice den Blick vom Fenster ab und schaut mich an. „Wirklich? Du hast das Buch tatsächlich fertig? Wie aufregend!“ Sie wendet sich an Ida Clare. „Und wir haben sie schon gekannt, bevor sie berühmt wurde!“

Sadie hebt mahnend den Zeigefinger. „Wenn man ein Buch fertig schreibt, ist man noch lange nicht berühmt.“

„Deine Geschichten wurden schon in der Zeitung veröffentlicht, meine Liebe“, erwidert Alice, während sie mir die Hand tätschelt. „Eines Tages wirst du berühmt sein. Da bin ich mir ganz sicher.“

Ida Clare nickt. „Ich mir auch. Dinitiv!“

Ich beiße mir auf die Lippe, um ein Kichern zu unterdrücken. Die liebe, gutmütige Ida Clare probiert gern neu erlernte Wörter an mir aus. Wenn sie wüsste, dass es „definitiv“ heißen müsste, wäre ihr das äußerst peinlich. Aber ich werde es ihr nicht sagen. Dafür mag ich sie zu sehr. „Danke, meine Liebe.“

Myrtle Davis stößt die Tür auf und zwinkert im Vorübergehen Ida Clare zu. Was tut *sie* denn hier mitten am Tag? Sag bloß … Myrtle ist in der ganzen Stadt als Kupplerin bekannt. Vermutlich will sie auch bei Pinkie und Wade ihre Finger im Spiel haben.

Dann betreten auch noch Clara Barlow und ihre Schwester den Laden, die drüben in Uvalda als Lehrerin arbeitet. Die Einzige, die jetzt noch fehlt, ist – ah, da ist sie schon! Rosa von der Bank. Alle diese Damen stehen nun im Lebensmittelladen herum, als würde man das an einem Dienstagnachmittag eben so tun.

Die Kirchenglocken läuten. Es ist 13 Uhr. Plötzlich verstummt das Gerede und alle blicken durchs Schaufenster nach draußen. Einen Augenblick später biegen Wade und Pinkie um die Ecke des Bahnhofsgebäudes, bevor sie Arm in Arm die Straße überqueren.

Sofort stieben alle Damen auseinander und verteilen sich im Laden. Diesmal kann ich mir ein Kichern nicht verkneifen. Niemand wird ihnen abkaufen, dass sie nur wegen der Lebensmittel hier sind.

Wade hält inzwischen Pinkie die Tür auf und die beiden betreten den Laden. Sanft drückt er ihre Hand und nickt uns allen zu. Dann flüstert er Pinkie etwas ins Ohr. Sie lächelt und wird rot.

Sobald Wade wieder zur Tür hinaus ist, versammeln wir uns alle aufgeregt um Pinkie. Ihre Angst von früher ist verflogen, denn sie weiß, dass alle Anwesenden sie gernhaben. Bereits als Pinkie den Laden betreten hat, habe ich ein Funkeln bemerkt, und nun greife ich neugierig nach ihrer Hand. Ein goldener Ring mit einem kleinen Stein glitzert an ihrem Finger!

„Er hat dir einen Antrag gemacht!“, rufe ich erfreut. Der Mann ist ein Held für mich. „Wann wollt ihr heiraten?“

„So bald wie möglich“, erwidert Pinkie lachend und legt eine Hand auf ihren Bauch. „Wade möchte, dass wir heiraten, bevor das Baby geboren wird. Er besteht darauf, dass es seinen Nachnamen bekommt." Sie seufzt. „Wade kommt heute nach dem Abendessen mit Ozzie zu uns, um die Hochzeit zu planen. Wir werden nur mit unseren engsten Freunden feiern …" Pinkie sieht die Damen im Laden an und verkündet dann: „Sie sind natürlich alle eingeladen."

Plötzlich fangen alle Frauen auf einmal an zu reden.

„Wir müssen unbedingt eine Party für dich geben", sagt Ida Clare. „Ich biete allen, die ein Geschenk in unserem Laden kaufen, einen Rabatt an." Meine liebe Freundin Ida Clare!

„Ja, aber was für eine Party?", wirft Alice ein.

Sadie grinst verschmitzt. „Na, am Freitag die Hochzeit und am Samstag die Babyparty!" Eine schockierende Aussage, aber dem Gelächter nach zu urteilen nehmen es alle mit Humor. Jede der Damen hat andere Vorstellungen davon, welche Spiele wir spielen sollten, was man Pinkie schenken könnte und was ein Baby braucht. Schlussendlich einigen wir uns, in meiner Wohnung zu feiern, und legen die Uhrzeiten fest. Dann brechen die Frauen auf.

Als sie weg sind, lege ich den Arm um Pinkie. „Bist du glücklich, Liebes?"

„Überglücklich", sagt sie und lehnt den Kopf an meine Schulter. „Ich liebe Wade so sehr. Er schaut nicht auf mich herab und liebt mich sogar in meinem Zustand. Das erinnert mich an Gottes Gnade. Wade ist wirklich unglaublich."

„Ich freue mich sehr für dich. Wir werden eine richtig schöne Hochzeit im Hinterhof feiern. Die Veilchen und der Winterjasmin blühen gerade. Wir könnten eine Laube für euch dekorieren. Und Duchess kann sicherlich eins ihrer Kleider für dich umnähen –"

Pinkie hält die Hand hoch, um mir Einhalt zu gebieten. „Schlicht, Maggie! Ich will eine schlichte Hochzeit, bitte. Ich will keine Fotos, auf denen ich aussehe wie … na ja, das, wofür die Leute mich halten. Mein Kind soll nie denken, dass es ein Unfall gewesen ist. Egal, wie die Umstände der Zeugung dieses Babys waren – es ist geliebt und gewollt. Und ich werde mich jedem entgegenstellen, der –"

„Ach, Süße. Wir werden nicht zulassen, dass irgendjemand schlecht von deinem Baby spricht." Ich streichele ihren Bauch. „Dieses Kind wird so viel Liebe erfahren, dass es gar nicht merken wird, wenn jemand die Nase rümpft. Außerdem wird Ozzie es beschützen – und Barry natürlich auch."

***

Duchess setzt Pinkie, die an meinem Frisiertisch vor dem Spiegel sitzt, einen Hut auf. Dann rückt sie ihn zurecht und befestigt ihn mit einer Hutnadel. Pinkie dreht den Kopf, um sich von allen Seiten zu betrachten.

„Der Hut ist wunderschön, Duchess. Vielen Dank." Sie atmet tief ein und langsam wieder aus. „Ich bin so nervös."

Eine Ecke ihres Kragens steht ab. Ich trete näher, um ihn glatt zu streichen. „Warum? Ihr geht doch nur die Heiratserlaubnis holen."

„Was, wenn wir die Erlaubnis nicht bekommen? Oder wenn sie Wade sagen, dass er mich nicht heiraten soll?"

„Das würden sie nicht wagen. Wade hat einen ausgezeichneten Ruf in diesem Bezirk." Ich reiche Pinkie die Handschuhe.

Sie zögert einen Moment, bevor sie den ersten Handschuh anzieht. „Das ist es ja. Was, wenn sie Wade sagen, dass ich eine –"

„Pscht, sag das nicht. Sie werden höchstens annehmen, dass Wade die Dinge etwas überstürzt hat und jetzt das Richtige tut." Als ich ihren schockierten Blick sehe, muss ich lachen. „Nun, das werden sie eben denken. In Hazlehurst kennt dich ja niemand." Ich lege Pinkie beide Hände auf die Schultern und schaue ihrem Spiegelbild in die Augen. „Alles, was die Leute sehen werden, ist, wie sehr Wade dich liebt. Über deinen Zustand werden sie einfach hinwegsehen. Wenn es um wahre Liebe geht, drücken die Menschen gerne mal ein Auge zu. Steht das nicht auch in der Bibel? ‚Die Liebe wird eine Menge von Sünden zudecken.'"

Pinkie zieht endlich den anderen Handschuh an und steht auf. Dann stemmt sie die Hände in die Hüften und posiert. Sie sieht wirklich zauberhaft aus in Lavendel. Ihr Kleid, dessen weiches Material von einer alten Robe meiner Schwester stammt, hat Plisseefalten an den Schultern und ist sehr vorteilhaft geschnitten. Dadurch ist es nicht nur schick, sondern verbirgt auch, dass Pinkie kurz vor der Geburt steht.

Als es an der Tür klopft, nehme ich Pinkie noch einmal schnell in den Arm. „Das wird Wade sein. Du siehst bezaubernd aus. Geh jetzt." Ich folge ihr ins Wohnzimmer.

Pinkie öffnet die Tür und Wade tritt ein, um ihr in den Mantel zu helfen. Als er sie sieht, bleibt er stehen und starrt sie bloß an. Sein Adamsapfel hüpft auf und ab, als er schluckt. Er öffnet den Mund, bringt aber keinen Ton heraus. Ich muss mich umdrehen, um nicht loszulachen.

„Du … wow! Du bist wunderschön." Wade schüttelt sich. „Ich meine, du bist immer wunderschön, aber heute siehst du besonders hübsch aus."

Grinsend eile ich meinem Freund zu Hilfe. Er ist noch röter als Pinkie. „Das ist auch richtig so. Schließlich geht ihr zwei jetzt eure Heiratserlaubnis holen. Viel Spaß. Und kommt anschließend zu Faylene, dort gibt es ein besonderes Abendessen für euch."

***

Während Wade und Pinkie in Hazlehurst sind, schließen Sadie, Duchess und ich früh den Laden und gehen dann zu Faylene, um in der Küche zu helfen. Bessie Mae ist schon den ganzen Tag mit den Vorbereitungen fürs Abendessen beschäftigt. Ich habe ihr einen mit Ananasringen und Kirschen garnierten Schinken geschickt. Bessie

Mae wird ihn während des Backens mit braunem Zucker und Melasse begießen.

„Wir fühlen uns geehrt, dass wir Ihnen helfen dürfen, Bessie Mae." Duchess deckt den Tisch, während Sadie und ich mit zwei Schüsseln Bohnen am Küchentisch sitzen. Wir nehmen jeweils eine Bohne heraus, brechen die Enden ab und werfen die Bohne dann in die Schüssel meiner Schwiegermutter, die ebenfalls mit am Tisch sitzt. Faylene schneidet die Bohnen in mundgerechte Stücke, damit sie später mit Speck angebraten werden können. Wenn ich daran denke, läuft mir jetzt schon das Wasser im Mund zusammen.

„Das ist mal 'ne ganz neue Art, 'nen Schinken zuzubereiten. Hab noch nie einen mit Ananasringen obendrauf gesehen." Bessie Mae schüttelt den Kopf. „Das nenn ich mal Luxus."

Sie hat recht, aber die zwei Dosen Ananasringe standen schon seit fast einem Jahr bei *Parkers* im Regal und niemand hat sie gekauft. Da habe ich mir gedacht, dass wir sie ebenso gut essen können. Barry wäre begeistert.

Nachdem ich die letzte Bohne in Faylenes Schüssel geworfen habe, frage ich: „Soll ich jetzt den Speck anbraten, Bessie Mae?"

„Schon erledigt, Miss Magnolia. Aber Sie können gern ein paar frische Blumen für den Tisch pflücken." Bessie Mae nimmt die Schüssel von Faylene entgegen und gibt die Bohnen in einen Topf mit kochendem Wasser. „Wir können in einer Stunde essen. Die zwei Turteltäubchen kommen bestimmt bald zurück."

Faylene trocknet sich die Hände an dem Geschirrtuch ab, das ich ihr reiche. „Dann lassen wir Sie mal in Ruhe das restliche Essen zubereiten, Bessie Mae."

Ich schiebe den Rollstuhl ins Wohnzimmer, damit Mama Faylene die Vögel an der Futterstelle im Hinterhof beobachten kann, während ich Blumen pflücke. Nachdem ich einen schönen Strauß zusammengestellt habe, bringe ich die Blumen ins Haus und stelle die Vase auf den Tisch. Duchess verteilt unterdessen die acht Teller und das Tafelsilber. In Gedanken zähle ich mit und setze schon dazu an, Duchess zu sagen, dass es neun sein müssten. Barry sollte hier sein. Schließlich ist Pinkie sein „Projekt“ als barmherziger Samariter. Als ich die Augen hebe, begegne ich dem Blick meiner Schwester. Ihr besorgter Ausdruck verrät mir, dass sie die Sorge auf meinem Gesicht gesehen hat. Wir könnten Big Jim den Hals dafür umdrehen, dass er Barry das alles vorenthält.

Meine Hände ballen sich zu Fäusten und ich umklammere meinen Rock. Es fällt mir schwer, an meinem Glauben festzuhalten. Aber ein kurzes Stoßgebet hilft. Ich nicke Duchess zu und geselle mich dann zu Mama Faylene in den Wintergarten.

„Pscht! Sieh mal!“ Sie zeigt auf einen der Meisenknödel, die wir selbst gemacht und für die Vögel aufgehängt haben. Zwei Rotkopfspechte bedienen sich gerade daran. „Sie schaden den Bäumen, aber sie sehen so schön aus.“

Duchess späht durch das Fenster auf die Vögel. „Ich dachte, dass sie nach Käfern suchen und gut für die Bäume sind.“

Faylene schüttelt den Kopf. „Die Spechte suchen zwar nach Käfern, aber durch die Löcher, die sie hinterlassen, dringen Schädlinge in die Bäume ein. Siehst du die große Eiche dahinten auf der rechten Seite?“ Sie deutet auf den hinteren Bereich des Grundstücks. „Ein Specht hat seine Löcher so dicht beieinander gepickt, dass die Rinde abgefallen ist. Jetzt ist der Baum anfällig für Krankheiten. Ich habe Bessie Mae gebeten, den Stamm mit Fett einzuschmieren und einen Lappen drumzuwickeln. Hoffentlich hilft das.“

Während ich den Baum betrachte, frage ich: „Hast du deshalb die Meisenknödel aufgehängt?“

„Ja. Wenn die Spechte davon essen, lassen sie meine Bäume vielleicht in Ruhe.“

Schade, dass ich im Laden keine Meisenknödel aufgehängt habe. So hätte ich Big Jim vielleicht davon abhalten können, Löcher in mein Geschäft zu picken.

Die Haustür fliegt auf. „Huhu, wir sind da!“, ruft Pinkie. Sie und Wade kommen herein. Ozzie hält Pinkies Hand. Er freut sich, eine Mama zu bekommen. Wade und Pinkie strahlen so sehr, dass sie ihre Erlaubnis offenbar erhalten haben.

Wenn doch Barry nur hier sein könnte! Aber wenn er hier wäre, würde er sicherlich nicht wollen, dass ich den anderen die Laune verderbe. Dieser Gedanke beruhigt mein aufgewühltes Herz und ich begrüße die drei mit einem aufrichtigen Lächeln.

„Kommt herein! Ozzie, ich freue mich, dich zu sehen.“ Ich umarme ihn und atme seinen Kleiner-Junge-Duft ein. Damit werde ich mich wohl vorerst begnügen müssen. „Ich hab dich vermisst. Bist du mir etwa aus dem Weg gegangen?“, flüstere ich ihm ins Ohr.

Ozzie nickt feierlich. „Ich wollte nicht, dass Sie sich schlecht fühlen oder Barry noch mehr vermissen.“

„Ach, Süßer, ich muss dich doch sehen, um mich daran zu erinnern, dass Barry ganz sicher nach Hause kommen wird.“ Irgendwann.

Seine rötlichen Augenbrauen schießen in die Höhe und verschwinden hinter seinen Locken. „Wirklich? Wann?“

„Das weiß ich noch nicht. Aber seine Tante Duchess hat es in einem Traum gesehen und dieser Traum kam von Gott.“ In dem Moment, als ich es laut ausspreche, weiß ich tief in meinem Herzen, dass es wahr ist.

Danke, Herr.

„So, jetzt lasst uns zu Abend essen.“

Nachdem ich Bessie Mae geholfen habe, das Essen auf den Tisch zu stellen, bringt sie den Schinken herein. Pinkies Reaktion ist jeden Penny der Ananasringe wert.

Nach dem Essen setzen wir uns ins Wohnzimmer, um Pläne für die Hochzeit zu schmieden.

„Wir wünschen uns eine kleine Feier im gemeinsamen Hinterhof“, sagt Wade mit einem Blick auf Pinkie. „Nur unsere Freunde und Nachbarn.“

Meiner ach so damenhaften Schwester entfährt ein Prusten. „Euch ist schon klar, dass der ganze Hinterhof dazugehört? Alle Familien, die an diesem Hof wohnen, erheben Anspruch auf Pinkie. Und sie alle lieben euch beide … drei … vier."

Faylene lacht über Duchess' Versprecher. „Sie hat recht. Die Feier wird nicht so klein werden, wie ihr dachtet. Die Mobleys, die Wiggins, Beau Hampton, Asa und Katherine Hopper, der Doc und Clara, Malcom Connor, Rosa … und so weiter. Sie alle wohnen entweder am Hinterhof oder stehen in Verbindung zum Bahnhof. Ihr werdet die halbe Stadt einladen müssen."

Entsetzt reißt Pinkie die Augen auf und verbirgt das Gesicht überfordert in Wades Schulter. Er streicht ihr über die Wange und flüstert ihr etwas ins Ohr.

„Pinkie, Süße", sage ich und warte, bis sie aufblickt. „Wenn du möchtest, dass die Leute dir und deinem Baby helfen, machst du sie am besten zu einem Teil deiner Geschichte. Dann *wollen* sie dich und dein Kind beschützen. Wenn du sie zu deiner Hochzeit einlädst, werden sie für immer zu deiner Familie gehören."

Als ich sehe, wie Faylene die Stirn runzelt, weiß ich genau, was sie denkt: Bei Big Jim hat das nicht funktioniert. Ich hoffe schon fast, dass er auf Pinkies Hochzeit auftaucht, weil er es für seine Pflicht hält, die Eheschließung zu verhindern. Das würde ihm ähnlichsehen. Aber dann könnte Jubal ihn festnehmen und Barry nach Hause bringen.

29

Am nächsten Morgen sind wir immer noch damit beschäftigt, die Feinheiten von Pinkies Hochzeit zu planen. Nachdem ich die Kaffeekanne wieder auf die warme Herdplatte gestellt habe, setze ich mich zu Duchess, Sadie und Pinkie an den Küchentisch.

„Gut, die Hochzeit wird also am Samstagnachmittag stattfinden. Somit haben wir drei Tage für die Vorbereitungen. Gibt ja nicht allzu viel zu tun. Alle Gäste tragen etwas zum Hochzeitsessen bei. Der Doc und Beau Hampton sind dafür zuständig, die Tische aufzubauen." Ich trinke einen Schluck Kaffee, bevor ich frage: „Hab ich noch was vergessen?"

Pinkie zieht die Brille ab und haucht eins der Gläser an, bevor sie es mit einer Serviette putzt. „Keine Ahnung. Ich war noch nie auf einer Hochzeit. Bringen die Leute immer Essen mit?"

„Hier in den ländlichen Gemeinden der Südstaaten schon. Zumindest seit dem Bürgerkrieg." Wie immer rümpft Duchess die Nase, wenn sie dieses unerfreuliche Ereignis erwähnt. „Unsere Großmutter mütterlicherseits, Cora, ist auf einer Plantage aufgewachsen. Sie war erst neun, als der Krieg ausgebrochen ist und ihre Familie von Landbesitzern zu Farmpächtern wurde. Das war eine ziemliche Demütigung für sie. Grandma Cora hat Mutters Kopf mit Geschichten über den alten Süden gefüllt, die jedes Mal fantastischer wurden."

Mit einem ironischen Lächeln schüttelt Duchess den Kopf. „Und ich habe diese Märchen geglaubt. Mama hatte aber auch die Gabe, sehr lebendig zu erzählen. Wir konnten die Ballmusik förmlich hören und das Barbecue riechen." Duchess neigt den Kopf in meine Richtung. „Daher hat Maggie ihr schriftstellerisches Talent." Meine

Schwester steht auf, stellt ihre Tasse in die Spüle und lehnt sich dann an die Küchentheke. „Ich habe früher oft zum Fenster hinausgeschaut und beobachtet, wie Daddy mithilfe eines Maultiers die Felder gepflügt hat. Maggie ist ihm barfuß gefolgt, hat die Samen ausgestreut und sie mit Erde bedeckt. Dann habe ich mir oft gedacht: Wir sind ganz schön weit entfernt von Mamas Geschichten. Und ich habe mich gefragt, ob ihre Erzählungen wirklich wahr sind."

„Echt? Ich dachte, du hättest sie immer geglaubt. Du hast alles getan, was Mama sich für dich gewünscht hat."

Meine Schwester verschränkt die Arme. „Ja, natürlich habe ich das. Mamas Geschichten haben meine Tagträume und Fantasien geprägt. Du wolltest nie Teeparty mit mir spielen. Wenn du Daddy mal nicht bei der Arbeit helfen konntest, hast du deine Zeit bei den Tieren verbracht." Sie zuckt die Schultern. „Mama und Grandma haben Teepartys geliebt. Sie haben mir spielerisch beigebracht, wie man eine gute Gastgeberin ist. Deshalb hatte ich bereits ein paar gesellschaftliche Fähigkeiten, als ich geheiratet habe, auch wenn sie nur rudimentär waren."

„Trotzdem hat dein Mann erkannt, dass du Verstand hast. Er hat dich nie behandelt, als wärst du dumm." Mit gehobenem Zeigefinger mahne ich Pinkie: „Lass nie zu, dass Wade dich wie einen Dummkopf behandelt. Ich habe meinen Mann geliebt, aber er dachte, dass ich nicht schlau genug sei, um unsere Finanzen zu verstehen. Ha, ich wette, Cal hat auch Jimmy bestohlen!"

Pinkie richtet sich auf. „So ist Wade nicht. Er hat mir schon von seinen … ich meine, *unseren* Finanzen erzählt."

„Hat er etwas über Louella gesagt?", fragt Sadie. Sie und Louella sind bis zur fünften Klasse zusammen in die Schule gegangen. Danach musste Louella arbeiten gehen.

„Er hat gesagt, dass er sie weiter beschäftigen wird, weil ich bei *Parkers* arbeiten möchte. Aber ich werde nur arbeiten, wenn Ozzie in der Schule ist. Louella wird sich um den Haushalt kümmern und kochen."

Ich muss einfach fragen. „Wäre Wade damit einverstanden, dass du das Baby mit in den Laden nimmst?"

Pinkie legt beide Hände flach auf den Tisch. „Wieso fragst du, Maggie? Du hast doch gesagt, dass ich das Baby mitbringen darf, so wie du damals Barry mitgenommen hast. Hast du etwa deine Meinung geändert?"

Besänftigend lege ich meine Hand auf ihre. „Nein, habe ich nicht. Ich wollte nur wissen, ob Wade einverstanden ist."

Pinkie schnaubt. „Er muss einverstanden sein. Ihr seid doch die Tanten von unserem Baby."

Sie glüht förmlich vor Freude. Und sie hat recht. Lange bevor Wade verkündet hat, dass er Pinkie liebt und sie heiraten will, hatten wir bereits beschlossen, dass wir Pinkies Baby gemeinsam großziehen würden.

Ich stehe vom Tisch auf. „Das stimmt, Liebes. Jetzt müssen wir aber an die Arbeit gehen. Du, kleine Mama, ruhst dich erst mal aus. Ich habe eine Pastete fürs Mittagessen vorbereitet. Bitte schieb sie um halb elf in den Ofen und komm danach in den Laden."

***

Als Pinkie zu uns stößt, haben wir bereits ein paar Stunden gearbeitet. Ich bin froh, dass sie sich etwas ausgeruht hat. Für einen Donnerstagmorgen ist viel los. Pinkie löst mich an der Kasse ab und bedient Ida Clare. Während Duchess im Büro die Bankabrechnung fertig macht, ist Sadie an der Fleischtheke beschäftigt und ich fülle die Regale auf.

„Maggie, komm mal schnell!", raunt Pinkie plötzlich. Ihr angespannter Ton verheißt nichts Gutes.

Ich stelle die Makkaroni-Packungen ab und eile zu ihr. „Was ist … o weh!" Pinkie steht in einer Pfütze.

„Ich … ich … hab mir in die Hose gemacht." Sie verzieht das Gesicht und beginnt fast zu weinen.

Ida Clare starrt uns nur mit offenem Mund an.

„Ist ja gut, nicht weinen. Das ist ganz natürlich. Es ist zwar noch etwas früh, aber deine Fruchtblase ist geplatzt.“

„Geplatzt? Können wir sie wieder flicken?“

Lachend nehme ich Pinkies Arm, um sie in den Lagerraum zu führen. „Das ist nicht nötig. Dein Baby macht sich nämlich gerade auf den Weg.“ Ich hole ein Handtuch unter der Ladentheke hervor. „Stopf dir das zwischen die Beine und versuch, nach oben zu gehen. Ich hole den Doc.“ Dann rufe ich über die Schulter: „Ida Clare, sagst du bitte Wade Bescheid?“

Ida Clare ringt aufgeregt die Hände. „Natürlich. Bring sie nach oben. Ich gehe Wade holen“, ruft sie, während sie zur Tür hinauseilt.

Pinkie beginnt zu schluchzen. „Aber ... aber das B-B-Baby darf noch nicht kommen. Ich m-muss doch e-erst heiraten.“

Ich helfe ihr, das Handtuch unter ihren Rock und zwischen ihre Beine zu schieben. Dann nehme ich ihre Hände, blicke ihr in die Augen und atme ein paar Minuten nur ruhig mit ihr ein und aus, damit Pinkie sich beruhigt. Schließlich sage ich mit aufmunternder Stimme: „So, und jetzt drück die Oberschenkel zusammen. Halte die Knie eng beieinander, wenn du langsam die Treppe hochgehst. Es wird alles gut werden!“

„Ich versuch's. Beeil dich, bitte!“, fleht Pinkie, bevor sie wie eine Ente in Richtung Treppe watschelt.

Vor dem Büro bleibe ich kurz stehen und strecke den Kopf hinein. „Duchess, wir bekommen heute ein Baby! Pinkies Fruchtblase ist eben geplatzt.“

Meine Schwester springt auf. „O weh! Was ist mit der Hochzeit?“

„Momentan gilt meine einzige Sorge dem Baby. Ida Clare ist Wade holen gegangen.“

Duchess scheucht mich fort. „Geh du zu Pinkie. Du bist die Einzige von uns, die schon mal ein Baby zur Welt gebracht hat. Ich gehe den Doc holen und kümmere mich hier unten um alles.“

Auf der Treppe werde ich von Wade eingeholt. Er ist kreidebleich und kommt nicht allein – er zerrt Pastor Gordon und Emma hinter sich her. Wie hat er die nur so schnell auftreiben können?

Vor meiner Wohnungstür bleibe ich stehen. „Wade, wir können kein Publikum gebrauchen. Wir müssen in den nächsten Stunden ein Baby zur Welt bringen."

„Und das Baby braucht einen Namen."

Wade, unser Held, gibt nicht auf. Gerührt erwidere ich: „Na gut. Aber wartet bitte im Wohnzimmer und lasst mich erst mal nach Pinkie schauen."

Unsere werdende Mutter sitzt mittlerweile in einem hübschen Nachthemd auf der Bettkante.

„Alles in Ordnung?"

„Ja. Bisher ist nichts weiter passiert. Ich habe gehört, dass es wehtun soll, aber das tut es nicht."

Noch nicht. „Das ist gut, dein Verlobter hat nämlich den Pastor mitgebracht und ist fest entschlossen, dich zu heiraten, bevor das Baby geboren wird. Kannst du aufstehen?"

Pinkies Lächeln erhellt den Raum wie die Sonne. „Ja. Gehen wir!"

„Warte, Liebes! Du musst dir erst was überziehen."

Sie schaut an sich herab und errötet. „Oh."

Ich hole den schönen Morgenmantel hervor, den Duchess und ich für Pinkies Flitterwochen genäht haben. Sie kann ihn ebenso gut an ihrer Hochzeit tragen. Als ich ihr den Morgenmantel hinhalte, fangen wir beide an zu kichern.

„Da werden wir unserem Kind irgendwann eine lustige Geschichte zu erzählen haben", sagt Pinkie.

„Andererseits solltet ihr sie vielleicht besser für euch behalten."

Pinkie schlüpft in den Morgenmantel. In diesem Moment fliegt die Tür auf und Sadie und Duchess eilen herein.

„Ida Clare schließt den Laden ab und hängt ein Schild auf", erklärt Sadie keuchend. „Wie geht es dir?"

Pinkie fährt sich über die Haare und streicht eine lose Strähne hinters Ohr. „Gut. Meine Fruchtblase ist geplatzt, aber sonst ist noch nichts passiert. Lasst uns jetzt schnell mit der Hochzeit beginnen, bevor das Baby beschließt, dass es nicht länger warten will."

Wir gehen ins Wohnzimmer hinüber, wo Wade und Pastor Gordon bereits den Teppich aufgerollt und die Möbel aus dem Weg geräumt haben.

Wade eilt an Pinkies Seite. „Geht es dir gut, Liebling?"

„Ja. Aber wo ist Ozzie? Er muss dabei sein."

Sadie rennt zur Tür. „Ich gehe ihn und Louella holen."

„In Ordnung. Wade?" Pastor Gordon schlägt seine Bibel auf. „Hast du die Heiratserlaubnis?"

„Ja, nebenan. In meiner Wohnung."

„Kein Problem. Emma, gehst du sie bitte holen?"

„Natürlich", erwidert seine Frau nickend. An der Tür wendet sie sich noch einmal um. „Sollte Pinkie sich nicht setzen, bis wir so weit sind?"

Duchess und ich führen Pinkie zum Sofa. „Warte!", rufe ich, bevor sie sich hinsetzt. „Lass mich ein Handtuch unterlegen. Für alle Fälle."

Wade spricht mit dem Pastor, während wir Pinkie helfen, sich aufs Sofa zu setzen. Wenig später kehrt Sadie mit Louella und Ozzie zurück, gefolgt von Emma, die mit dem Dokument wedelt. Mein Wohnzimmer ist nun brechend voll.

Pastor Gordon nickt Pinkie zu. Es kann losgehen. Nachdem wir Pinkie hochgeholfen haben, hält Wade sie stützend am Arm. Sein zärtlicher Blick treibt mir die Tränen in die Augen. Pinkie wird sehr geliebt werden.

„Liebe Geschwister, wir sind hier etwas übereilt versammelt, um …"

Während Pastor Gordon weiterspricht, lasse ich Pinkie nicht aus den Augen. Unter ihrem seidenen Morgenmantel zieht sich ihr Bauch sichtbar zusammen. Pinkie dreht den Kopf zu Wade, dann reißt sie die Augen und den Mund auf.

„Ah … “ Sie krümmt die Schultern und beugt sich vor. „Ooh!“

Wade wird leichenblass und Pastor Gordon beginnt so schnell zu sprechen, dass ich kaum noch ein Wort verstehe.

„Pinkie, willst du Wade zum Ehemann nehmen?“, fragt er schlussendlich.

„Ja. Ja! Aaauu!“

„Wade, willst du –?“

„Ja! Weiter!“

„Wo ist der Ring?“

„Hier.“

„Na, dann steck ihn Pinkie an!“

„Ach ja. Richtig. Liebling, gib mir deine Hand.“

Als Pinkie die Hand hochreißt, stößt sie Wade ihren Daumen ins Auge. „Au!“

Doch der gute Wade lässt den Ring nicht los und schafft es, ihn Pinkie über den Finger zu streifen.

„Hiermit erkläre ich euch zu Mann und Frau. Jetzt bring sie ins Bett, Wade. Ich meine … ach du liebe Güte!“

Alle lachen schallend auf – außer Wade und Pinkie. Er nimmt sie auf den Arm und küsst sie, während er sie ins Schlafzimmer trägt. Der Doc wartet bereits an der Tür und scheucht Wade aus dem Zimmer. Dann winkt er Emma und mich herbei. Wir folgen ihm ins Schlafzimmer.

Pinkies Wehen haben jetzt richtig eingesetzt. Sadie bringt heißes Wasser herauf.

Ich nehme den Eimer entgegen. „Bitte Wade, noch einen Eimer Wasser aufzusetzen. Und er soll Kaffee kochen. Den werden wir brauchen. Außerdem hat Wade dann etwas zu tun.“

Nachdem der Doc Pinkie untersucht und festgestellt hat, dass es wahrscheinlich noch bis zum Abend dauern wird, hilft Emma ihr wieder auf die Beine. Sie soll im Zimmer auf und ab laufen, um die Geburt zu beschleunigen.

Nach einer Weile sagt Emma: „Ich denke, sie kann sich jetzt ein bisschen ausruhen und Kraft sammeln." Vorsichtig lassen wir Pinkie aufs Bett sinken.

Dann kehrt Sadie zurück und setzt sich neben Pinkie. Sie reicht unserer kleinen Mama einen Stock, der etwa so dick wie ein Männerdaumen ist. Ein Lederriemen hält den Stoff zusammen, der um den Stock gewickelt ist. „Beiß da drauf, wenn die Schmerzen zu stark werden."

Die Angst steht Pinkie ins Gesicht geschrieben, aber sie nimmt den Stock mit entschlossener Miene entgegen.

„Und denk dran", sagt Sadie, „du hast Stahl in deinen Adern. Nutze es, wenn die Zeit kommt, dieses Baby rauszupressen."

Während die Stunden vergehen, wird es warm und stickig im Schlafzimmer. Ich öffne ein Fenster, um etwas frische Luft hereinzulassen. Wade klopft ungefähr alle dreißig Minuten an die Tür. Der Arme ist völlig aufgelöst vor Sorge – verständlich, da seine erste Frau bei der Geburt von Ozzies Bruder gestorben ist. Der kleine Walter hat es auch nicht geschafft.

Ich gehe nach unten, um noch einmal Wasser aufzusetzen, Kaffee zu kochen und Sandwiches zu machen.

Wade kommt schnuppernd in die Küche gelaufen. „Ich könnte einen Kaffee vertragen."

Während ich darauf warte, dass das Wasser im Kessel kocht, versuche ich, Wade zu beruhigen. Zwischen den Kaffeetassen auf dem Tisch tätschele ich ihm die Hand. „Pinkie hat ein gebärfreudiges Becken, Wade. Der Doc ist zuversichtlich. Wenn er Zweifel hätte, würde er sie nach Hazlehurst ins Krankenhaus bringen."

Mein Freund fährt sich mit den Fingern durchs Haar. „Ich weiß. Ich vertraue dem Doc ja. Es ist nur … sie ist noch so jung."

Lächelnd erwidere ich: „Du müsstest sie jetzt sehen, Wade. Sie ist alterslos. Vielleicht ist es der Instinkt? Auf jeden Fall ist sie sehr stark. Es ist erstaunlich – sie hat noch kein einziges Mal geschrien." Als das

Wasser kocht, nehme ich es vom Herd. „Wir müssen das Wasser nach oben bringen."

Wade springt auf und nimmt mir den Eimer ab. „Ich mach das."

Als wir die Schlafzimmertür öffnen, herrscht dort ein geschäftiges Treiben. Anscheinend ist in den letzten Minuten einiges vorangegangen. Emma reißt Wade sogleich den Eimer aus der Hand und scheucht ihn hinaus. Sadie sitzt hinter Pinkie und stützt sie. Pinkie ist jetzt in den Presswehen.

„Maggie, hilf ihr!", sagt der Doc, während er sich zu Pinkies Füßen setzt. „Halt ihr rechtes Knie fest."

Sadie greift derweil über Pinkies Schulter, umfasst ihr linkes Knie und zieht daran. Ich setze mich vor Pinkie und halte ihr rechtes Knie fest. Sie grunzt und läuft vor Anstrengung rot an. Der Doc legt das Tuch für das Baby zurecht. Pinkie keucht.

„Gut, meine Liebe. Ich glaube, bei der nächsten Wehe wird das Baby da sein."

Einige Sekunden später beginnt Pinkie, schneller zu atmen. Dann hält sie die Luft an und presst. Sadie und ich pressen mit.

„Stopp!", ruft der Doc plötzlich. „Warte einen Moment. Ich kann den Kopf des Babys sehen." Er befreit das Kind von der Nabelschnur, die sich um den Hals gelegt hat. „Uuund … fertig. Gut, press weiter!"

Nach einer letzten Anstrengung ist ein kräftiger Schrei zu hören.

Der Doc hält das zappelnde Neugeborene hoch, sodass alle es sehen können. „Es ist ein Mädchen!", verkündet er.

Emma nimmt das Baby entgegen und säubert den kleinen Mund und die winzige Nase, dann legt sie es Pinkie auf die Brust. Die Szene verschwimmt vor meinen Augen, als ich an meinen eigenen Sohn denken muss. Pinkie zählt die winzigen Finger und Zehen ihres kleinen Mädchens und knuddelt es dann vorsichtig. „Sieh mal, Maggie, ihre Augenbrauen sind nicht weiß! Sie hat keinen Albinismus." Freudentränen kullern über ihr Gesicht.

Nach einigen Minuten nehme ich die Kleine sanft hoch, wasche sie und wickele sie in ein weiches Deckchen, während der Doc sich um Pinkie kümmert.

Als ich das Neugeborene seiner Mutter zurückgebe, schaut Pinkie zu uns auf. „Ich danke euch. Wade und ich hatten vorab entschieden, dass unser Kind Magnolia Duchess Sadie heißen soll, wenn es ein Mädchen wird."

Die Liebe zu meiner Namensvetterin und ihrer Mama überwältigt mich schier. Und dann fällt es mir siedend heiß ein: „Ach, du meine Güte! Da ist ja noch ein sehr aufgeregter Daddy im Wohnzimmer und wartet darauf, endlich seine Frau und die kleine Maggie zu sehen."

Meine Schwester streckt mir die Zunge raus. „Ich glaube, du meinst die kleine Duchess."

Sadie schnaubt. „Ich sage ihm, dass die kleine Sadie jetzt bereit ist, ihren Daddy kennenzulernen." Mit diesen Worten verlässt sie als Erste das Zimmer.

Pinkie starrt uns mit großen Augen an, dann kichert sie. „Das könnte ein Problem geben. Mein armes Mädchen wird nicht wissen, auf welchen Namen sie hören soll."

„Natürlich wird sie das. Und je nachdem, welchen Namen sie hört, wird sie wissen, wer sie gerufen hat", erwidert Duchess lachend.

Wir verlassen den Raum und schicken Wade hinein. Erschöpft lasse ich mich aufs Sofa fallen, Duchess auf der einen Seite und Sadie auf der anderen. Wir sind zu müde, um zu reden, was schon etwas heißen will. Ich schließe die Augen und lächele bei dem Gedanken an Pinkies süße kleine Tochter.

Ein paar Minuten später kommt Wade mit der kleinen Maggie auf dem Arm ins Wohnzimmer. „Sie ist wunderschön. Genau wie ihre Mama", flüstert er voller Ehrfurcht.

Ich lächle. Dieses Kind wird sich nie fragen, wer sein Daddy ist.

Wade dreht sich um und kehrt ins Schlafzimmer zurück.

Duchess' Blick folgt ihm und sie kichert. „Wenn die kleine Duchess älter ist, wird ihr Daddy ganz bestimmt ihr großer Held sein."

Sadie reckt das Kinn. „Du meinst die kleine Sadie."

„Sie meint die kleine Maggie."

Sadie schiebt sich eine Nelke in den Mund. „Ich nehme an, dass wir die Hochzeitsfeier jetzt um ein paar Wochen verschieben müssen."

Ich nicke und schaue zum Himmel. „Und vielleicht – nur vielleicht – ist dann auch mein Barry dabei."

30

Am nächsten Morgen klopft es an der Tür. Es ist noch etwas früh für Besuch, aber ich mache trotzdem auf. Vorhin war schon Sadie da, dann kamen Alice Wiggins und Ida Clare Mobley. Diesmal steht Bessie Mae mit einem kleinen Päckchen vor der Tür.

„Kommen Sie rein. Ist das fürs Baby?"

„Ja, Ma'am. Und da ist auch was für Mister Wade und Mrs Pinkie drin." Sie streckt mir das bunt eingepackte Geschenk hin. „Ich hab auch was beigesteuert."

Da ich ihren Stolz nicht verletzen will, indem ich sage, dass es nicht nötig gewesen wäre, umarme ich sie bloß. „Pinkie wird gerührt sein. Und Wade auch. Gehen Sie ruhig rein zur kleinen Maggie."

Bessie Mae hebt die rechte Augenbraue, während sie die linke nach unten zieht. „Die kleine Maggie? Ihre Schwester hat gesagt, dass das Kind Duchess heißt."

„Ehrlich gesagt heißt sie Magnolia Duchess Sadie Rowntree."

Bessie Mae lacht aus voller Kehle. „Ach so ist das." Dann folgt sie mir ins Schlafzimmer. „Ganz schön viele Namen für so 'n kleines Ding."

Als ich ins Wohnzimmer zurückkehre, schließt Duchess gerade die Haustür hinter Rosa Perez und Myrtle Davis, die ebenfalls Geschenke bringen. Meine Schwester führt die beiden in Pinkies Zimmer. Durch die Tür kann ich einen Blick auf Wade erhaschen, der seine kleine Tochter auf dem Arm hält. Ein Mann könnte nicht stolzer sein.

„Die Leute von Rivers End sind so großzügig." Duchess setzt sich neben mich aufs Sofa und schenkt sich eine Tasse Tee ein. „Dabei sind die Geschenke gar nicht teuer – ganz anders als die Sachen, die wir unseren Freunden in Atlanta geschenkt haben.“ Sie sieht mich aus dem Augenwinkel an, während sie ihren Tee schlürft.

Das mag stimmen, aber es ist trotzdem eine merkwürdige Aussage. „Natürlich. Ihr wart damals ja auch reich.“

Duchess stellt die Tasse auf den Couchtisch und dreht sich zu mir um. „Nein, nein, so meinte ich das gar nicht. Ich sage nur, dass die Leute hier aus Liebe schenken und nicht aus Pflichterfüllung. Wir haben früher meistens unser Hausmädchen beauftragt, ein Geschenk für ein Neugeborenes zu kaufen. Für Hochzeitsgeschenke haben wir in einem Geschäft angerufen und etwas liefern lassen. Wir haben uns nicht viele Gedanken gemacht, außer vielleicht darum, wie viel wir ausgeben müssen, um mit den Inmans, den Calhouns oder den Rhodes mitzuhalten.“

Ihre Antwort überrascht mich noch mehr. „Ihr habt nur etwas geschenkt, um mit den anderen mitzuhalten?“

„Nein, aber diesen Gedanken hatte ich schon immer im Hinterkopf. Um unsere Stellung in der Gesellschaft zu wahren, mussten wir die Erwartungen erfüllen.“ Sie zieht die Füße an und setzt sich drauf. „Ich meinte nur, dass die Geschenke für Wade und Pinkie wirklich … Ach Mensch, wie geht denn dieser Bibelvers von der Witwe und dem Scherflein noch mal? Das meine ich. Bessie Mae hat Pinkie einen Dollar gegeben. Das ist ein riesiges Opfer für sie. Aber sie hat es gern gemacht und ganz gewiss ohne einen Gedanken daran zu verschwenden, was die anderen geschenkt haben. Pinkie wird sich umso mehr darüber freuen, weil es ein so großes Opfer war.“

Ich verstehe, was meine Schwester meint, und liebe und bewundere sie sehr dafür. Wenn ich auch nur halb so weise sein könnte wie sie, wäre ich schon zufrieden.

Als die letzten Besucher gegangen sind, kommt Wade ins Wohnzimmer. „Pinkie würde jetzt gern in unsere Wohnung ziehen. Glaubst du, dass wir sie schon bewegen können?“

Ich beginne, die Kaffeetassen einzusammeln. „Ja, aber ich würde warten, bis du von der Arbeit zurück bist. Sie sollte noch nicht allein bleiben."

„Ich hab mir schon ein paar Tage freigenommen."

Kluger Mann. „Dann geht es natürlich. Pinkie sollte aber nichts heben, das schwerer als das Baby ist. Und bring sie direkt ins Bett. Du kannst ja ihre Kleidung für sie einräumen."

Sadie reicht mir ihre Tasse. „Ich helfe ihnen", sagt sie und folgt Wade ins Schlafzimmer. Es dauert nur wenige Minuten, bis sie Pinkies Sachen gepackt und nach nebenan gebracht haben. Dann kehren sie zurück. Wade nimmt seine Frau hoch, während Sadie das Baby trägt.

„Warte, Wade", bittet Pinkie ihren Mann, als sie an der Tür sind. „Maggie, wie kann ich dir nur danken? Ich weiß nicht, was ohne deine Hilfe aus mir geworden wäre. Ich wäre ganz sicher nicht heut mit diesem großartigen Mann verheiratet." Liebevoll lächelt sie Wade an.

Mein Herz wird warm. Ich werde Pinkie hier sehr vermissen. „Liebes, du warst vom ersten Tag an ein Segen für uns. Geh jetzt. Es ist ja nicht so, als würdest du Rivers End verlassen."

Lächelnd schließe ich die Tür hinter ihnen. Duchess sammelt die letzten Kaffeetassen ein und stellt sie auf ein Tablett, um sie in die Küche zu bringen. „Es wird seltsam ruhig sein ohne sie." Duchess starrt seufzend zur Schlafzimmertür. „Ich werde das Bett frisch beziehen. Danach habe ich noch was anderes vor, aber morgen werde ich die Bettwäsche waschen."

„Brauchst du Hilfe?"

„Nein, danke." Da Duchess nicht weiter darauf eingeht, stelle ich keine Fragen. Wenn ich wieder in mein eigenes Schlafzimmer zurückziehen will, muss ich mich jetzt an die Arbeit machen.

Nachdem Duchess die schmutzige Bettwäsche in den Wäscheschacht geworfen hat, setzt sie ihren Hut auf und zieht die Handschuhe an. „Ich bin in ein paar Stunden zurück. Ich nehme R. W.s Auto."

Bevor ich sie fragen kann, wohin sie fährt, ist Duchess bereits verschwunden. Da sie nicht verkleidet ist, wird sie wohl nicht nach Big Jim suchen gehen.

Neugierig schiebe ich zwei Lamellen der Jalousie am vorderen Fenster auseinander, um meine Schwester zu beobachten. Sie überquert die Straße und verschwindet hinterm Bahnhof. Ich kann mir beim besten Willen nicht vorstellen, wohin sie fährt oder was sie vorhat.

***

Heute ist den ganzen Tag Betrieb im Laden, aber nie so viel, dass ich es nicht allein schaffen würde. Die meisten wollen bloß über die kleine Maggie reden. Sadie stößt gegen 10 Uhr dazu und berichtet, dass Wade gut zurechtkommt. „Nach der tausendsten Runde Quartett mit Ozzie kam ich mir wie das dritte Kleeblatt auf der Kreuz-Zwei vor."

„Nun, ich bin froh, dass du hier bist. Ich habe mich einsam gefühlt", sage ich, während ich einen Apfel aus dem Korb nehme und ihn mit einem Tuch abreibe.

Sadie schaut sich im Laden um. „Wo ist Duchess?"

Ich zucke die Achseln, lege den Apfel zurück und suche einen anderen aus. „Sie ist mit R. W.s Auto irgendwohin gefahren."

„Ach so. Na ja, wir brauchen alle mal ein bisschen Abstand. Vielleicht hat es sie traurig gestimmt, Pinkies Baby zu sehen."

Natürlich, das wird es sein! Sadie ist so einfühlsam. Arme Duchess.

Sadie schnappt sich ein Tuch. „Sollen wir alle Äpfel polieren?"

„Nur die oberste Schicht, damit der Korb einladend aussieht." Eigentlich war es nur ein Zeitvertreib. „Irgendwas stimmt heute nicht mit mir. Ich bin aus dem Lot. Keine Ahnung, woran es liegt, aber ich kann mich einfach nicht konzentrieren. Die arme Granny Belle hat vorhin zehn Pfund Mehl und vier Äpfel gekauft und ich habe ihr vier Pfund Mehl und zehn Äpfel berechnet. Glücklicherweise hat sie nur gelacht und mich gefragt, wo ich meinen Kopf gelassen hätte." Ich verziehe das Gesicht.

Bevor Sadie mir einen weisen Rat geben oder mich ermutigen kann, kommt Emma herein, um Kaffee und Eier zu kaufen. „Ach ja, bitte gib mir auch noch ein Pfund Speck, Maggie."

In der folgenden Stunde haben wir viel zu tun. Ich stehe an der Kasse, während Sadie sich um die Fleischtheke kümmert.

„Maggie!" Duchess ist zurück und kommt in den Laden gerannt. „Schnapp dir Sadie und komm! Ich hab ihn gefunden und gehe jetzt Jubal holen."

Verständnislos blinzle ich meine Schwester an. Sie spricht so schnell, dass ich ihr nicht folgen kann. „Wen hast du gefunden und warum … " Plötzlich dämmert es mir. „Big Jim? Du hast Big Jim gefunden?" Hilfe suchend drehe ich mich im Kreis, während Duchess schon wieder zur Tür hinausrennt. „Emma! Kannst du dich bitte um den Laden kümmern oder ihn schließen? Duchess hat Big Jim gefunden! Jemand soll Faylene Bescheid geben. Wir haben Barry gefunden! Sadie? Gehen wir!"

Wir erreichen gleichzeitig die Tür und stürmen nach draußen. Das Auto steht vor dem Laden und Duchess sitzt am Lenkrad. „Kommt schon, steigt ein! Wir müssen Jubal holen."

Eilig steigen wir ins Auto. Mein Herz rast und ich ringe nach Luft. Duchess lässt den Motor aufheulen, legt hektisch den Gang ein und würgt das Auto ab. Sogleich springt Sadie hinaus und kurbelt den Motor erneut an. Dann steigt sie wieder ein. Duchess lässt die Kupplung kommen. Diesmal geht der Motor nicht aus. Wir fahren los.

Vor dem Büro des Sheriffs bleibt Duchess mit laufendem Motor im Wagen sitzen, während ich hineineile.

„Jubal!" Das Büro ist leer. O nein, bitte nicht heute! „Jubal? Sind Sie da?"

Eine Stimme schallt aus dem Bereich mit den Zellen herüber. „Ich bin hier hinten. Einen Moment!"

„Beeilen Sie sich! Ich bin's, Maggie Parker. Duchess –"

„Ich kenne Ihre Stimme, Maggie." Jubal kommt herein, während er sich die Hände an einem Handtuch abtrocknet. „Was hat Sie denn so in Aufruhr versetzt?“

„Duchess hat Big Jim gefunden. Kommen Sie!“

Jubal verschwendet keine Zeit mit Fragen, sondern schnappt sich nur seinen Hut von einem Haken neben der Tür. „Ich folge Ihnen mit meinem Auto.“ Neben R. W.s Auto hält er kurz an, um Duchess zu fragen, wo sie Big Jim gesehen hat.

„In Baxley“, sagt sie, während sie vom Fahrersitz hüpft. „Maggie, nimm du das Auto. Ich fahre bei Jubal mit.“

Verwirrt starre ich sie an. „Aber ich weiß doch gar nicht, wo wir hinmüssen.“

„Nein, Maggie. Du folgst uns natürlich. Ich muss Jubal erzählen, was ich herausgefunden habe. Ich erkläre es dir später. Los, wir haben keine Zeit zu verlieren!“

Das ergibt Sinn. Als ich gerade in den Ford steigen will, sehe ich, dass Sadie bereits auf dem Fahrersitz Platz genommen hat. Gott sei Dank. Ich könnte jetzt sowieso nicht fahren. Ich springe auf den Beifahrersitz und wir rasen los.

„Verlier Jubal nicht!“

Sadie wendet den Blick nicht vom Auto des Sheriffs ab. „Keine Sorge, Liebes. Ich frage mich, was Duchess wohl herausgefunden hat.“

„Natürlich hat sie Barry gefunden. Ganz sicher! Zumindest glaube ich das ...“ Ich wende mich zu ihr um, während ich eine Hand aufs Armaturenbrett stütze. „Sadie, was, wenn sie Big Jim gefunden hat, aber Barry nicht da ist? Ich glaube nicht, dass ich das verkraften würde.“

„Hör auf damit! Du machst dir nur unnötig Sorgen. Hab Vertrauen, Maggie!“

Plötzlich habe ich das Gefühl, eine Eingebung von Gott zu bekommen. „Du hast recht. Gib Gas! Ich werde gleich meinen Jungen wiedersehen!“

Die nächste Stunde vergeht im Schneckentempo, obwohl wir so schnell fahren, wie wir uns auf dieser Straße trauen.

„Ich frage mich, was Duchess Jubal zu erzählen hat. Es ist kaum auszuhalten, so nah dran zu sein und trotzdem nichts mitzubekommen." Ungeduldig beuge ich mich vor. Warum, weiß ich nicht, schließlich fährt das Auto dadurch auch nicht schneller.

Endlich kommt der Stadtrand von Baxley in Sicht. Jubal fährt den Wagen auf einen Wiesenstreifen neben der Straße und hält an. Wir parken neben ihm und steigen aus. Jubal und Duchess warten, bis wir da sind.

Dann erklärt uns der Sheriff seinen Plan. „Duchess hat eine wichtige Entdeckung gemacht." Er sieht sie voller Bewunderung an. Unglaublich – das ist das erste Mal, dass ich eine Gefühlsregung auf seinem Gesicht sehe. „Auf ziemlich clevere Weise, muss ich sagen. Vor ein paar Wochen hat Duchess da, wo sie Big Jim zuletzt gesehen hat, ein Maklerbüro besucht und behauptet, sie wolle ein Haus in der Gegend mieten. Dann hat sie mit dem Makler immer mal wieder einige Häuser besichtigt, bis sie schließlich Big Jim erneut gesehen hat."

Fassungslos starre ich Duchess an. „Warum hast du mir denn nichts davon erzählt?"

„Das war vorgestern. Es kam so viel zusammen und bevor ich es dir erzählen konnte, haben Pinkies Wehen eingesetzt."

„Gut, was ist dann passiert?"

Duchess lehnt sich lässig an den Kotflügel und stützt die Ellenbogen auf die Motorhaube. „Nun ja, ich habe den Makler ganz beiläufig gefragt, ob er den Mann kenne, weil er mir bekannt vorkäme. Das hat der Makler bejaht und mir erzählt, dass der Mann James Sullivan heiße. Der Makler hat ihm und seiner Frau ein Haus verkauft. Also habe ich gefragt, wo dieses Haus steht. Er hat mir völlig ahnungslos die Adresse gegeben. Heute Morgen bin ich hingefahren und habe gesehen, wie diese Miss Ferguson ins Haus gegangen ist. Wenig später kam Big Jim heraus."

Ich kann das alles kaum begreifen. „Seine *Frau*? Das ist Bigamie! Hast du Barry gesehen?"

„Nein, aber ich habe ein Spielzeugauto im Hof liegen sehen."

Um uns herum sind nur Geschäfte. „Wo ist das Haus? Und wie werden wir vorgehen?" Ich mache mir nicht die Mühe, mehr über die Frau in Erfahrung zu bringen. Noch nicht. Zumindest weiß ich jetzt, warum Big Jim Geld gebraucht hat. Dieser verdorbene, nichtsnutzige …

Jubal hebt die Hände. „Ihr werdet erst mal nur das Haus beobachten. Ich hole den örtlichen Polizeichef zu Hilfe. Duchess, Sie fahren zu der Straße und parken den Wagen mindestens fünf Häuser von Big Jims Haus entfernt. Verhalten Sie sich unauffällig, aber beobachten Sie, ob jemand hineingeht oder herauskommt. Gehen Sie auf keinen Fall zur Tür. Wir wollen nicht riskieren, dass die beiden durch die Hintertür fliehen oder Barry etwas antun. Ich komme, sobald ich kann."

„Glauben Sie wirklich, dass sie Barry was antun würden?"

Jubal legt mir eine Hand auf die Schulter. „Ich weiß es nicht, aber wir wollen nichts riskieren. Verzweifelte Menschen greifen manchmal zu verzweifelten Maßnahmen."

Während Jubal die Polizeistation aufsucht, steigen wir wieder in den Ford. Sadie kurbelt den Motor an und Duchess lässt ihn aufheulen. Als Sadie eingestiegen ist, fahren wir in eine ganz gewöhnliche Straße. Wie kann es sein, dass die Nachbarn nicht bemerkt haben, dass ein Entführer in ihrer Mitte lebt?

Ein paar Minuten später fährt Duchess an den Straßenrand und hält an. „Da ist das Haus." Sie deutet nach vorne.

Mit zusammengekniffenen Augen mustere ich den unscheinbaren braunen Bungalow. „Und der Makler hat gesagt, dass er dieses Haus an Big Jim und seine *Ehefrau* verkauft hat? Woher weiß er, dass sie verheiratet sind?"

„Weil er in die Kirche geht, in der" – Duchess schaut mir in die Augen – „die beiden geheiratet haben."

Sadie schnappt nach Luft. „Geheiratet? Willst du damit sagen, dass

Big Jim diese Frau wirklich geheiratet hat? Er ist doch schon verheiratet!"

„Verheiratet und – runter!", quiekt Duchess auf einmal. Wir ducken uns.

„Was ist los?", frage ich, während ich versuche, übers Armaturenbrett zu spähen, ohne gesehen zu werden.

„Die Tür ging auf und Big Jim kam raus." In der Nähe wird ein Motor angelassen. Duchess nimmt den Hut ab und hebt ein wenig den Kopf, um zwischen den Streben des Lenkrads hindurchzublicken. Dann richtet sie sich auf. „Er fährt in die andere Richtung. Kommt mit! Wir werden nicht länger warten."

Eilig krabbeln wir aus dem Wagen und rennen die Straße entlang. Als wir das Haus erreichen, drücke ich auf die Klingel. Mein Magen verkrampft sich und meine Handflächen sind feucht.

Duchess stellt sich vor mich.

Als die Tür aufgeht, steht die „Sozialarbeiterin" mit den mausbraunen, streng zurückgebundenen Haaren vor uns – die Frau, die sich Barry geschnappt hat. „Ja? Wie kann ich Ihnen helfen?"

„Sind Sie Mrs Sullivan?"

„Ja", erwidert sie, während sie Duchess mit eisigem Blick mustert. „Und wer sind Sie?"

In diesem Moment trete ich vor. „Sie haben meinen Sohn." Die Frau reißt die Augen auf, als sie mich erkennt, und versucht, die Tür zu schließen. Doch ich schubse sie beiseite und stürme ins Empfangszimmer. „Barry? Wo bist du?", rufe ich.

Die hohe, aufgeregte Stimme meines Sohns erklingt aus einem Zimmer weiter hinten in einem dunklen Gang. „Mama? Mama! Ich bin hier!"

Fergie hält mich am Arm fest, aber ich reiße mich los. Duchess packt Fergie an der Schulter, hebt die Faust und schlägt der Frau mitten ins Gesicht. Sie geht zu Boden wie ein Boxer im Ring. Fassungslos starre ich Duchess an, die sich die Faust reibt, während sie sich auf

Fergie setzt. Sadie reißt unterdessen die Raffhalter von den Vorhängen ab und fesselt die Frau damit.

„Mama? Wo bist du?"

Ich renne zu dem Zimmer, aus dem die Stimme meines Jungen erklingt. Die Tür ist verschlossen. „Warte, Barry! Ich muss den Schlüssel suchen."

Als ich wieder ins Empfangszimmer komme, sitzen Duchess und Sadie auf Fergie oder wie auch immer sie heißt. Sie ist wieder bei Bewusstsein und heult und stammelt.

Ich beuge mich zu ihr hinab und setze eine möglichst bedrohliche Miene auf. „Wo ist der Schlüssel?"

„Jimmy hat ihn."

Jimmy? „Sperrt er seinen Enkel jeden Tag ein?"

„Das Kind versucht ständig abzuhauen."

„Was hatten Sie erwartet? Sie haben ihn entführt. Sie wissen schon, dass Sie dafür ins Gefängnis kommen, oder?"

Fergie bricht in Tränen aus. Am liebsten würde ich sie schlagen, wie Duchess es getan hat. Aber momentan ist mir Barry wichtiger. Schnell kehre ich zu seinem Zimmer zurück. „Geh von der Tür weg, Barry! Ich werde versuchen, sie aufzubrechen", rufe ich. Dann nehme ich so viel Anlauf, wie ich in dem schmalen Flur kann, und werfe mich gegen die Tür. Ich pralle ab wie ein Flummi.

In diesem Moment fliegt die Haustür krachend auf und eine forsche Stimme befiehlt: „Keine Bewegung!"

„Jubal!", rufe ich, während ich ins Wohnzimmer zurückeile. Der Sheriff hat drei Polizisten mitgebracht. „Barry ist hier hinten, aber die Tür ist verschlossen und Big Jim hat den Schlüssel. Er ist nicht hier."

Der Sheriff scheucht mich in den Gang zurück. „Zeigen Sie mir, wo Barry ist."

Er stellt sich dicht vor die Tür, die ich ihm zeige, und sagt dann in ruhigem Ton: „Barry? Hier ist Sheriff Lee. Geh von der Tür weg, mein Junge."

Händeringend rufe ich: „Tu, was er sagt, Barry. Ich bin auch hier, mein Schatz."

„Alles gut, Sheriff. Ich bin im Schrank." Mein kluger Junge.

Jubal lehnt die Schulter an die Tür und drückt dagegen. Testet er die Dicke der Tür? Das Holz ächzt. Dann tritt der Sheriff einen Schritt zurück und rammt die Tür mit der Schulter. Splitternd fliegt sie auf. Als Jubal und ich ins Zimmer stürmen, kommt Barry aus dem Schrank gehüpft und rennt in meine Arme.

„Mama! Ich wusste, dass du kommst."

Ich kann nicht sprechen und bin zu nichts in der Lage, außer meinen Sohn im Arm zu halten. Als ich mit den Händen durch seine Locken fahre, fällt mir auf, dass sie zu lang sind. Ansonsten scheint es Barry aber gut zu gehen. Ich drücke ihn fest an mich. Dann gebe ich ihm einen Kuss. Er schlingt seine kleinen Arme um meinen Hals und drückt mich so fest, dass ich kaum noch Luft bekomme. Als ich endlich einatmen kann, steigt mir ein furchtbarer Gestank in die Nase.

„Barry, haben Sie dich etwa nicht auf Toilette gehen lassen?"

„Nur, wenn Granddaddy hier war. Ansonsten musste ich den Eimer benutzen."

Ich drehe mich zu Jubal um. „Wenn dieser Mann zurückkommt, drehe ich ihm eigenhändig den Hals um."

„Das wird nicht nötig sein", sagt Jubal, während er den Eimer mit einem großen Buch abdeckt. „Ich werde dafür sorgen, dass er den Rest seines Lebens hinter Gittern verbringt."

Die Erleichterung über diese Zusicherung des Sheriffs schwindet, als eine barsche Stimme im Wohnzimmer ertönt: „Was ist hier los?"

Big Jim! Jubal rennt zur Tür hinaus. Ich drücke Barry noch fester an mich und kämpfe gegen meinen Fluchtimpuls an. Gemeinsam kauern wir uns hinters Bett.

„James Parker, Sie sind verhaftet wegen der Entführung von Barry Parker!"

Schnelle Schritte und das Klirren von zerbrechendem Glas erklingen.

Fergie kreischt.

Ein dumpfer Aufprall lässt die Wände erbeben.

Dann kracht es laut und ein Mann stöhnt.

Ich drücke Barry fester an mich. Plötzlich wird es still.

Ein metallisches Klicken ertönt.

„Das war's, Parker." Jubal hat ihn.

Barry und ich schleichen uns aus dem Schlafzimmer. Ich halte Barry hinter mir versteckt, während ich ins Wohnzimmer spähe. Big Jim liegt mit gefesselten Händen neben Fergie am Boden. Einer der Polizisten von Baxley hilft gerade Duchess und Sadie hoch. Ein anderer legt Fergie Handschellen an. Endlich sind wir alle in Sicherheit.

Ich hebe Barry auf meine Hüfte und trete neben den Sheriff. „Die beiden sind durch und durch böse. Ich weiß nicht, wie Big Jim seinem Enkel so etwas antun konnte. Sie haben ja gesehen, dass sie meinen Sohn eingesperrt haben wie ein Tier."

Jubal nickt, ohne den Blick von meinem Schwiegervater abzuwenden. „Sie werden für eine lange Zeit ins Gefängnis wandern, Big Jim. Ihnen wird nicht nur Kindesentführung vorgeworfen, sondern auch Bigamie."

Big Jim schaut erst Jubal und dann mich wütend an. Dann setzt er sich auf. „Ich werde –"

Doch Jubal stellt einen Fuß auf Big Jims Schulter und drückt ihn wieder nach unten. „Halten Sie den Mund! Die *Good Old Boys* würden über viele Dinge hinwegsehen, Parker. Aber Entführung und Bigamie gehören nicht dazu." Dann wendet er sich an den örtlichen Polizeichef. „Sperren Sie ihn ein. Ich werde Hazlehurst bitten, in ein paar Tagen einen Gefängniswagen für ihn zu schicken."

Der Polizeichef salutiert Jubal. „Zu Befehl, Sheriff. Wir haben eine hübsche kleine Zelle für Mistkerle wie ihn parat."

Ich lege eine Hand auf Jubals Arm. „Vergessen Sie seine *Ehefrau* nicht. Sie ist seine Komplizin. Sie hat gewusst, dass Barry mein Sohn ist, und hat Big Jim geholfen."

Jubal nickt dem Polizisten zu, der gerade „Miss Ferguson“ auf die Beine zieht. „Sperren Sie die Frau auch ein. Die Anklage lautet auf Entführung, Kindesmissbrauch und Vernachlässigung.“

Während ich Barry mit einem Arm festhalte, streiche ich ihm mit der anderen Hand über die Wange. „Haben sie dir wehgetan, mein Schatz?“

„Niemand hat mich geschlagen, aber sie“ – er deutet auf Miss Ferguson – „kann nicht gut kochen. Ich habe Hunger.“

Oh, danke, Herr, dass es nur das ist! „Dann lasst uns jetzt nach Hause fahren.“

Jubal wuschelt Barry durch die Haare. „Maggie, kommen Sie bitte morgen in mein Büro, damit wir den Papierkram erledigen können.“

Ich nicke. „In Ordnung. Aber jetzt will ich erst mal meinen Sohn nach Hause bringen.“ Als ich Barry zum Auto trage, macht mein Herz Freudensprünge. „Ich habe dir so viel zu erzählen!“

Epilog

Sechs Monate später

„Zum Geburtstag, lieber Barry, zum Geburtstag viel Glück!"

Bessie Mae bringt Barrys Geburtstagskuchen ins Wohnzimmer. Acht Kerzen sind darauf. Die ganze Familie ist versammelt, um zu feiern.

Nachdem Big Jim verurteilt wurde, hat Mama Faylene uns gebeten, bei ihr einzuziehen. Sie hat mehr als genug Platz. Duchess, Barry und ich haben jeder ein eigenes Schlafzimmer. Die Wohnung über dem Laden habe ich Sadie angeboten. Es gefällt ihr sehr gut dort. Sie freut sich, die kleine Sadie in der Nähe zu haben. Und ich muss zugeben, dass sie öfter babysitten darf als wir.

Barry strahlt wie ein Honigkuchenpferd. Als er alle Kerzen mit einem einzigen Atemzug auspustet, klatscht Bessie Mae begeistert in die Hände. Dann schneidet sie den Kuchen vorsichtig an.

Stolz verteilt Barry die Kuchenstücke. Neben Wade bleibt er stehen und fragt: „Darf Baby Mads auch was davon haben?"

Die sechs Monate alte kleine Maggie sitzt bei ihrem Vater auf dem Schoß und probiert alles, was er ihr von seinem Teller gibt.

Barry hat sich sofort in sie verliebt, als er nach Hause kam. Während er die eigentliche Hochzeit leider verpasst hat, haben sich meine Hoffnungen erfüllt und er konnte bei der Feier dabei sein. Und die Tatsache, dass *seine* Pinkie den Daddy seines besten Freundes geheiratet hat, fand er einfach großartig. Was den Namen des Babys betrifft, hatte Barry unseren Wettstreit wohl irgendwann satt. Jedenfalls hat er ihr einen Spitznamen verpasst, in dem die Anfangsbuchstaben von uns allen Platz gefunden haben.

Baby Mads liebt ihre *zwei* großen Brüder.

Wade wuschelt Barry durchs Haar. „Wahrscheinlich wird sie sowieso ihre Finger reinstecken."

Kaum hat Wade diese Worte ausgesprochen, greift die Kleine auch schon nach dem Kuchen und schiebt sich eine Handvoll in den Mund, bevor ihr Daddy den Teller wegziehen kann. Sie reißt die Augen auf und quietscht entzückt. Dann streckt sie erneut die Hand aus. Als Wade sich zurücklehnt, verzieht sie traurig das Gesicht. Heimlich steckt Ozzie seiner kleinen Schwester noch ein Häppchen zu.

Neben ihm sitzt Pinkie, die ihre Babypfunde inzwischen verloren hat und schlanker ist, als wir sie je gekannt haben. Sie hält Ozzies Hand fest. „Das ist jetzt genug. Wir wollen ja nicht, dass sie Bauchweh bekommt, oder?"

„Nein, Mama."

Pinkie schmilzt jedes Mal fast dahin, wenn Ozzie sie *Mama* nennt. Er hat gleich nach der Hochzeit damit angefangen. Ich glaube, Pinkie liebt ihn genauso sehr, wie sie die kleine Maggie liebt.

Als Barry wieder auf seinem Platz sitzt, beugt er sich zu mir hinüber und flüstert: „Ich hab dich lieb, Mama."

Ich umarme ihn. Das kann ich momentan gar nicht oft genug tun. „Ich liebe dich auch, Barry – mehr als mein Leben!"

Seit Barry wieder zu Hause ist, hält er sich immer in meiner Nähe auf. Es geht ihm schon etwas besser, aber er will mich trotzdem stets in Sichtweite haben. Gott sei Dank sind seine Albträume seltener geworden. Ich bete, dass er das Ganze bald überstanden hat. Als wir von Baxley nach Hause gefahren sind, hat er mir erzählt, dass er nur aus einem Grund keine Angst gehabt hätte: Jesus hätte ihm gesagt, dass ich nach ihm suchen würde.

„Ist es schon Zeit, die Geschenke auszupacken?", fragt Barry gespannt.

Mama Faylenes Augen funkeln. „Ich glaube schon. Gehen wir ins Wohnzimmer! Lass einfach alles stehen, Bessie Mae. Wir werden die Teller nachher auf meinen Schoß stapeln und sie dann in die Küche fahren. Jetzt werden wir uns erst mal vergnügen."

Seit Big Jim endgültig weg ist, kann sich Bessie Mae entspannen. Wenn wir sie darum bitten, setzt sie sich zu uns, ohne dass wir sie überreden müssten. Wir sind alle entspannter, seit Big Jim und seine andere *Frau* im Gefängnis sitzen. Er hat mehr Jahre Haft bekommen, als er noch zu leben hat. Die Haftstrafe der Frau beläuft sich auf fünfzig Jahre. Sie wird also eine sehr alte, harmlose Dame sein, wenn sie freikommt – falls sie je freikommt.

Fröhlich marschieren wir alle zusammen ins Wohnzimmer hinüber, wo ein kleiner, aber ansehnlicher Stapel Geschenke auf dem Couchtisch steht. Ich kann es kaum erwarten, dass Barry das große Paket öffnet. Es war nicht günstig, aber da *Lippincott* meinen Roman veröffentlichen wird, habe ich eine nette Anzahlung bekommen. Außerdem kümmern Sadie und Duchess sich jetzt allein um den Laden, sodass ich mehr Zeit zu schreiben habe. Das ist auch gut so, denn *Lippincott* hat bereits zwei weitere Romane bei mir in Auftrag gegeben.

Übrigens habe ich endlich herausgefunden, wer der anonyme Spender ist, der bedürftigen Leuten Geld in die Briefkästen gesteckt hat: Es war Sadie. Anscheinend hat Mr Hardee – und später Mr Connor – jahrelang einen Großteil von Sadies Geld angelegt. Im Februar letzten Jahres hat Mr Connor ihr dann geraten, alle Aktien zu verkaufen. Das hat sie gemacht. Jetzt hat sie für den Rest ihres Lebens ausgesorgt, wenn sie vorsichtig ist – und das ist sie.

Was Barry betrifft, gebe ich mein Bestes, nicht zu nachsichtig zu sein. Aber ich halte weiterhin an der Überzeugung fest, dass es unmöglich ist, ihn zu sehr zu verwöhnen.

Ich setze mich aufs Sofa, während sich Barry und Ozzie neben dem Couchtisch auf den Boden fallen lassen. Dann reicht Ozzie dem Geburtstagskind ein Geschenk. „Das ist von mir und Baby Mads.“ Er hat Barrys Spitznamen für seine Schwester übernommen.

Neugierig reißt Barry das Papier auf. Ozzie zappelt aufgeregt herum, während Barry den Karton öffnet. Dann greift Barry hinein und bringt ein Stück Papier zum Vorschein. Er faltet es auseinander und liest vor: „Geh in die Küche und öffne den Besenschrank.“ Barry blickt seinen Freund fragend an.

Ozzie lacht. „Na los!“

Die Jungen springen auf und rennen in die Küche. Als Barry die Schranktür öffnet, jauchzt er vor Freude.

Dann erklingt Ozzies fröhliche Stimme: „Ich habe Daddy gesagt, dass du sofort errätst, was es ist, wenn wir es einpacken.“

„Was ist es denn?“, ruft Sadie.

„Eine Angel!“, antwortet Barry, während er sie ins Wohnzimmer bringt, um sie uns zu zeigen. „Die ist toll, Ozzie! Ich wette, ich werde riesige Fische damit fangen. Danke!“

Als Nächstes nimmt Barry das große Geschenk und liest das Kärtchen daran.

„Das ist von dir, Mama.“

„Wenn du weiterliest, siehst du, dass es auch von Tante Duchess und Miss Sadie ist. Wir hoffen, dass es dir gefällt.“ Ich weiß, dass es ihm gefallen wird. Er sieht sich schon seit Wochen sehnsüchtig die Kataloge an.

Als er das Papier zur Hälfte abgerissen hat, hält er inne, reißt die Augen auf und schnappt erstaunt nach Luft. „O Mama. Ein Teleskop!“ Hektisch reißt er das restliche Papier ab. Dann umarmt er mich so fest, dass ich keine Luft mehr bekomme. „Danke! Das ist ‘ne Wucht!“

„Gern geschehen.“

Er springt erst bei Duchess, dann bei Sadie auf den Schoß und umarmt sie stürmisch.

Wade hilft den Jungen, das Teleskop auf der Veranda aufzubauen, um bei Einbruch der Dunkelheit die Sterne anschauen zu können. Unterdessen sammeln Sadie, Duchess und ich das Papier auf, während Pinkie nach oben in mein Schlafzimmer geht, um die kleine Maggie hinzulegen.

Dann räume ich die Spielsachen auf. „Ich bringe die hoch in Barrys Zimmer."

Als es dämmert, gehen wir auf die Veranda hinaus, um Barry und Ozzie zuzusehen, die mit dem Teleskop beschäftigt sind. Für ein Spielzeug ist es ziemlich gut, meint Wade. Ich werfe auch einen Blick hindurch.

„Sieh dir den Mond an, Mama! Man kann Löcher darin sehen."

Tatsächlich, er hat recht! Durch das Teleskop kann ich runde Vertiefungen im Mond erkennen, die wie flache Becken aussehen. „Vielleicht glauben deshalb manche Leute, dass der Mond aus Schweizer Käse besteht." Ich lehne mich zurück. „Was denkt ihr, Jungs?"

„Ich denke, dass es das besteste Geschenk ist, das ich je bekommen hab. Genauso wie mein Modellflugzeug." Barry wirft mir die Arme um den Hals, drückt mir einen nassen Kuss auf die Wange und kehrt dann an sein Teleskop zurück.

Wade hilft den Jungen, den Orion und den Großen Wagen zu finden. Nach einigen Minuten tritt Barry vom Teleskop weg und dreht sich dann im Kreis, während er all die Menschen ansieht, die er liebt. „Das ist wirklich ein glorreicher Geburtstag!"

Barry hat recht. In allen Dingen, die wirklich zählen – Liebe, Familie und Freunde –, sind wir reich gesegnet und haben eine wahrhaftig glorreiche Zeit.

Du mochtest „Zart wie Blüten, stark wie Stahl"?
Dann lerne heute exklusiv vorab die Frauen von Sweetgum kennen.
Ane Mulligans nächster Roman wird voraussichtlich
im Frühjahr 2024 erscheinen.

„Jede Generation hat die Verantwortung, die Welt zu einem besseren Ort für die nächste zu machen. Wer das nicht tut, verfehlt den Zweck, zu dem er auf dieser Erde lebt."
Frank Taylor, Sweetgum Baptist Church, Februar 1928

1

Frühling 1930

Das markerschütternde Läuten einer riesigen Messingglocke zerreißt die morgendliche Stille. Meine Schwester Annie kreischt. Sarah, unsere Köchin, schreit ebenfalls erschrocken auf, während mir die Schüssel mit kalten Ofenkartoffeln aus der Hand rutscht und krachend auf den Boden fällt. Meine Mutter ruft: „Lieber Gott, nein! Bitte lass es nicht wieder ein Kind sein!"

Ich bin starr vor Schreck und zittere am ganzen Körper. Es gab wieder einen Unfall in der Baumwollspinnerei! Innerlich schreie ich: *Nicht Tommy! Bitte, Herr!*

Das Entsetzen, das ich empfinde, spiegelt sich auf Mamas Gesicht wider. „Geh, Janessa." Sie scheucht mich weg. „Finde heraus, wer es ist."

Als ich zur Tür hinauseile, hat meine Mutter bereits angefangen, die Kartoffeln aufzusammeln. Dabei flüstert sie ein Gebet. Die Spinnerei liegt weniger als 150 Meter vom Hoteleingang entfernt. So schnell meine Beine mich tragen, renne ich die Straße entlang. Dann reiße ich die Tür zur Fabrik auf und folge den Schreien, die durch das Treppenhaus gellen. Hastig steige ich die Stufen hinauf. Normalerweise übertönt der Maschinenlärm jedes andere Geräusch, aber wenn die Messingglocke während der Arbeitszeit läutet, werden die meisten Maschinen angehalten.

Als ich den ersten Stock erreiche, bleibe ich abrupt vor der Spinnstube stehen, stütze die Hände auf die Knie und versuche, wieder zu Atem zu kommen. Will ich wirklich sehen, was auf der anderen Seite dieser Tür ist?

„Aus dem Weg!"

Schnell springe ich zur Seite, um zwei Sanitäter mit einer Trage vorbeizulassen. Dann schlüpfe ich hinter ihnen durch die Tür und lehne mich mit dem Rücken an die Wand. In der Luft schweben unzählige feine Baumwollfasern, die es fast unmöglich machen, tief durchzuatmen. Wie kann man in dieser staubigen Luft nur arbeiten?

Die Menschenmenge, die sich um eine der Maschinen gesammelt hat, teilt sich für die Sanitäter. Ein kleines Mädchen liegt in einer Blutlache am Boden. *Oh nein, Herr!* Es ist Ruthie Ralston. Sie ist gerade mal sechs Jahre alt. Ein Gürtel ist um ihren Oberarm gewickelt.

Der Unterarm ist nicht mehr da.

Ich drehe mich um und renne die Treppe hinab. Nachdem ich die Eingangstür aufgestoßen habe, sauge ich begierig die frische Luft ein. Irgendwie gelingt es mir, mein Frühstück bei mir zu behalten. Mit der geballten Faust wische ich mir die Tränen vom Gesicht und mache mich benommen auf den Heimweg. Es gibt nichts, was ich noch tun könnte.

In diesem Moment kommt mein Vater mit fliegenden Rockzipfeln angerannt – anscheinend ist er auch auf dem Weg zur Spinnerei.

Als er mich jetzt entdeckt, bleibt er jedoch kurz stehen und umarmt mich. Dann eilt er weiter. Jemand muss ihn gerufen haben, weil er der Pastor der Ralstons ist. Die arme Mrs Ralston hat wahrscheinlich gesehen, wie der Unfall passiert ist. Ruthie arbeitet schließlich immer direkt neben ihr.

Als ich weitergehe, laufe ich ein paar Schritte rückwärts, um zur Spinnerei zurückzublicken. Das dreistöckige Gebäude nimmt einen ganzen Häuserblock ein und hat die Farbe von verwittertem Beton. Wie ist es möglich, dass ein Ort einerseits Hoffnung spendet, sie aber andererseits auch zunichtemacht?

Ich drehe mich wieder um und richte den Blick auf mein Zuhause – das Sweetgum Hotel. Seine weiße Veranda scheint mir einladend zuzuwinken. Das rote Backsteinhaus hat drei Etagen – vier, wenn man den Dachboden mitzählt. Meine Schwestern und ich haben als Kinder viele Stunden dort oben verbracht und mit Puppen gespielt. Arme Ruthie. Wird sie je wieder mit Puppen spielen?

Als ich das Hotel erreiche, wartet meine Mutter schon an der Tür auf mich. Ich schüttele nur den Kopf und laufe in ihre Arme. Sie drückt mich fest an sich und streichelt mir den Rücken. Die kreisförmigen Bewegungen beruhigen mich.

„Wer und wie schlimm ist es?"

„Ruthie Ralston hat ihren Arm verloren."

Mama saugt scharf die Luft ein und nickt. Dann legt sie die Hände auf meine Schultern und sieht mich eindringlich an. „Geht es dir gut?"

Tut es das? Nachdenklich zwirbele ich eine Strähne meines Haars, das so goldbraun ist wie das meiner Mutter. Alle sagen, dass ich ihr Ebenbild bin. „Ja, Mama. Es hat mich erst ziemlich mitgenommen. Andererseits habe ich schon so viele –"

„Lass nicht zu, dass du abstumpfst, Janessa. Nicht, wenn du auch weiterhin anderen helfen willst. Bewahre dir dein weiches, großzügiges Herz." Sie zieht ihre Schürze aus und reicht sie mir. „Geh zu Sarah und frag sie, wie du helfen kannst. Ich werde mich mit deinem Vater um Mrs Ralston kümmern.“ Meine Mutter setzt ihren Hut auf und eilt dann in Richtung Spinnerei davon.

In der Küche steht immer noch die Schüssel mit den Kartoffeln, die gepellt werden müssen. Ich nehme ein Messer und mache mich an die Arbeit. Die Arbeiter der Spinnerei, die hier im Hotel wohnen, erwarten pünktlich um 12 Uhr ihr Mittagessen. Was auch passiert, das Leben in Sweetgum geht weiter.

Früher haben wir jedem Arbeiter, der bei uns wohnt, einen eigenen Korb gebracht. Aber da die Zahl der Mieter deutlich zugenommen hat und auch ein paar Kurzzeitgäste da sind, haben wir nicht mehr genug Angestellte, um die Körbe zu tragen. Jetzt packen wir jedes Essen in eine Serviette und legen diese in die Körbe. So kann jede von uns ein halbes Dutzend Mittagessen in einem einzigen Korb transportieren.

Da Sarah mich im Auge behält, lächele ich – oder versuche es zumindest. Solange ich denken kann, arbeitet die verwitwete Irin schon als Köchin für uns. Und sie ist mir immer eine weise Vertraute gewesen. Sie lebt mit uns in unserer Privatwohnung im Hotel und kennt uns alle durch und durch.

„Ich glaube, dein Daddy wird diese Woche nach Rome reisen, um mit den Abgeordneten zu sprechen, oder?“

Mein Messer bohrt sich in eine Kartoffel, um ein Auge zu entfernen, und ich schüttle verzweifelt den Kopf. „Wie viele Kinder wurden dieses Jahr schon verstümmelt oder getötet? Dabei ist erst Mai. Ruthie müsste sich eigentlich auf die Schulferien freuen, die Ende des Monats beginnen. Stattdessen steht ihr jetzt ein Leben mit nur einem Arm bevor – wenn sie überlebt.“

Da ich noch ein paar wertvolle freie Minuten habe, bevor wir die Essenspakete zur Spinnerei bringen, gehe ich nach draußen, um die Zeitung von der Veranda zu holen. Als ich mich umdrehe, fällt mein Blick auf den Namensvetter unserer Stadt: den *Sweetgum Tree* – auch *Amerikanischer Amberbaum* genannt. Ein Blick auf diesen prachtvollen Baum reicht und mir geht es sofort besser. Tommy und ich haben uns unter diesem 150 Jahre alten Baum verliebt. Er steht genau in der Mitte des Stadtrondells.

Ja, ich weiß. Die meisten Städte haben einen Stadt*platz*. In New Orleans gibt es den Jackson Square. In Savannah den Johnson Square – und einige andere Plätze. Aber nicht hier. In Sweetgum, Georgia, haben wir ein Stadtrondell. Tommy und ich treffen uns fast jeden Abend dort. Wir sprechen über unsere Zukunft und kuscheln ein bisschen, wenn niemand in der Nähe ist.

„Schnapp ihn dir!“, kreischt plötzlich Annie, unsere angehende Schauspielerin, von drinnen. Wir wissen nie, ob ihre Dramen echt oder nur gespielt sind.

„Ich komme nicht dran. Er ist unters Bett gekrochen“, höre ich jetzt die Stimme meiner großen Schwester Lillian durchs Fenster. Von wem sprechen sie bloß?

Ich seufze und eile ins Haus. Als ich die Fliegengittertür hinter mir zuknalle, ist das Chaos komplett. Jap. Das Leben geht weiter.

„Da läuft er!“ Annie stürmt quer durch die Hotellobby und rennt mich dabei fast um. Mit ihren 17 Jahren ist sie die sportlichste von uns dreien. Ihr welliges dunkles Haar reicht ihr bis zum Kinn und rahmt ihr elfenhaftes Gesicht ein.

Lillian folgt Annie auf den Fersen. Einige Strähnen ihres langen Haars haben sich aus ihrer Haartolle gelöst. Meine große Schwester ist doch sonst immer so gefasst. Was ist bloß der Grund für diese Aufregung? Über ihre Schulter ruft Lillian mir zu: „Wir müssen ihn aufhalten, bevor er irgendwen erschreckt!“

Mein Herz hämmert gegen meinen Brustkorb. Könnte *er* ein Landstreicher sein? In letzter Zeit treiben sich viele Vagabunden unten am Fluss herum. Es ist gut möglich, dass sich einer von ihnen auf der Suche nach Essen ins Haus geschlichen hat. Ich werfe die Zeitung auf die Empfangstheke und eile dann in den Speisesaal.

Lillian späht gerade unter einen Tisch, auf dem noch die Überreste des Frühstücks liegen, während Annie die Schwingtür zur Küche aufstößt. Ich schnappe nach Luft. „Nach wem suchen wir überhaupt? Und wann räumt ihr endlich die Tische ab?"

Annie stampft zurück in den Speisesaal. „In der Küche ist er nicht. Wie kann er mit seinem verletzten Bein nur so schnell sein?"

Das kann nur eins bedeuten: Annie hat den Käfig offen gelassen und das Frettchen ist aus unseren Privatzimmern entwischt. Ich stemme die Fäuste in die Hüften. „Das liegt daran, dass er noch drei *andere* Beine hat."

Plötzlich huscht ein Fellknäuel wie der Blitz durch den offenen Durchgang des Speisesaals.

„Haltet ihn auf!", ruft Annie, während sie herumwirbelt.

Zu dritt rennen wir hinter dem verletzten Tier her, das ich vor Kurzem aus einer Falle gerettet habe. Nachdem wir die Lobby durchquert haben, bleiben wir vor dem Wohnzimmer stehen. Das Frettchen ist durch den Türspalt geschlüpft. Lillian beugt sich vor, um an der Tür zu lauschen. Dann dreht sie sich mit entsetzt aufgerissenen Augen zu mir um. Annie kichert über die dramatische Entwicklung.

Ich runzle verärgert die Stirn. „Wer ist da drin?"

Ein gellender Schrei ertönt. Ich zucke zusammen.

Annies Gekicher entwickelt sich zu einem Lachanfall. „Die alte Lady Grundy. Bis später, Schwestern."

Sie wendet sich zum Gehen, aber ich halte sie am Kragen fest. „Oh nein, vergiss es. Es ist deine Schuld, dass er entkommen ist. Du gehst mit rein."

Ich packe Annie am Handgelenk, stoße die Tür auf und zerre sie ins Wohnzimmer. Bevor das Frettchen entkommen kann, schließe ich schnell die Außentür. Mrs Grundy, eine Mieterin des Hotels, steht zitternd auf einem Polsterhocker. Für eine Frau in den Fünfzigern ist sie ungewöhnlich agil. Warum ist sie überhaupt hier und nicht auf der Arbeit? Das kleine Frettchen, das in einer Ecke unter einem Beistelltisch kauert, sieht mindestens genauso verängstigt aus wie Mrs Grundy.

„Es tut mir so leid, Mrs Grundy. Aber er tut Ihnen nichts." Auf Händen und Knien krabbele ich unter den Tisch und nehme meinen pelzigen Patienten vorsichtig auf den Arm. Er beginnt sofort zu zittern und kuschelt sich an meine Brust. „Er ist noch ein Baby."

Mrs Grundy klettert mit finsterem Blick vom Hocker. „Pah! Letzten Monat war es ein Waschbär." Schnaubend fährt sie fort: „Und Sie haben immer noch nicht meinen Ehering gefunden, den dieses Viech gestohlen hat. Der Ring ist alles, was ich noch von meinem William habe." Sie hält sich ein Taschentuch unter die Nase, bevor sie mich böse anfunkelt. „Sie sollten den Ring besser finden. Und zwar bald."

Annie, die hinter Mrs Grundy steht, verdreht die Augen. Ich muss ihr zustimmen. Die alte Lady ist genauso dramatisch wie meine kleine Schwester.

„Es wird nicht wieder vorkommen", versichere ich, während ich die Schuldige mit einer gehobenen Augenbraue ansehe. „Annie hat versprochen, keine Käfige mehr zu öffnen, wenn ich nicht dabei bin."

Mrs Grundy brummt missbilligend. „Das haben Sie letztes Mal auch gesagt." Nun wirft sie Annie einen bösen Blick zu. „Ich sollte Sie bei Mr Spencer melden."

Nein! Mein Magen zieht sich zusammen und meine Hände werden feucht. „Bitte, Mrs Grundy, tun Sie das nicht."

Mr Spencer gehört nicht nur die Spinnerei, sondern auch ein beträchtlicher Teil der Stadt – einschließlich dieses Hotels. Wir verwalten es nur. Und leben hier. Wenn sich Mrs Grundy über uns beschwert, setzt Mr Spencer uns vielleicht vor die Tür. Dann haben wir kein Zuhause und keine Arbeit mehr. Daddys Gehalt von der Kirche reicht nicht, um uns zu ernähren. Und wenn Mr Spencer uns aus dem Hotel wirft, entlässt er meinen Vater auch aus dem Krämerladen, den er ebenfalls leitet.

Mrs Grundy sieht mich mit zusammengekniffenen Augen an. Dann hebt sie mahnend den Zeigefinger und sagt: „Halten Sie dieses Biest draußen in der Scheune. Tiere haben nichts im Hotel verloren."

Erleichtert schließe ich einen Moment die Augen. „Ja, Ma'am. Das Frettchen wird Sie nicht mehr belästigen."

Annie, das Frettchen und ich ziehen uns schnell zurück. Nachdem ich das jetzt schlafende Tierchen in seinen Käfig zurückgebracht habe, mache ich mich auf die Suche nach meinen Schwestern. Annie steht am Empfangstresen und sortiert die Post. Gerade stopft sie einen Umschlag in den Briefschlitz von Zimmer 203.

„Wo ist Lillian?" Ich habe ein Hühnchen mit ihr zu rupfen.

Annie deutet mit dem Daumen über die Schulter. „Im *Five & Dime*."

„Nun, sie hätte dich aufhalten sollen." Mit ihren fast 24 Jahren ist Lillian die Älteste von uns. Sie hätte es besser wissen müssen. „Bitte öffne nicht mehr ohne mich den Käfig."

Annie lässt den Kopf hängen. „Es tut mir leid. Aber er hat so traurig ausgesehen. Ich wollte ihn doch nur streicheln."

Natürlich werde ich weich bei diesen Worten. Man kann Annie einfach nicht lange böse sein. „Ich weiß, dass du es gut gemeint hast, Schwesterchen. Aber wir werden großen Ärger bekommen, wenn Mr Spencer davon erfährt."

Mein Blick fällt auf die Tische im Speisesaal, die immer noch nicht abgeräumt sind. Na ja, da kann man nichts machen. Auch wenn uns der Unfall heute Morgen aufgewühlt hat, geht der Alltag weiter. Da Lillian in Nortons Billigladen, dem *Five & Dime*, arbeitet, kommt sie oft nicht dazu, die Tische abzuräumen. Also müssen Annie und ich das übernehmen. Dafür macht Lillian dann meine Wäsche. Das ist kein schlechter Tausch. Und vor allem bessert Lillians Arbeitsstelle unsere Haushaltskasse ein bisschen auf.

Ich seufze. „Komm, lass uns die Tische abräumen."

Annie rümpft die Nase. „Ich schwöre, Lillie drückt sich immer vor ihrer Arbeit."

„Erstens schwört eine Dame nicht. Zweitens: Lass Lillian bloß nicht hören, dass du sie Lillie nennst." Sie hasst den Spitznamen, weil sie ihn nicht würdevoll genug findet. Unserer Lillian ist es eben sehr wichtig, den Schein zu wahren – kein einfaches Unterfangen in einer kleinen Spinnereistadt, wo jeder jeden kennt. „Und drittens: Vergiss nicht, dass Lillian ihren Gehaltsscheck mit uns allen teilt."

Annie und ich gehen in den Speisesaal, räumen das schmutzige Geschirr ab und bringen es auf Tabletts in die Küche. Dort stellen wir es neben der Spüle ab, damit die Küchenmädchen es abwaschen können. Mama, Sarah und die vier jungen Küchenmädchen – Grace, Glory, Belulah und Delilah – haben mit unseren vielen Mietern und Gästen alle Hände voll zu tun. Ich wette, das Hotel ist nur so gut besucht, weil Sarah und Mama so lecker kochen.

Meine Mutter steht gerade an der marmornen Küchentheke und knetet Teig. Im Grunde ist immer jemand damit beschäftigt, eine neue Ladung Brot zu backen. Das Sonnenlicht fällt durchs Küchenfenster auf Mamas lockiges, goldbraunes Haar. Obwohl sie 45 Jahre alt ist, hat sie noch keine grauen Strähnen. Anders als Sarah. Sie ist so füllig, wie eine gute Köchin sein sollte. Und ihr Haar, das sie stets zu einem praktischen Dutt bindet, ist mausbraun mit silbernen Strähnen. Ein paar kürzere krause Haare entwischen jedoch immer den Haarnadeln und tanzen um Sarahs Gesicht herum.

Ich kehre mit einem Eimer mit warmem Wasser und zwei Lappen in den Speisesaal zurück.

Annie schnappt sich einen Lappen. Sie taucht ihn ins Wasser, wringt ihn aus und nimmt dann den ersten Tisch in Angriff. „Wenn ich abhauen würde, ohne meine Hausarbeiten zu erledigen, würde Mama mir den Hintern versohlen."

Meine jüngere Schwester bringt mich immer zum Lachen mit ihren albernen Vorstellungen. „Dir wurde noch nie der Hintern versohlt, Annie." Sie ist eine verwöhnte kleine Madame. Na ja, „klein" ist relativ. Mit ihren 17 Jahren ist sie mittlerweile eine hübsche junge Frau. Ich wünschte bloß, sie würde nicht immerzu nur ans Kino denken. Tagein, tagaus redet sie von nichts anderem als Filmstars. Ihr größter Wunsch ist, selbst einmal in einem Film mitzuspielen.

Als Annie zum nächsten Tisch weitergeht, grinst sie frech. „Ich würde gerne sehen, wie Lillian der Hintern versohlt wird."

„Nicht wirklich. Du würdest heulen." Ich wasche meinen Lappen im Eimer aus und schrubbe dann den nächsten Tisch. „Dein Herz ist viel weicher, als du vorgibst."

Eine Viertelstunde später glänzen die sauberen Tische in der Vormittagssonne. „Hier." Ich strecke Annie einen Stapel Servietten hin. „Leg die auf die Tische. Dann kannst du in der Küche helfen gehen. Ich decke die Tische allein ein."

Annie wirft mir eine Kusshand zu. „Danke!" Achtlos schleudert sie einen Stapel mit vier Servietten auf jeden Tisch und verschwindet dann in die Küche.

So habe ich mir das nicht vorgestellt. Ich seufze. Annie hasst es, die Tische einzudecken. Mir macht es nichts aus, aber es nimmt nun mal viel Zeit in Anspruch. Resigniert trage ich den Besteckkasten zum ersten Tisch. Wir haben momentan 29 Mieter. Noch sind wir nicht voll belegt, aber bald werden wir es sein. Der Kasten wird nach jedem Tisch leichter, bis er schließlich ganz leer ist. Sorgfältig lege ich die letzte Garnitur hin. Dann bringen die 14-jährige Grace und ihre Schwester Glory einen Behälter mit frisch gespültem Besteck herein. Ich stelle ihn unter das Buffet.

Als ich wieder in die Küche komme, steht Sarah an einem der beiden großen Herde und rührt in einem Topf. Meine Mutter breitet unterdessen ein Geschirrtuch über eine weitere Teigkugel. Dann stellt sie den Teig zum Gehen ins Warmhaltefach über dem zweiten Herd. Aus diesem Teig werden wir die Brötchen fürs Abendessen und die Brote für morgen früh zubereiten. Annie hilft Mama, das Mehl für den nächsten Brotteig abzuwiegen.

Ich schnappe mir eine Schürze vom Haken und prüfe, ob die Küchenmädchen genug Servietten für die Essenspakete bereitgelegt haben. 29 Stück. Gut. Delilah legt einen Apfel auf jede Serviette, während Belulah Kekse in Wachspapier wickelt. Gott sei Dank ist das Frettchen nicht an die Kekse gegangen!